Karl Gebauer / Gerald Hüther (Hg.)
Kinder brauchen Wurzeln

Karl Gebauer / Gerald Hüther (Hg.)

Kinder
brauchen Wurzeln

Neue Perspektiven für eine
gelingende Entwicklung

Patmos

VERLAGSGRUPPE PATMOS

PATMOS
ESCHBACH
GRÜNEWALD
THORBECKE
SCHWABEN

Die Verlagsgruppe
mit Sinn für das Leben

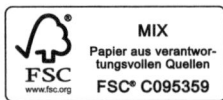

Bibliografische Information der Deutschen Nationalbibliothek Die Deutsche Nationalbibliothek verzeichnet diese Publikation in der Deutschen Nationalbibliografie; detaillierte bibliografische Daten sind im Internet über http://dnb.d-nb.de abrufbar.

8. Auflage 2014
Alle Rechte vorbehalten
© 2001 Patmos Verlag der Schwabenverlag AG, Ostfildern
www.patmos.de

Umschlagabbildung: © Nick Dolding/Getty Images
Druck: Himmer AG, Augsburg
Hergestellt in Deutschland

ISBN 978-3-8436-0017-0

Inhalt

Vorbemerkung: Ohne Wurzeln fällt man um...

Bäume brauchen Wurzeln, das weiß jedes Kind. Und ein kleiner Baum kann um so besser wachsen und gedeihen, je kräftiger seine Wurzeln sind, mit denen er sich im Erdreich verankert und seine Nährstoffe aufnimmt. Nur wenn es einem kleinen Baum gelingt, tiefreichende und weitverzweigte Wurzeln auszubilden, wird er später auch Wind und Wetter, ja sogar Stürme aushalten können.

Auch Kinder brauchen feste Wurzeln. Offenbar wissen das nicht alle Eltern, auch nicht alle Erzieher oder gar alle Bildungspolitiker. Sie halten das, was man an jedem Baum sehen, messen und zählen kann, also die Äste oder die Blätter oder auch nur die Früchte, für wichtiger als die verborgenen Wurzeln. Deshalb richten sie ihre ganze Aufmerksamkeit darauf, ihre oder die ihnen anvertrauten Kinder so zu erziehen, daß sie möglichst große und zahlreiche Äste, bunte Blätter und nützliche Früchte entwickeln. Und dabei vergessen sie, daß Kinder Wurzeln brauchen. Die Wurzeln, mit denen sich Kinder fest im Erdreich verankern und ihre Nährstoffe aufnehmen, sind sichere emotionale Beziehungen zu den Menschen, bei denen sie aufwachsen. Wenn sie diese sicheren Bindungen nicht entwickeln können, bleiben auch ihre Äste, Blätter und Früchte nur eine Kümmerversion dessen, was daraus hätte werden können. Und wenn der erste Sturm kommt, wenn diese Kinder also erwachsen werden und sich in der Welt zurechtfinden müssen, fallen sie um.

Und wenn erst einmal ein ganzer Wald aus lauter derartig wurzelkranken Bäumen entstanden ist, was geschieht dann? Solange kein Sturm kommt, gar nichts. Irgendwann beginnen die ersten Bäume auf den schlechtesten Standorten ihre Blätter zu verlieren und zu verdorren. Bemerkt wird das nur von Menschen, denen der Wald am Herzen liegt und die ihn sehr genau kennen. Aber ihre Alarmrufe verhallen so lange ungehört, bis das Ausmaß der Schäden auch von denen bemerkt wird, die nur selten in den Wald kommen. Dann wird gemessen und gezählt und ein Waldschadensbericht erstellt. Es wird nach Abhilfe gesucht, Dünger gestreut, gekalkt und der Eindruck erweckt, als hätte man alles fest im Griff. Und immer wieder melden sich Experten zu Wort, um ihrer Verwunderung über all die Aufregung wegen einiger dahinsiechender Bäume Ausdruck zu verleihen. »Wer Baumarten dort angepflanzt hat, wo sie nicht hingehören, und dann auch noch in Monokulturen, der braucht sich nicht zu wundern, wenn sie irgendwann verkümmern. Wir brauchen ohnehin einen anderen Wald!« sagen die einen. »Es ist wissenschaftlich erwiesen, daß Menschen auch ohne Wald überleben können. Wir brauchen also gar keinen Wald!«, behaupten die anderen.

Aber Kinder brauchen wir schon. Und wenn die keine tiefen und weitreichenden Wurzeln mehr ausbilden können, verlieren nicht nur sie, sondern verlieren wir alle den Halt. Dann läuft unsere ganze Gesellschaft Gefahr, irgendwann umzukippen. Die wachsende Aggressivität und der sich ausbreitende Rechtsradikalismus sind ebenso alarmierende Zeichen früher Bindungsstörungen wie die in Schulen zu beobachtende Zunahme von Lern- und Verhaltensstörungen oder der sich ausbreitende Drogenkonsum. Längst sind davon nicht mehr nur Kinder und Jugendliche betroffen, die unter besonders ungünstigen Bedingungen aufwachsen müssen. In allen Schichten der Gesellschaft haben sich die Lebensbedingungen in den letzten Jahren deutlich in Richtung einer zunehmenden Individualisierung verschoben. Das soziale Beziehungsgefüge, in das Kinder heutzutage hineinwachsen, ist immer brüchiger geworden. Kinder finden in dieser Welt nur noch wenig Verständnis für ihre elementaren Bedürfnisse. Oft mangelt es an den für die Ausbildung sicherer Bindungen erforderlichen Rahmenbedingungen, an emotionaler Zuwendung und Feinfühligkeit, an vielfältigen Anregungen und einer angemessenen Grenzziehung. So sind immer mehr Kinder gezwungen, den daraus resultierenden Mangel an emotionaler Sicherheit durch verstärkte Selbstbezogenheit zu kompensieren. Sie schaffen sich eine eigene, von ihnen selbst bestimmte Lebenswelt und schirmen sich gegenüber fremden Einflüssen und Anregungen ab, die nicht mit ihren Vorstellungen übereinstimmen.

In dieser Welt gibt es keine wirklichen Herausforderungen mehr. Es können keine vielfältigen neuen Erfahrungen gemacht und im sich entwickelnden Gehirn verankert werden. Wichtige Entwicklungsprozesse im kindlichen Gehirn finden nicht mehr oder nur eingeschränkt statt. Für das Lernverhalten der Kinder bedeutet dies ein Rückgang an Motivation, Verstehen, Behalten, Erinnern, Erkennen von Zusammenhängen und eine eingeschränkte Fähigkeit beim Erkennen und Lösen von Konflikten. Ihr Sozialverhalten wird bestimmt von einem zunehmenden Rückzug in selbstgeschaffene Welten, Ablehnung fremder Vorstellungen, aggressiver Verteidigung einmal eingeschlagener Bewältigungsstrategien, mangelndem Einfühlungsvermögen, Rigidität und Problemen bei der Aneignung psychosozialer Kompetenzen.

Diese Notsignale aus der Welt der Kinder und ihre gesellschaftlichen Folgen werden von den bildungspolitisch verantwortlichen Personen und Institutionen nicht erkannt, nicht ernst genommen oder verdrängt. Immer mehr Eltern und Erzieher fühlen sich mit den Problemen alleingelassen, die durch zunehmend selbstbezogenes, bindungs- und verantwortungsloses Verhalten von Kindern und Jugendlichen in der Familie, in den Kindergärten und in den Schulen entstehen. Worauf es in dieser Situation ankommt, sind keine weiteren »Waldschadensberichte«, in denen noch einmal und noch genauer gemessen, gezählt und statistisch ausgewertet wird, wie viele Bäume bereits in ihrem Wachstum gestört sind. Auch der Ruf nach mehr Dünger und Kalk in Form von noch mehr und noch besseren Bildungs- und Erziehungsangeboten kann den inzwischen eingetretenen Notstand nicht beheben. Nicht an den dürren, windschiefen Ästen, den herabhängenden Blättern und den verschrumpelten Früchten, sondern an der Wurzel muß das Problem erkannt und behandelt werden, wenn der gegenwärtig um sich greifende Erziehungsnotstand nicht zu einer Erziehungs- und Bildungskatastrophe werden soll.

So zwingend und einleuchtend diese Forderung auch sein mag, ihre Umsetzung bereitet immense Schwierigkeiten. In allen möglichen Bereichen, in Bildung, Kultur, selbst im Sport sind in unserer arbeitsteiligen Gesellschaft Zuständigkeiten und Verantwortlichkeiten geregelt. Aber für den Aufbau sicherer Bindungen bei Kindern ist niemand richtig zuständig und niemand wirklich verantwortlich. Kinder haben auf ihrer Suche nach emotionaler Geborgenheit keine Lobby. Wenn überhaupt, so werden ihre Hilferufe erst dann wahrgenommen, wenn sie, um im Bild der Bäume zu bleiben, bereits umgefallen sind. Erst dann, wenn sie auffällig, vielleicht sogar schon straffällig geworden sind, geraten sie ins Blickfeld des öffentlichen Interesses. Dann fragen sich die Eltern, was sie möglicherweise falsch gemacht haben. Dann suchen die Erzieher und Lehrer nach Lösungen. Dann beginnen Erziehungswissenschaftler und Soziologen sich intensiver mit Lernstörungen, Verhaltensauffälligkeiten und anderen Defiziten zu beschäftigen. Dann muß auch der wachsenden Gewaltbereitschaft und der zunehmenden Kinder- und Jugendkriminalität mit polizeilichen und juristischen Mitteln Einhalt geboten werden, und irgendwann beginnt sogar die Wirtschaft, den Mangel an hochmotiviertem und gut ausgebildetem Nachwuchs zu beklagen und rasche Änderung zu fordern. Spätestens dann werden auch die Politiker wach. Aber alles, was sie bis zur nächsten Wahl tun können, ist mit klugen Reden und viel Aktionismus den Eindruck zu erwecken, sie hätten das Problem erkannt und alles im Griff. Symptomatische Behandlung heißt das in der Medizin, »Herumdoktern« nennt es der Volksmund, wohl wissend, daß man eine Krankheit nicht dadurch heilen kann, daß man ihre Symptome unterdrückt, sondern nur dadurch, daß man die Ursachen dieser Störungen sucht und – wenn man sie gefunden hat – auch behebt.

In diesem Buch wird nach solchen Ursachen gesucht, nach Ursachen für auffälliges, selbstbezogenes Verhalten, für Gewalt und Aggressivität bei Kindern und Jugendlichen, für mangelnde Initiative und Rückzug in eigene selbstgeschaffene Welten, für Probleme bei der Aneignung von Wissen, beim Verstehen von Zusammenhängen und bei der täglichen Bewältigung von Konflikten im Zusammenleben mit anderen. Die Autoren der hier zusammengestellten Beiträge sind ausgewiesene Experten auf dem Gebiet der Entwicklungsneurobiologie, der Bindungsforschung, der Kinder- und Jugendpsychiatrie und der Erziehungswissenschaften. Aus ihren unterschiedlichen Perspektiven haben sie sich gemeinsam auf die Suche nach Ursachen und Lösungsmöglichkeiten für die Probleme gemacht, die es Kindern und Jugendlichen so schwer machen, sich in unserer (von uns gestalteten) Welt zurechtzufinden.

Sie fragen nach den Auswirkungen früher Bindungsstörungen (Grossmann, Brisch), nach den Ursachen von Verhaltensauffälligkeiten, Lernschwierigkeiten und Gewalt in Kindergärten und Schulen (Gebauer, Neumann), nach dem Einfluß gesellschaftlicher Rahmenbedingungen und emotionaler Sicherheit auf die Hirnentwicklung (Hüther, Resch, Neumann) und suchen nach Erklärungen für wachsende Gewaltbereitschaft und psychische Störungen (Cierpka, Streeck-Fischer, Eggers).

Aber wo sie auch mit ihrer Suche ansetzen, sie gelangen doch alle zu der gleichen Antwort: Ohne Sicherheit bietende Beziehungen entwickeln Kinder keine sicheren Bindungen, und ohne sichere Bindungen können sich Kinder nicht zu eigenständigen, sozial kompetenten und verantwortlichen Persönlichkeiten entwickeln.

So ist ein Buch entstanden, das sich endlich einmal mit den Ursachen und nicht mit den Symptomen von Fehlentwicklungen der nachwachsenden Generation in unserer Gesellschaft beschäftigt.

Karl Gebauer und Gerald Hüther

Neue Perspektiven für eine gelingende Kindheit

Gerald Hüther

Die Bedeutung emotionaler Sicherheit für die Entwicklung des kindlichen Gehirns

Einleitung

Jedes Kind ist einzigartig und verfügt über einzigartige Potentiale zur Ausbildung eines komplexen, vielfach vernetzten und zeitlebens lernfähigen Gehirns. Ob und wie es ihm gelingt, diese Anlagen zu entfalten, hängt ganz wesentlich von den Entwicklungsbedingungen ab, die es vorfindet, und von den Erfahrungen, die es während der Phase seiner Hirnreifung machen kann. Jedes Kind braucht ein möglichst breites Spektrum unterschiedlichster Herausforderungen, um die in seinem Gehirn angelegten Verschaltungen auszubauen, weiterzuentwickeln und zu festigen, und jedes Kind braucht das Gefühl von Sicherheit und Geborgenheit, um neue Situationen und Erlebnisse nicht als Bedrohung, sondern als Herausforderung bewerten zu können. Beides gibt es nur in der intensiven Beziehung zu anderen Menschen, und es sind die frühen, in diesen Beziehungen gemachten und im kindlichen Hirn verankerten psychosozialen Erfahrungen, die seine weitere Entwicklung bestimmen und sein Fühlen, Denken und Handeln fortan lenken.

Die besondere Entwicklungsfähigkeit des menschlichen Gehirns

Es gibt Gehirne, bei denen durch genetische Programme genau festgelegt wird, wie sich die Nervenzellen miteinander zu verhalten haben. Mit einem derartig vorprogrammierten Gehirn ist es so gut wie unmöglich, später noch etwas hinzuzulernen. Solche Gehirne besitzen Schnecken, Würmer und Insekten. Andere Gehirne werden nicht ganz so streng genetisch determiniert. Die Verschaltungen der Nervenzellen sind hier nach der Geburt noch nicht endgültig ausgereift und deshalb noch eine Zeitlang durch individuelle Erfahrungen formbar. Solche initial programmierbaren Gehirne haben die Vögel und die Säugetiere. Ihre Jungen können von ihren Eltern lernen, worauf es im Leben ankommt, was man fressen kann, wo und wie man dieses Futter findet, auch wie die eigenen Artgenossen aussehen, wie man Gefahren vermeidet und welche Lebensräume und Brutplätze besonders geeignet sind. Je länger diese Phase früher Prägungen und enger Bindungen zwischen den Eltern und ihren Nachkommen andauert, desto mehr individuelle Erfahrungen können von diesen Nachkommen gemacht und in Form bestimmter Verschaltungen in ihrem Gehirn verankert werden. Am Ende dieser langen Entwicklungsreihe stehen Gehirne, deren Aufbau nur noch in jenen Bereichen durch genetische Programme vorbestimmt wird, die für das Überleben unbedingt erforderlich sind. Alle anderen Bereiche bleiben plastisch und sind durch die jeweiligen Nutzungsbedingungen, nicht nur während der Phase der Hirnentwicklung, sondern zeitlebens formbar. Ein solches Gehirn besitzt nur der Mensch. Er ist das einzige Lebewesen, das sich frei entscheiden kann, wie und wofür er sein Gehirn einsetzen will und – weil es dann auch noch so wird, wie er es einsetzt – was für ein Gehirn er bekommen will. Wenn er sich dafür entscheidet, sein Gehirn immer wieder auf die gleiche Weise für die gleichen Zwecke zu benutzen, passen sich die Nervenzellverschaltungen immer besser an diese einseitige Art der Verwendung an. Dieser Mensch wird dann bei der Wahrnehmung bestimmter Dinge und bei der Lösung bestimmter Aufgaben immer besser und immer effizienter, versagt aber kläglich, wenn es plötzlich darauf ankommt, etwas anderes wahrzunehmen oder etwas anderes zu denken oder zu tun als bisher. Er hat sich dann gewissermaßen selbst programmiert und nur einen Teil der Nervenzellverschaltungen in seinem Gehirn auf Kosten anderer, ebenfalls möglicher, aber nie benutzter Verschaltungen ausgebaut und gebahnt. Wer vermeiden will, daß in seinem Gehirn nur wenige, dafür aber sehr breite Autobahnen entstehen, die dann seine gesamte weitere Wahrnehmung, sein Fühlen, Denken und Handeln bestimmen, der muß versuchen, sein Gehirn umfassender zu nutzen. Nur so kann er seine genetisch vorhandenen Möglichkeiten zur Ausbildung und Festigung vieler kleiner, unterschiedlicher Nervenzellverbindungen auch wirklich ausschöpfen. Am besten gelingt das, wenn er sich bestimmte Haltungen zu eigen macht, die ihn ganz von selbst zwingen, sein Gehirn so komplett und so vielseitig wie möglich zu benutzen. Achtsamkeit, Behutsamkeit, Mitgefühl und Empfindsamkeit sind solche Haltungen, mit denen man verhindert, daß man sein Gehirn durch eine ganz bestimmte einseitige Art der Benutzung selbst programmiert. Da das Gehirn zeitlebens plastisch ist und die in ihm entstandenen Verschaltungen entsprechend veränderbar sind, kann man sich auch noch als Erwachsener für eine neue Art der Verwendung entscheiden, wenn man feststellt, daß man gewisse Fehler gemacht hat. Nur Automaten arbeiten fehlerfrei. Wir müssen immer wieder Fehler machen. Wie sonst könnten wir aus unseren Fehlern lernen und uns weiterentwickeln? Das gilt für Eltern ebenso wie für Erzieher und erst recht für Kinder. Aus eigenen Fehlern lernen wir nur, wenn sie uns betroffen machen. Es gibt viele Menschen, auch Eltern, Erzieher und sogar schon Kinder, die keinerlei Zweifel an der Richtigkeit ihres bisherigen Denkens und Handelns aufkommen lassen und auf diese Weise jedes Gefühl tiefer Betroffenheit über ihre eigene Unzulänglichkeit erfolgreich unterdrücken. Auch sie sind nicht mehr in der Lage, aus ihren Fehlern zu lernen, sich zu ändern und sich weiterzuentwickeln. Auch sie werden einem leblosen und gefühllosen Automaten immer ähnlicher. Damit geht ihnen genau das verloren, was ein menschliches Gehirn ausmacht: die Fähigkeit, eingefahrene Bahnen wieder zu verlassen, einmal entstandene Programmierungen wieder aufzulösen. Betroffenheit kann nur entstehen, wenn man etwas zugrunde richtet oder zugrunde gehen sieht, das einem selbst auch wirklich wichtig ist. Und wichtig kann einem Menschen nur das werden, womit er sich eng verbunden fühlt. Das ist all das, was ihm Sicherheit und Geborgenheit in seinem Leben bietet. Wer das nicht gefunden hat, der kann irgendwann nur noch sich selbst, die eigenen Ziele, Wünsche und Vorstellungen wichtig finden. Er ist damit am Ende seiner Entwicklung angekommen. Gerade bei Eltern und Erziehern wäre das fatal, und für Kinder sind die Folgen einer solchen Selbstbezogenheit katastrophal.

Die besondere Formbarkeit des kindlichen Gehirns

Um die genetisch angelegten Möglichkeiten zur Ausbildung hochkomplexer und zeitlebens veränderbarer Verschaltungen in vollem Umfang nutzen zu können, braucht ein menschliches Gehirn optimale Entwicklungsbedingungen.

Gegen Ende der Schwangerschaft sind verschiedene Sinnesorgane und die dazugehörigen Verschaltungen im Gehirn des Fötus bereits so weit ausgereift, daß er damit seine ersten sinnlichen Wahrnehmungen macht. Er spürt das Schaukeln, schmeckt das Fruchtwasser, hört die Herztöne der Mutter und andere Geräusche, auch Stimmen und Musik von außen. Alles, was in seine Welt vordringt und was es wahrzunehmen imstande ist, verbindet das ungeborene Kind mit der Sicherheit und Geborgenheit, die in dieser seiner Welt normalerweise herrscht. Plötzlich und möglicherweise wiederholt während der Schwangerschaft auftretende Störungen, etwa laute Geräusche, aber auch Angst und Streß der Mutter, die der Fötus als Veränderungen ihres Herzschlages wahrnimmt und die mit Veränderungen der mütterlichen Blutversorgung und der Ausschüttung verschiedener Hormone einhergehen, können dazu führen, daß dieses Gefühl von Geborgenheit bei manchen Kindern bereits zum Zeitpunkt ihrer Geburt nur sehr schwach ausgeprägt ist. Sie kommen dann bereits unsicherer und ängstlicher zur Welt und sind weitaus schwerer durch mütterliche Zuwendung zu beruhigen als andere Kinder, denen solche intrauterinen Erfahrungen erspart geblieben sind.

Die erste tiefgreifende Angst und Streßreaktion erlebt jeder Mensch bei seiner Geburt. Verzweifelt muß er nach dieser dramatischen Veränderung seiner bisherigen Lebenswelt nach einem Weg suchen, um sein verlorengegangenes inneres Gleichgewicht wiederzufinden. Die wichtigste Erfahrung, die jedes Neugeborene während der ersten Tage und Wochen in dieser neuen Welt machen kann und machen muß und die seinen weiteren Entwicklungsweg entscheidend prägt, wird als Gefühl in seinem Gehirn verankert. Es ist das Gefühl, daß es in der Lage ist, seine Angst zu bewältigen. Damit dieses Gefühl entstehen kann, muß das Neugeborene seine Angst zum Ausdruck bringen können, und es ist darauf angewiesen, daß sein

Schreien gehört wird, daß sich jemand (normalerweise die Mutter) ihm zuwendet, es wiegt, es an die Brust nimmt, zu ihm spricht, es wärmt und es beruhigt. Nur wenn das Baby jemanden findet, der es ihm ermöglicht, wieder möglichst viel von dem zu spüren und wahrzunehmen, was es bereits aus seinem bisherigen Leben im Mutterleib kennt und was es mit der dort vorgefundenen Sicherheit und Geborgenheit verbindet, kann es seine Angst überwinden und sein inneres emotionales Gleichgewicht wiederfinden.

Je häufiger ihm das gelingt, desto tiefer wird die Erfahrung in seinem Gehirn verankert, daß es durch eine eigene Leistung in der Lage ist, seine Angst mit Hilfe eines anderen Menschen (der Mutter) zu bewältigen. Sein Selbstvertrauen wächst dabei ebenso wie sein Vertrauen in die Fähigkeiten seiner Mutter, ihm Sicherheit und Geborgenheit bieten zu können. Das Kind entwickelt eine enge emotionale Bindung an diese Mutter (oder an eine andere primäre Bezugsperson) und übernimmt im weiteren Verlauf seiner Entwicklung nicht nur alle Fähigkeiten und Fertigkeiten, Vorstellungen und Haltungen von ihr, die ihm zur eigenen Lebensbewältigung wichtig erscheinen. Es weitet auch seine emotionale Bindung auf alle Personen aus, die dieser Mutter wichtig sind, mit denen sie emotional verbunden ist und in deren Gegenwart es sich ebenfalls sicher und geborgen fühlt. Das ist normalerweise zunächst der Vater, später kommen Großeltern, Verwandte und andere, den Eltern nahestehende Personen hinzu. Auch deren Fähigkeiten, Haltungen und Vorstellungen eignet sich das Kind um so leichter und besser an, je enger es sich mit diesen Menschen verbunden fühlt.

Während dieser Phase geht es ihm nicht viel anders als einem auskeimenden Samenkorn, das zunächst mit einer sich immer stärker verzweigenden Wurzel in das Erdreich vordringt, sich dort fest verankert und die für die Ausbildung von Sproß und Blättern erforderlichen Nährstoffe sammelt. Kindern gelingt es nur dann, solche Wurzeln auszubilden, wenn ihnen während ihrer ersten Lebensjahre Gelegenheit gegeben wird, enge, sichere und feste Bindungen zu möglichst vielen anderen Menschen mit sehr unterschiedlichen Fähigkeiten, Vorstellungen und Begabungen zu entwickeln. Bei einem Samenkorn entscheiden die genetischen Anlagen darüber, ob der Keim entweder eine Pfahlwurzel oder eine Flachwurzel ausbildet. Bei Kindern entstehen sehr tiefreichende, aber wenig verzweigte Wurzeln immer dann, wenn der Boden, auf dem sie aufwachsen, nur von einem oder sehr wenigen und sehr gleichartigen Menschen gestaltet wird. Sehr flache Wurzeln bilden sie immer dann aus, wenn sie zwar mit sehr vielen und sehr unterschiedlichen Menschen Beziehungen eingehen, diese Menschen ihnen aber nur wenig Sicherheit und Geborgenheit bieten.

Damit die Bäume nicht beim kleinsten Sturm umfallen, brauchen sie auf sumpfigem Grund möglichst tiefreichende, auf felsigem Grund möglichst flach ausgebreitete Wurzeln. Kinder brauchen Wurzeln, mit denen sie sich überall und bei jedem Wetter festhalten können. Aus der Wiege der Menschheit, aus Afrika, stammt eine uralte Weisheit, die in einem Satz zusammenfaßt, welche Entwicklungsbedingungen Kinder vorfinden müssen, um die genetischen Anlagen zur Ausbildung eines zeitlebens lernfähigen, komplex verschalteten Gehirns in vollem Umfang nutzen zu können. »Um ein Kind richtig aufzuziehen«, sagt ein afrikanisches Sprichwort, »braucht man ein ganzes Dorf.« In einer solchen dörflichen Gemeinschaft finden Kinder hinreichend viele und hinreichend unterschiedliche Anregungen und Herausforderungen, um sich ein möglichst breites Spektrum verschiedenster Kompetenzen anzueignen und die dabei in ihrem Gehirn aktivierten Verschaltungen zu bahnen und zu festigen. Und in einem Dorf können sie einen wachsenden Kreis fester, sicherer Bindungen zu sehr unterschiedlichen Menschen entwickeln und die Erfahrung machen, daß sie innerhalb dieser Gemeinschaft Schutz und Geborgenheit finden.

Dörfer, in denen das funktioniert, sind selten geworden, auch in Afrika. Und wenn es solche Dörfer noch irgendwo gibt, reicht das, was sie bieten, heutzutage kaum noch aus, um ihren Kindern Gelegenheit zu geben, auch das so gut zu entwickeln, was sie ebenso dringend brauchen wie Wurzeln: Flügel, mit denen sie über die Grenzen und Beschränktheiten der Gemeinschaft, in der sie nun einmal zufälligerweise aufgewachsen sind, hinwegfliegen können. Auch diese Flügel wachsen nicht von allein. Kinder, die sich in der Welt, in der sie aufgewachsen sind, nicht sicher fühlen, haben Angst vorm Fliegen. Die Pfahlwurzler sind so fest in ihren wenigen Bindungen verhaftet, daß sie sich nicht in die Luft erheben können und die Flachwurzler laufen allzuleicht Gefahr, schon abzuheben und davonzuschweben, bevor ihre Flügel so weit entwickelt sind, daß sie damit auch die Richtung ihres Fluges bestimmen können.

Ob ein Kind hinreichend tragfähige und handhabbare Flügel entwickeln konnte, ist meist erst dann zu erkennen, wenn es erwachsen wird und seine Flügel zu benutzen beginnt. Aber bei Ratten, die ein weit weniger plastisches, lernfähiges Gehirn besitzen als der Mensch, kann man jedoch recht gut nachweisen, was in ihrem Gehirn vor sich geht, wenn man sie unter Bedingungen aufwachsen läßt, die es ihnen ermöglichen, ihr Gehirn währen der Phase seiner Ausreifung besonders vielseitig zu benutzen. Wenn sie in sogenannten »enriched environments« aufgezogen werden, entwickeln sie ein besonders komplex verschaltetes Gehirn: Ihre Hirnrinde ist dicker, sie enthält mehr synaptische Kontakte, die Nervenzellen haben längere und verzweigtere Fortsätze, es gibt dort mehr Gliazellen und sogar mehr und stärker verästelte Blutgefäße zur Versorgung der komplexer verschalteten Nervenzellen. Als Erwachsene bewältigen sie schwierige Aufgaben geschickter, sind kompetenter und haben weniger Angst vor Neuem als ihre unter »normalen« Bedingungen in den üblichen Käfigen aufgewachsenen Geschwister, die keine Gelegenheit hatten, in Sippen groß zu werden, vielfältige Kontakte zu den anderen Gruppenmitgliedern zu knüpfen, Baue zu graben und eine möglichst bunte Rattenwelt mit vielen unterschiedlichen Herausforderungen und Anregungen zu entdecken.

Das menschliche Gehirn ist zum Zeitpunkt der Geburt noch viel unreifer und formbarer als das Rattengehirn. Hinreichend entwickelt sind nur neuronale Verschaltungen, die zum Überleben während der ersten Lebensphase unbedingt erforderlich sind, etwa für die Regulierung basaler Körperfunktionen, für die Verarbeitung lebenswichtiger Sinneswahrnehmungen und für die Koordination erster motorischer Reaktionen. Ihre wichtigste Aufgabe besteht darin, bei Bedrohungen und Störungen der inneren Ordnung eine Reaktion in Gang zu setzen, die geeignet ist, das verlorengegangene innere Gleichgewicht wiederherzustellen. Das gelingt um so besser, je deutlicher ein Kind sowohl seinen Unmut über ein ungestilltes Bedürfnis als auch seine Befriedigung über die erfolgreiche Stillung dieses Bedürfnisses zum Ausdruck bringen kann. Ersteres veranlaßt normalerweise einen anderen dazu, ihm beizustehen. Letzteres sorgt dafür, daß die Bereitschaft zur Hilfestellung auch in Zukunft erhalten bleibt.

Beide Fähigkeiten sind nicht bei allen Kindern gleichermaßen ausgeprägt. Und nicht jede Mutter ist in der Lage, die Signale richtig zu deuten, mit denen ihr Kind seine jeweilige Befindlichkeit zum Ausdruck bringt. Ebensowenig sind alle Mütter gleichermaßen gut dazu befähigt, den jeweiligen Grund des Unbehagens ihres Babys zu erkennen und abzustellen. Auch die Freude, die ein Baby zeigt, wenn es ihm gelungen ist, sein inneres Gleichgewicht wiederzufinden, wird nicht von allen Müttern gleich gut erkannt und, was noch wichtiger ist, durch eine eigene, für das Kind erkennbare Reaktion der Freude beantwortet und verstärkt.

Manche Kinder kommen bereits sehr viel ängstlicher zur Welt als andere, und manche finden nach ihrer Geburt Bedingungen vor, die ihnen wenig Gelegenheit bieten, sich sicher und geborgen zu fühlen. Sie machen seltener als andere Kinder die Erfahrungen, daß sie durch eine eigene Leistung in der Lage sind, eine Störung ihres inneren Gleichgewichts durch die Mithilfe der Mutter (oder einer anderen Bezugsperson) zu beheben und sich gemeinsam mit ihr über die gelungene Aktion zu begeistern. Es gibt seelisch kranke Mütter, unreife Mütter, unglückliche und unzufriedene Mütter, von Selbstzweifeln geplagte, unsichere und ängstliche Mütter, launische und unbeständige Mütter, übermäßig selbstbezogene oder fremdbestimmte Mütter, es gibt geplagte und überlastete Mütter, harte und unsensible Mütter, haltlose und haltsuchende Mütter, es gibt ganz einfach sehr viele Mütter, die ihren Kindern die für die optimale Entwicklung ihres Gehirns erforderlichen Bedingungen nicht bieten können. Zwischen ihnen und ihren Kindern entsteht anstelle einer sicheren, dem Kind Halt bietenden, eine sehr unsichere Bindung; das Kind wird entweder zu stark umklammert und an der Entfaltung seiner Fähigkeiten gehindert, oder aber es wird zu stark sich selbst überlassen und bei der Entfaltung seiner Fähigkeiten unzureichend stimuliert und gelenkt.

Die Folgen derart unsicherer Bindungen an die primäre Bezugsperson für die weitere Entwicklung des kindlichen Gehirns sind um so schwerwiegender und nachhaltiger, je weniger das Kind im Lauf seiner weiteren Entwicklung Gelegenheit hat, enge emotionale Bindungen mit anderen Personen einzugehen. Das ist immer dann der Fall, wenn die Mutter selbst keine solchen Bindungen zu anderen Menschen besitzt, wenn also die Beziehung der Mutter zum Vater des Kindes, zu ihren eigenen Eltern und anderen Familienangehörigen ebenfalls nur unsicher geblieben ist und auch sie keine engen und sicheren emotionalen Bindungen zu anderen Personen entwickelt hat. Je weniger die Mutter als primäre Bezugsperson selbst in ein enges, ihr Sicherheit und Geborgenheit bietendes Beziehungsgeflecht mit möglichst vielen und möglichst unterschiedlichen anderen Menschen eingebettet ist, desto größer wird die Gefahr, daß sehr einseitige, ausschließlich von dieser Mutter bestimmter Grundmuster des Denkens, Fühlens und Handelns und der neuronalen Verschaltungen, die diesen Haltungen zugrunde liegen, im sich entwickelnden Gehirn dieses Kindes aufgebaut werden.

Gelingt es einem Kind, neben der Mutter noch weitere Personen zu finden, die ihm bei der Überwindung seiner Ängste behilflich sind und ihm das Gefühl von Sicherheit und Geborgenheit vermitteln, werden auch die Grundhaltungen, die Fähigkeiten und Fertigkeiten und die emotionalen Bindungen dieser Bezugsperson übernommen und im kindlichen Gehirn verankert. Nur so sind allzu einseitige, ausschließlich von der primären Bezugspersonen kanalisierte Entwicklungen und die damit einhergehenden frühen Programmierungen der im kindlichen Gehirn angelegten Verschaltungen zu vermeiden. Dabei ist es wichtig, daß sich der kanalisierende Einfluß dieser sekundären Bezugsperson vom kanalisierenden Einfluß der primären Bezugsperson, also der Mutter, hinreichend stark unterscheidet. Am besten eignet sich hierfür ein Vater. Aber ebenso, wie nicht alle Frauen optimale Mütter werden, sind nicht alle Männer gleichermaßen befähigt und in der Lage, als liebevolle, einfühlsame »Programmöffner« auf die Hirnentwicklung ihrer Kinder einzuwirken, indem sie ihnen Gelegenheit geben, eine Welt zu entdecken, die anders als die ihrer Mütter aussieht. Vielfach ist das, was Väter ihren

Kindern bieten, ein Kontrastprogramm, das alternativ oder gar autoritär neben das der Mutter gesetzt wird und das Kind nicht zur Synthese, sondern zu einer fatalen Entscheidung zwingt: entweder sein Gefühl oder seinen Verstand zu benutzen, sich entweder nach innen oder nach außen zu orientieren, entweder in Abhängigkeit gebunden zu bleiben oder bindungslos autonom zu werden.

Die Auswirkungen emotionaler Verunsicherung auf die Hirnentwicklung

Es ist nun schon achthundert Jahre her, seit der Stauferkaiser Friedrich II. experimentell nachgewiesen hat, was aus dem Gehirn des Menschen wird, wenn man dessen Ausbildung allein den genetischen Anlagen überläßt. Um herauszufinden, welche Ursprache das Gehirn aus sich selbst heraus entwickelt, ließ er zwei Kinder von Ammen aufziehen, denen er verboten hatte, mit den Kindern auch nur ein einziges Wort zu sprechen. Für den Kaiser war der Ausgang dieses unmenschlichen Versuchs recht unerwartet. Die Kinder begannen nicht, wie er vermutet hatte, aramäisch, auch nicht griechisch oder Latein zu sprechen, sondern sie blieben in ihrer gesamten Entwicklung zurück und starben schließlich. Wie sich ihr Gehirn unter diesen Bedingungen entwickelt hatte, wurde damals nicht weiter untersucht. Es kann nur eine Kümmerversion dessen gewesen sein, was daraus hätte werden können.

Noch heute wachsen die meisten Menschen auf unserer Erde unter Bedingungen auf, die dazu führen, daß sie die prinzipiell vorhandenen Möglichkeiten zur Ausbildung eines hochkomplexen, vielfach vernetzten und zeitlebens lernfähigen Gehirns nicht ausschöpfen können. Und noch heute sind die meisten Menschen auf unserer Erde gezwungen, ihr Gehirn zeitlebens auf eine sehr einseitige Weise zu nutzen und für ganz bestimmte Zwecke einzusetzen.

Das gilt nicht nur für diejenigen, die tagaus tagein damit beschäftigt sind, ihre wichtigsten Grundbedürfnisse zu befriedigen, indem sie versuchen, ausreichend Nahrung heranzuschaffen, lebensgefährliche Übergriffe, Bedrohungen und Krankheiten abzuwenden, einen ruhigen Platz zum Schlafen zu finden und vielleicht noch einen Sexualpartner zu gewinnen und eine Familie zu gründen.

Das gilt auch für all jene, die irgendwann in ihrem Leben eine ganz bestimmte Strategie zur Bewältigung ihrer Ängste und zur Aufrechterhaltung der inneren Ordnung gefunden haben und diese einmal gefundene Strategie anschließend immer wieder zwanghaft in der gleichen Weise einsetzen, weil sie glauben, daß damit alle anderen Probleme ebenfalls zu lösen sind. Die dabei in ihrem Hirn aktivierten Verschaltungen werden so immer effizienter verknüpft und gebahnt, bis aus den anfänglichen kleinen »Nervenwegen« allmählich feste Straßen und schließlich sogar breite »Autobahnen« entstanden sind. Aus der primären Bewältigungsstrategie ist dann ein eingefahrenes Programm geworden, welches das gesamte weitere Denken, Fühlen und Handeln dieser Menschen bestimmt. Zwanghaft sind sie darum bemüht, immer wieder solche Bedingungen zu schaffen und aufrechtzuerhalten, unter denen sie die Zweckmäßigkeit ihrer einmal entwickelten Fähigkeiten unter Beweis stellen können. Solange ihnen das gelingt, werden sie bei der Bewältigung bestimmter Aufgaben immer besser, immer effizienter und immer erfolgreicher. Sie scheitern aber meist kläglich, sobald sich die Verhältnisse ändern und neue Herausforderungen auf sie zukommen, die mit den alten, eingefahrenen Verschaltungsmustern in ihrem Hirn nicht zu bewältigen sind. Auch ein solch einseitig programmiertes, immer wieder auf die gleiche Weise für dieselben Zwecke benutztes Gehirn bleibt eine Kümmerversion dessen, was daraus hätte werden können.

So gibt es Computerfreaks, die von Kindesbeinen an so intensiv auf den Tastaturen ihrer PCs herumgehackt und sich in eigenen Computerwelten bewegt haben, daß sie später als Erwachsene außerstande sind, ein direktes Gespräch zu führen oder (meist handelt es sich dabei ja um Männer) eine Frau mit etwas anderem als ihrem PC zu verzaubern. Es gibt mathematische Genies, die außerstande sind, eine Möwe von einer Gans zu unterscheiden, und Fußballartisten, die kaum bis drei zählen können. Es gibt Geigenvirtuosen, die weder schwimmen noch Fahrrad fahren, und Schachmeister, die weder singen noch tanzen können.

Wie diese Beispiele zeigen, ist es durchaus nicht immer von

Vorteil, über ein Gehirn zu verfügen, dessen endgültige Verschaltungen durch die Art und Weise bestimmt werden, wie man sein Gehirn benutzt oder zu benutzen gezwungen ist. Was aus einem solch plastischen, lernfähigen Gehirn wird, ob die ihm innewohnenden Möglichkeiten zur Ausbildung komplexer Verschaltungsmuster genutzt werden können, hängt eben ganz entscheidend von den Bedingungen ab, in die ein Mensch hineingeboren wird und unter denen er sein Leben zu gestalten hat. Wo es nicht genug zu essen gibt, wo das eigene Leben und das der Familie, in der man aufwächst, ständig in Gefahr ist, beschränkt sich jeder Austausch mit anderen Menschen auf das, was zur Überwindung dieser Not beiträgt. Wo Neid und Mißgunst herrschen und jeder des anderen Feind ist, kann kein Gefühl der Zusammengehörigkeit entwickelt werden. Dann wird jede Form des Austauschs mit anderen Menschen von der Notwendigkeit zur Selbstbehauptung und Selbstdarstellung bestimmt.

Wenn Kinder zur Welt kommen, sind sie auf die Hilfe Erwachsener angewiesen. Sie brauchen jemanden, der sie wärmt, nährt, sauber hält und sich mit ihnen beschäftigt. Und immer dann, wenn sie Angst haben, brauchen sie jemanden, der ihnen beisteht und ihnen zeigt, daß es möglich ist – und später auch, wie es möglich ist –, diese Angst zu überwinden. Wenn ein Kind das Glück hat, jemanden zu finden, der ihm in solchen Situationen regelmäßig hilft und ihm Geborgenheit und Sicherheit bietet, werden alle dabei aktivierten Verschaltungen in seinem Gehirn gebahnt. Auf diese Weise entsteht eine enge Bindung an die primäre Bezugsperson.

Viele Mütter wissen das und festigen diese Bindung spielerisch, beispielsweise indem sie sich immer wieder kurzzeitig verstecken, um anschließend, genau dann, wenn das Kind Angst bekommt und nach seiner Mutter sucht, wieder aufzutauchen. Wenn Kindern das Gefühl vermittelt wird, daß sie in der Lage sind, die verschwundene Mutter durch eine eigene Reaktion wieder herbeizuholen, wächst ihr Vertrauen in ihre eigene Fähigkeit, bedrohliche Situationen meistern zu können. Auch die dabei aktivierten Verschaltungen werden gebahnt. So entsteht Selbstvertrauen, Vertrauen in die eigene Kompetenz bei der Bewältigung von Problemen. Im Verlauf der weiteren Entwicklung erweitert sich der Kreis sicherheitsbietender Bezugspersonen, und das Kind eignet sich sämtliche Kompetenzen, Grundhaltungen und Verhaltensweisen an, die diese Personen haben und die das Kind für die Aufrechterhaltung seiner inneren Ordnung, für die Bewältigung von Angst und Streß als wichtig bewertet. Je mehr es sein Wissen, seine Fähigkeiten und seine Kompetenzen erweitert und eigene Erfahrungen macht, verlieren die frühen Bindungen ihre ursprüngliche sicherheitsbietende Bedeutung. Dramatisch verschärft wird diese Entwicklung während der Pubertät, wenn die dabei einsetzende Produktion von Sexualhormonen zu tiefgreifenden Veränderungen des eigenen Körpers wie auch des bisherigen Denkens, Fühlens und Verhaltens führen. Am Ende dieses Entwicklungsweges ist aus dem anfänglich noch völlig abhängigen Baby ein selbstbestimmter, in ein komplexes Netz sozialer Beziehungen eingebundener Mensch geworden.

Leider klappt das nicht immer. Es gibt nicht wenige erwachsene Menschen, denen es nicht gelungen ist oder die nicht genügend Gelegenheit hatten, sich während ihrer Kindheit und Adoleszenz hinreichend viele eigene Kompetenzen anzueignen, vielfältige eigene Erfahrungen zu machen und das für eine autonome Entwicklung erforderliche Selbstvertrauen auszubilden. Sie bleiben entweder in einer abhängigen Beziehung zu ihren primären Bezugspersonen oder suchen sich Partner, mit denen sie diese abhängige Beziehung weiterführen können. Bekommen sie Kinder, so entwickeln sie auch zu diesen eine abhängige und abhängig-machende »Klammerbeziehung«.

Die wichtigste Ursache für die Entstehung früher Bindungsstörungen ist ein Mangel an emotionaler Zuwendung. Es gibt viele Eltern, die noch sehr stark mit sich selbst beschäftigt sind, denen ihre berufliche Karriere ungeheuer wichtig ist, die sich selbst verwirklichen, viel erleben und das Leben genießen wollen. Sie kümmern sich intensiv um ihr Aussehen, ihre Hobbys, ihre Wohnungseinrichtung und um die Anschaffung und Zurschaustellung unterschiedlicher Statussymbole. Kinder sind solch selbstbezogenen Eltern bei der Verwirklichung ihrer individuellen Ziele eher hinderlich, und sie werden ihnen mit ihrem Bedürfnis nach Aufmerksamkeit, Geborgenheit und Zuwendung allzuleicht lästig. Meist tun diese

Eltern ihre Pflicht, jedenfalls das, was sie für ihre Pflicht halten, und das bisweilen sogar besonders gut. Sie sorgen für eine besonders ausgewogene Ernährung, für Sauberkeit und hygienische Verhältnisse, ansprechende, modische Kleidung und beschaffen sich alle möglichen Gerätschaften, von denen sie glauben, sie seien wichtig für ihr Kind. Sie beruhigen ihr (schlechtes) Gewissen, indem sie das Kind nach Kräften verwöhnen. Was ihr Kind aber wirklich braucht, nämlich daß sie ganz und gar da sind, daß sie sich ihm voll und ganz, also emotional, geistig und körperlich zuwenden, wenn es verunsichert ist und Angst hat, das schenken diese Eltern ihren Kinder nicht oder zumindest nicht dann, wenn diese es besonders dringend brauchen. Deshalb sind solche Kinder oft bereits sehr früh gezwungen, sich auf sich selbst zu verlassen.

Bei ihnen ist die emotionale Bindung an primäre Bezugspersonen nur unzureichend entwickelt. Sie sind gezwungen, den daraus resultierenden Mangel an emotionaler Sicherheit durch verstärkte Selbstbezogenheit zu kompensieren. So schaffen sie sich eine eigene, von ihnen selbst bestimmte Lebenswelt und schirmen sich gegenüber fremden Einflüssen und Anregungen ab, die nicht mit ihren Vorstellungen übereinstimmen. In dieser nur von ihnen selbst bestimmten Welt gibt es keine wirklichen Herausforderungen mehr. Es können keine vielfältigen neuen Erfahrungen gemacht und im sich entwickelnden Gehirn verankert werden. Wichtige Entwicklungsprozesse im kindlichen Gehirn finden nicht mehr oder nur eingeschränkt statt. Für das Lernverhalten der Kinder bedeutet dies ein Rückgang an Motivation, Verstehen, Behalten, Erinnern, Erkennen von Zusammenhängen und eine eingeschränkte Fähigkeit beim Erkennen und Lösen von Konflikten. Ihr Sozialverhalten wird von zunehmendem Rückzug in selbstgeschaffene Welten, Ablehnung fremder Vorstellungen und aggressiver Verteidigung ihrer eigenen Ansichten und Haltungen bestimmt.

Meist handelt es sich hierbei um sehr rigide, einseitige, pseudoautonome Strategien der Angstbewältigung. Die dabei aktivierten neuronalen Verschaltungen werden um so nachhaltiger gebahnt, je früher und je häufiger sie eingesetzt werden. Sie können schließlich das gesamte Fühlen, Denken und Handeln dieser Kinder bestimmen. Die betreffenden Kinder grenzen sich zunehmend von den Vorstellungen anderer, vor allem denen Erwachsener ab. Ihr mangelndes Einfühlungsvermögen behindert sie beim Erwerb vielfältiger sozialer Kompetenzen. Damit fehlt ihnen die Grundvoraussetzung dafür, daß sie gemeinsam mit möglichst vielen, unterschiedlichen Menschen nach tragfähigen Lösungen suchen und Verantwortung für sich und andere übernehmen können.

Die Auswirkungen früher Bindungsstörungen auf die Entwicklung des Gehirns und der Persönlichkeit sind im späteren Leben nur schwer korrigierbar. Menschen, die bereits als Kinder keine sicheren Bindungen ausbilden konnten, haben Angst vor körperlicher und emotionaler Nähe. Wenn es ihnen nicht gelingt, diese Angst zu überwinden, bleiben sie zeitlebens isoliert, ich-bezogen und bindungsunfähig. Manche haben Glück und finden einen Partner, der sie versteht und ihnen hilft, allmählich wieder Beziehungen zu anderen Menschen einzugehen, das Vertrauen in menschliche Bindungen wiederzuerlangen und sich auf die gemeinsame Suche nach gemeinsamen Lösungen einzulassen. Manche scheitern irgendwann an den selbstzerstörerischen Folgen ihrer pseudoautonomen Bewältigungsstrategien.

Wenn der Boden, auf dem Kinder stehen, zu dünn wird, brechen sie irgendwann ein

Schon in frühesten Jahren erkunden Kinder, die eine sichere Bindung zu mindestens einer erwachsenen Bezugsperson aufgebaut haben, deutlich mehr ihre neue, fremde Umwelt, sind mutiger, weltoffener und neugieriger als andere Kinder, die eine unsichere Bindung aufweisen. Das bedeutet, daß eine sichere Bindung die entscheidende Basis dafür ist, sich auf die Belastungen und Risiken neuer Situationen einzulassen und sich mit diesen aktiv auseinander zu setzen. Sie ist gewissermaßen das erste und wichtigste Fundament, auf dem ein Mensch lernen kann, auf seinen eigenen Füßen zu stehen, eigene Erfahrungen zu sammeln und sich in der Welt zurechtzufinden. Um die genetischen Potenzen zur Ausbildung eines komplexen, vielfach vernetzten und zeitlebens lernfähigen menschlichen Gehirns entfalten zu können, brauchen Kinder sichere emotionale Beziehungen und vielfältige, unterschiedliche Herausforderungen und Anregungen. Nur so können sie sich selbst erproben und eigene Kompetenzen entwickeln. Nur wenn ein Kind diese Grunderfahrungen von emotionaler Geborgenheit und eigener Kompetenz machen konnte, ist es später in der Lage, auch eine eigene Vorstellung von sich selbst zu entwickeln, zu lernen, über seine Stellung und seine Rolle in der Welt nachzudenken und dabei seine eigenen Möglichkeiten zur Erschließung und Gestaltung dieser Welt zu entdecken. Diese Vorstellungen sind innere Bilder, die ihm Halt und Sicherheit bieten, und an denen es sich in seiner weiteren Entwicklung orientiert. Sie sind im Lauf dieser Entwicklung gewachsene und immer neu bestätigt gefundene innere Überzeugungen, aus denen auch schon ein Kind in schwierigen Situationen das schöpfen kann, was es dringender als alles andere braucht, um immer wieder neuen Mut für einen neuen Anfang zu finden: Hoffnung.

Diese Hoffnung kann nur jemand in sich tragen, der den Glauben nicht verloren hat, den Glauben an sich selbst, an seine eigenen Fähigkeiten, an die Aufrichtigkeit, Wahrhaftigkeit und deshalb auch an die Berechenbarkeit anderer Menschen, vielleicht auch an die Liebe und an den Wahrheitswert von Wissen und Erkenntnis.

Das alles zusammen, also Glaube, Liebe und Hoffnung, wie es so pathetisch heißt, bildet das eigentliche Fundament, auf dem jeder Mensch steht. Und welche Lasten er im Lauf seines Lebens tragen, welche Aufgaben er bewältigen kann, hängt eben in erster Linie davon ab, wie fest und wie tragfähig dieses Fundament ist. Manche Menschen sind später in der Lage, Zentnerlasten zu heben, andere brechen bereits ein, wenn sie ein kleines Extragewicht aufgeladen bekommen.

Die Fähigkeit, Vertrauen in die eigenen Potentiale und in die Möglichkeiten einer gemeinsamen Lösung zu entwickeln, ist die Grundlage jeder Hoffnung in Krisensituationen. Schon in der Kindheit finden zur Zeit leider immer weniger Menschen Gelegenheit, dieses feste Fundament unter ihren Füßen zu bauen, und viele Erwachsene müssen erleben, wie der Boden, auf dem sie bisher standen, immer schwankender und brüchiger wird.

Wir leben in einer Zeit, in der sich ein Gefühl für den kontinuierlichen Fluß der Dinge kaum mehr einstellen kann. Alles, sogar unsere kulturellen Werte und Normen, ändern sich in rasender Geschwindigkeit. Die zunehmende Spezialisierung der Fähigkeiten und Tätigkeiten ist in unserer arbeitsteiligen Gesellschaft unvermeidlich, um den Anschluß an die sich rasant ändernden wirtschaftlichen und technischen Entwicklungen nicht zu verpassen. Die sozialen Beziehungen sind brüchig geworden, und nur noch wenige Menschen entwikkeln sichere emotionale Bindungen. Achtsamkeit, Behutsamkeit, Einfühlungsvermögen und Verantwortungsbewußtsein können nur dort gedeihen, wo Menschen einander wichtig und in ihrer Einzigartigkeit füreinander bedeutsam sind.

Kinder, denen es nicht gelingt, solche inneren Leitbilder und Haltungen auszubilden, bleiben halt- und orientierungslos. Sie sind den auf sie einstürmenden Vorstellungen anderer Menschen hilflos ausgesetzt. Es fehlt ihnen die Fähigkeit, eigene Wahrnehmungen und fremde Ideen selbständig zu bewerten. Sie bleiben in hohem Maß von den Meinungen, Ideen und Erfolgsrezepten anderer Menschen abhängig und sind daher besonders leicht manipulierbar. Der Mangel an eigener innerer Orientierung macht es ihnen schwer, autonome Entscheidungen zu treffen. Sie neigen zur kritiklosen Übernahme fremder Entscheidungsangebote und Entscheidungskriterien. Sie bleiben daher weitgehend fremdbestimmt, auch noch als Erwachsene.

In dem Ausmaß, wie die Anzahl derart orientierungsloser Menschen in einer Gesellschaft wächst, läuft auch diese ganze Gesellschaft Gefahr, ihre Orientierung zu verlieren. Immer mehr Eltern verlieren dann die Fähigkeit, selbstbestimmte gemeinsame Ziele und Sinngebungen an ihre Kinder weiterzugeben. So schließt sich ein gefährlicher Teufelskreis, der zunehmend schwerer zu durchbrechen ist.

Noch ist Hoffnung

Es gibt nur zwei Wege, um aus diesem Teufelskreis auszubrechen: einen bequemen und einen unbequemen. Der bequeme ist der, den wir schon kennen und auf dem wir im Verlauf unserer bisherigen Entwicklung bereits reichlich Erfahrung zu sammeln Gelegenheit hatten: Man geht mit all seinen Fehlern und Beschränktheiten einfach immer so weiter wie bisher. Dieser Weg wird dann automatisch mit der Zeit immer beschwerlicher, bis man irgendwann im immer dichteren Gestrüpp der vielfältigen Probleme steckenbleibt, die man sich mit seiner eigenen Beschränktheit geschaffen hat. Erst dann, wenn es so wie bisher nicht mehr weitergeht, kann ein Mensch, der diesen Weg gewählt hat, auch zu der Einsicht gelangen, daß er mit der bisherigen Art, wie er sein Gehirn nutzte, endgültig gescheitert ist. Sich auf diese Weise selbst in Frage zu stellen ist nicht nur recht schmerzvoll, sondern auch sehr gefährlich. Der zweite Weg beginnt dort, wo der erste, zunächst so bequem erscheinende Weg so leidvoll endet: bei der Fähigkeit, sich selbst und damit die Art der bisherigen Benutzung des eigenen Gehirns immer wieder neu in Frage zu stellen.

Diesen anderen, mühsamen Weg geht niemand freiwillig, der sich nicht dazu verpflichtet fühlt. Man kann ihn auch nur beschreiten, indem man seine Haltungen und seine Einstellungen gegenüber sich selbst und all dem, was einen umgibt, immer wieder überprüft. Am besten gelingt das, wenn man sich fragt, ob das, was man für so besonders wichtig hält, wirklich so wichtig ist.

Unsere einmal entstandenen Haltungen und Einstellungen sind uns meist ebensowenig bewußt wie die Macht, mit der sie uns zwingen, in einer ganz bestimmten Art unser Gehirn zu nutzen. Unachtsamkeit beispielsweise ist eine Haltung, die nicht viel Hirn beansprucht. Wem es gelingt, künftig etwas achtsamer zu sein, der wird automatisch bei allem, was er fortan wahrnimmt, was er in seinem Gehirn mit diesen Wahrnehmungen verbindet und was er bei seinen Entscheidungen berücksichtigt, mehr »Hirn« benutzen als ein anderer, der weiterhin oberflächlich oder unachtsam mit sich selbst umgeht und mit allem, was ihn umgibt. Achtsamkeit ist daher eine ganz wesentliche Voraussetzung für eine andere, vorausschauendere Art der Benutzung seines Gehirns.

Was sich durch Achtsamkeit auf der Ebene der Wahrnehmung und durch Verarbeitung an grundsätzlichen Erweiterungen der Nutzung des Gehirns erreichen läßt, können wir auf der Ebene der für unsere Entscheidungen und für unser

Handeln verantwortlichen neuronalen Verschaltungen durch eine Haltung erzielen, die wir Behutsamkeit nennen. Mit mangelnder Behutsamkeit, also mit Rücksichtslosigkeit, kann man ein bestimmtes Ziel vielleicht besonders rasch erreichen. Aber komplexe Verschaltungen braucht man, benutzt man und festigt man mit dieser Haltung nicht.

Beginnt man erst einmal darüber nachzudenken, welche Grundhaltungen Kinder sich wohl zu eigen machen müßten, um ihr Gehirn fortan umfassender, komplexer und vernetzter zu benutzen als bisher, so kommen einem noch zahlreiche andere Begriffe in den Sinn, die allesamt fast schon aus unserem heutigen Sprachgebrauch verschwunden sind: Sinnhaftigkeit, Aufrichtigkeit, Bescheidenheit, Umsicht, Wahrhaftigkeit, Verläßlichkeit, Verbindlichkeit – alles Grundhaltungen, die den Menschen schon zu einer Zeit erstrebenswert erschienen, als es noch gar keine Hirnforscher gab, geschweige denn all die komplizierten bildgebenden Verfahren wie die computergestützte Positronen-Emissions-Tomographie, mit deren Hilfe wir heutzutage in das Gehirn eines achtsamen oder eines unachtsamen Menschen hineinschauen können, um den Unterschied bei der Benutzung beider Gehirne deutlich zu machen.

Aus sich selbst heraus kann ein Kind diese Haltungen ebensowenig entwickeln wie die Fähigkeit, sich in einer bestimmten Sprache auszudrücken. Dazu braucht es andere Menschen, die diese Haltungen zum Ausdruck bringen. Und, was noch viel wichtiger ist, es muß mit diesen Menschen in einer engen emotionalen Beziehung stehen. Sie müssen ihm wichtig sein und zwar so, wie sie sind, mit allem, was sie können und wissen, auch mit dem, was sie nicht wissen und nicht können. Es muß sie mögen, nicht weil sie besonders hübsch, besonders schlau oder besonders reich sind, sondern weil sie so sind, wie sie sind. Kinder können einen anderen Menschen so offen, so vorbehaltlos und so um seiner selbst willen lieben. Sie übernehmen deshalb auch die Haltungen und die Sprache der Menschen, die sie lieben am leichtesten. Und manchmal gelingt es auch noch Erwachsenen, einander so vorbehalt- und selbstlos zu begegnen, als wären sie Kinder. Liebe erzeugt ein Gefühl von Verbundenheit, das über den Menschen hinausreicht, den man liebt. Es ist ein Gefühl, das sich immer weiter ausbreitet, bis es schließlich alles umfaßt, was einen selbst und vor allem die anderen, die man liebt, in die Welt gebracht hat und in dieser Welt hält. Wer so vorbehaltlos liebt, fühlt sich mit allem verbunden, und dem ist alles wichtig, was ihn umgibt. Er liebt das Leben und freut sich an der Vielfalt und Buntheit dieser Welt. Er genießt die Schönheit einer Wiese im Morgentau ebenso wie ein Gedicht, in dem sie beschrieben, oder ein Lied, in dem sie besungen wird. Er empfindet tiefe Ehrfurcht vor allem, was lebt und Leben hervorbringt, und er ist betroffen, wenn es zugrunde geht. Er ist neugierig auf das, was es in dieser Welt zu entdecken gibt, aber er käme nie auf die Idee, sie aus reiner Wißbegierde zu zerlegen. Er ist dankbar für das, was ihm von der Natur angeboten wird. Er kann es annehmen, aber er will es nicht besitzen. Das einzige, was ein Kind braucht, sind andere Menschen, mit denen es seine Wahrnehmungen, seine Empfindungen, seine Erfahrungen und sein Wissen teilen kann. *Solange es noch solche Menschen gibt, gibt es auch noch Hoffnung.*

Klaus E. Grossmann und Karin Grossmann

Das eingeschränkte Leben. Folgen mangelnder und traumatischer Bindungserfahrungen

Evolutionäre Grundlagen sozialer Bedürfnisse des »normalen« Säuglings nach psychischer Sicherheit

Primatenkinder kommen mit einem Repertoire von Ausdrucksverhalten auf die Welt. Diesem Repertoire entsprechen Verhaltensweisen der Eltern, meistens der Mütter, die auf die kindlichen Ausdrucksmuster reagieren und auf diese Weise den kindlichen Ausdruck von Emotionen regulieren. Harry Harlow, der als erster in großem Umfang experimentelle Untersuchungen zur emotionalen Entwicklung von Rhesusaffen durchführte, sprach von »affektiven Systemen«. Evolutionsbiologisch gesehen sind die Verhaltensmuster der Jungtiere und der Elterntiere aufeinander bezogen und als ein solches System ausgelesen worden. Bei höher entwickelten, sozial lebenden Tieren bieten die Eltern Schutz vor Feinden, aber auch vor Unbekanntem, vor Fremdem und fremden Menschen, vor Gefahren, sogar vor Neuem. Er wird durch die Nähe des schutzbedürftigen Kleinkindes und zum beschützenden Erwachsenen gewährleistet. Im Rahmen dieses Schutzes, der psychische Sicherheit einschließt, entwickeln sich auch soziale Kompetenzen.

In einem 1958 veröffentlichten Dokumentarfilm von Harry Harlow mit dem Titel *The Nature and Development of Affection* findet sich die folgende Szene: Ein an einer Mutterattrappe aufgezogenes Jungtier ist durch eine Glastür von der Mutterattrappe getrennt, zwischen der Glastür und der Mutterattrappe auf der anderen Seite des Raumes befindet sich eine Barriere. Zwischen dem Jungtier und dem Muttertier wird ein angstauslösender neuer Gegenstand eingeführt. Bei Harlow waren dies etwa ein blecherner Armeejeep, ein trommelschlagender Teddybär oder ein überdimensionaler hölzerner Grashüpfer. Lerntheoretische Überlegungen postulierten in den 50er Jah-

35

ren, daß das Tier bei furchtauslösenden Reizen die Distanz zwischen sich und dem neuen Reiz vergrößert. Viele behavioristische Lernexperimente wurden nach diesem Prinzip durchgeführt. Dies trifft aber für Primaten nicht zu, denn sie erreichen psychische Sicherheit nur durch schützende Nähe zum vertrauten starken, erwachsenen Tier, auch wenn sie dabei in gefährliche Nähe zum Angstreiz geraten. Dies geschieht in Harlows Filmfragment innerhalb weniger Sekunden: Das Jungtier springt mit einem großen Satz über den furchtauslösenden Gegenstand hinweg, um sich heftig atmend fest an die weiche Oberfläche der zylindrischen Mutterattrappe anzuschmiegen. Danach riskiert es einige Blicke in Richtung des neuen verunsichernden Reizes, und erkundet ihn dann allmählich in immer größeren Abständen, immer länger und immer weiter von der sicheren Basis der Mutterattrappe aus. Langsam verschwindet die Angst, der ursprünglich furchtauslösende Reiz verliert dadurch allmählich diese Eigenschaft, er wird vertraut oder »familiar«, wie es im Englischen heißt (Harlow, 1958).

Bei kleinen Menschenkindern reift der Bewegungsapparat sehr viel langsamer als bei den übrigen Primaten. Sie haben dafür aber ein sehr ausgeprägtes Ausdrucksverhalten, und man kann ihre Bedürfnisse an vielen Merkmalen erkennen. Der Muskeltonus z. B. zeigt sich in den Händchen, am Kinn (Papousek, Papousek und Kestermann, 2000), in Zustandsänderungen, Aufmerksamkeit, Unruhe, in der Art des Weinens (Brazelton, 1984; Grossmann, 1977) und vor allem in den stark ausgebildeten Gesichtsmuskeln, die den menschlichen Gesichtsausdruck formen. Charles Darwin hat sich 1872 damit auf bahnbrechende Weise befaßt und dafür Zeichnungen aus einem Handbuch der systematischen Anatomie des Menschen von Henle übernommen (Darwin, 1998, S. 29/30). Er hat damit auch für die Entwicklungspsychologie Perspektiven eröffnet, die erst jetzt, nach 130 Jahren, ihre ganze Tragweite erkennen lassen (Ekman, 1998 a; Ekman, 1998 b).

In der Natur wird die beschriebene Funktion überwiegend, wenn nicht ausschließlich von den Müttern der Kinder übernommen. Die Funktion der Mutter als Sicherheitsbasis ist überall dort deutlich zu beobachten, wo das Kind durch eine gewisse Unvertrautheit mit der Situation verunsichert ist.

Wird eine Bedrohung oder Verunsicherung wahrgenommen, so »sichert« das Kind in Richtung der Mutter. Sobald es sie erblickt, macht es sich durch ängstliche Laute und Mimik bemerkbar, so daß diese entweder dem Kind zu Hilfe kommt oder aber ihrerseits dem Kind signalisiert, zu ihr zu kommen, wenn es das schon kann. Sobald ein »liebevoller«, schützender Kontakt hergestellt ist, verliert sich normalerweise die spannungsvolle Verunsicherung, Mimik und Körperhaltung des Kindes entspannen sich, und eine neue Runde von Erkundungen ist eingeläutet. Die amerikanische Psychologin Mary Ainsworth hat dieses Prinzip des Erkundens von einer Sicherheitsbasis aus in einem methodischen Paradigma erfaßt, das weiter unten dargestellt wird. John Bowlby hat es ihr gedankt und seine zweite Sammlung von Vorträgen über klinische Anwendungen der Bindungstheorie *A secure base* genannt (Bowlby, 1988).

Bindungsverhalten und mütterliche Feinfühligkeit

Aus stammesgeschichtlicher Sicht ist das Bindungsbedürfnis eines Menschen genauso grundlegend wie sein Bedürfnis nach Nahrung, Erkundung, Sexualität und Fortpflanzung. Jedem dieser Grundbedürfnisse sind Verhaltenssysteme – Mimik, Laute, Gestik, Bewegungen – zugeordnet, die bei Mangel aktiv sind und bei Sättigung ruhen. Der menschliche Säugling wird einem mit seinen Bedürfnissen entsprechenden Verhaltens- bzw. Signalsystem geboren. Er ist für die Kommunikation mit seiner Umwelt vorbereitet. Er ist abhängig davon, daß die Mutter den Ausdruck von Emotionen erkennt und für seine Bedürfnisse sorgt. Darüber hinaus ist er »genetisch vorprogrammiert«, im ersten Jahr individuelle, also persönliche Bindung an eine oder wenige Personen zu entwickeln, die stärker und erfahrener sind und ihn schützen und versorgen. Typische Bindungsverhaltensweisen sind Weinen, Rufen, Anklammern, Nachfolgen sowie Protest beim Verlassenwerden. Ihre Entwicklung beginnt gleich nach der Geburt und dient dazu, bei Bedarf die Nähe zu Bindungspersonen herzustellen. Die daraus erwachsene Bindung bleibt lange erhalten, manchmal lebenslang. Bindungsverhalten zeigt sich später allerdings in symbolischer und kulturell akzeptierter Form. Die Anzahl der Bindungspersonen ist begrenzt, vermutlich weil die Anpassung an die individuellen Eigenarten von Bindungspersonen ein Lernprozeß ist, der die adaptiven Möglichkeiten des Säuglings intensiv beansprucht. Bowlby sprach deshalb von einer Hierarchie von Bindungspersonen mit der Mutter in aller Regel an erster Stelle. Anfänglich war sogar von einer ausschließlichen Mutterbindung die Rede, Monotropie genannt (Bowlby, 1973). Viele Säuglinge haben aber bereits im ersten Lebensjahr mehrere Bindungspersonen (Schaffer und Emerson, 1964; Grossmann und Grossmann, 1991).

Mütter gehen unterschiedlich auf die Fürsorge- und Bindungsbedürfnisse, aber auch auf die Neugier ihrer Babys ein (Grossmann et al., 1985). Etliche Mütter sind sehr aufmerksam gegenüber ihrem Säugling, reagieren sofort und trösten geduldig, wenn er schreit, sie interagieren behutsam und regelmäßig mit ihm, freuen sich aber auch, wenn er Interesse an ihr oder an anderen Dingen zeigt, und fördern seine Erkundungswünsche. Die Säuglinge werden aufgenommen, wenn sie es wollen, und »genießen« den engen Kontakt oder das Schmusen mit der Mutter. Sie bestimmen andererseits aber auch den Zeitpunkt des Abgesetzt-Werdens selbst, so daß sich der Kontakt mit der Mutter für sie angenehm und konfliktfrei entwickelt. Diese Säuglinge entwickeln allmählich ein Gefühl der Tüchtigkeit und Selbstbestimmung, weil ihre Bindungswünsche verstanden und akzeptiert werden, weil sie aber auch ihren Neugier-Impulsen ungestört nachgehen können. Das Verhalten der Mütter wurde als feinfühlig gegenüber den Kommunikationen ihres Babys und als kooperativ mit den Zielen des Babys bezeichnet (Ainsworth et al., 1978).

Andere Säuglinge sammeln allerdings weniger harmonische Erfahrungen mit ihren Müttern. Wenn sie weinen, werden sie zwar auch versorgt, aber Ungeduld, Ärger oder Grobheit der Mutter vermitteln ihnen, daß ihr Bindungsverhalten unerwünscht ist oder nicht verstanden wird. Ihr Wunsch nach Nähe und Schmusen wird oft gar nicht und dann meist nur kurz und hastig erfüllt. Sie werden oft schon wieder abgesetzt, bevor sie es selbst wollen. Gegen Ende des ersten Jahres scheinen solche Säuglinge den engen Kontakt gar nicht mehr zu mögen. Wenn z. B. die Mutter sie zum Schmusen auf den Arm nimmt, machen sie sich steif, weisen ihre Zärtlichkeiten ab und zeigen, daß sie losgelassen werden wollen. Viele solcher Mütter beschreiben ihre eigenen Kinder als nicht schmusebedürftig. Ihr Allein-Spiel wird dagegen durchaus mit mütterlicher Zuwendung bedacht. Sie lernen, sich die wohlwollende Aufmerksamkeit und Zuwendung ihrer Mutter zu erhalten, indem sie kaum noch einen offenen Ausdruck von Bedürfnissen nach körperlicher Nähe an sie richten. Im Laufe des ersten Lebensjahres lernen solche Säuglinge, ihre Signale nach Nähe und Kontakt stark einzuschränken, weil ihr Bindungsverhalten oft mit zurückweisendem Verhalten der Mutter beantwortet wird. Allerdings erregt die Zurückweisung durch die Mutter auch Ärger im Kind, den es zwar, wenn es sich unsicher fühlt, nicht der Mutter gegenüber zeigt, aber manchmal unvermittelt in der sicheren häuslichen Umgebung äußert (Ainsworth et al., 1978). Diese Erfahrungen werden als Erwartungen verinnerlicht und bilden die emotionale Grundlage für eine unsichere Bindungsorganisation (Sroufe und Waters, 1977).

Eine kleine Gruppe von Müttern in unserer eigenen (Grossmann et al., 1985) und in vergleichbaren amerikanischen Untersuchungen (Ainsworth et al., 1978) ist gegenüber ihrem Säugling nur auf unvorhersagbare Weise verfügbar. Manche schienen sich mehr von ihren eigenen Launen als vom Baby leiten zu lassen, so daß sie häufig zwar anwesend waren, aber nicht erreichbar sind. Manche Mütter haben so viel mit sich selbst, mit ihren anderen Kindern oder mit ihrem Haushalt zu tun, daß sie gegenüber ihrem Baby nur gelegentlich liebevoll sind, aber nur, wenn es ihnen zeitlich gerade paßt und selten, wenn das Baby danach verlangt. Wieder andere Mütter sind so vertieft in ihre Sorgen, daß sie ihr Baby oft gar nicht wahrzunehmen scheinen. So müssen diese Babys oft lange schreien, bis sie getröstet werden. Die Unberechenbarkeit dieser Mütter führt bei ihren Säuglingen dazu, daß sie ihre Bindungsbedürfnisse in verunsichernden Situationen äußerst stark und dramatisch äußern, um überhaupt Beachtung zu finden. Sobald sie sich selbständig fortbewegen können, lassen sie ihre Mütter kaum aus den Augen, um nicht übersehen zu werden. Manche Mütter scheinen es auch nicht zu tolerieren, wenn sich ihre Babys aus Neugier von ihnen abwenden und greifen immer wieder unmotiviert und kontrollierend in das Spiel ihrer Säuglinge ein. Sie fühlen sich bestätigt, wenn das Baby durch sein Weinen zeigt, wie dringend es sie braucht. Solche Mütter behandeln ihr Baby eher wie ihr eigenes Schmusetier und nicht wie ein soziales Wesen mit eigenen Wünschen und Absichten. Diese Säuglinge erleben häufig Angst, daß ihre primäre Bindungsperson für sie nicht verfügbar ist. Ihr Bindungssystem ist deshalb chronisch aktiviert. Sie entwickeln eine unbewußte Strategie, indem sie bei Belastung ihre Neugier und Erkundungslust zugunsten ihres übersteigerten Bindungsverhaltens zurückstecken. Dies ist sehr anstrengend und führt in der eher vertrauten, weniger belasteten häuslichen Umgebung oft auch zu einer gewissen Passivität (Ainsworth et al., 1978).

Folgen für die Organisation des Verhaltens und der Gefühle: Bindungsqualitäten und Exploration

Die Auswirkungen mütterlicher Feinfühligkeit, Kooperation und Annahme des Säuglings im ersten Lebensjahr auf die psychische Sicherheit des Kindes lassen sich im Alter von 12 Monaten in der sogenannten »Fremden Situation« prüfen (Ainsworth et al., 1978; Grossmann et al., 1997). Die Fremde Situation (FS) ist ein standardisiertes Minidrama zur Erfassung des Bindungsverhaltensmusters eines Kleinkindes. Sie wird in einem mit Spielzeug attraktiv ausgestatteten, aber für das einjährige Kind und seine Bindungsperson fremden Raum durchgeführt. Durch die Fremdheit und zwei zusätzliche, kurzfristige, höchstens dreiminütige Trennungen wird das Bindungssystem des Kindes, also sein Streben nach Schutz, aktiviert. Man beobachtet und prüft, auf welche Weise das Kind bei der Bindungsperson Beruhigung sucht. Dies wird mit dem Verhalten des Kindes gegenüber einer freundlichen, trainierten Spielpartnerin in der Rolle einer »Fremden« verglichen.

Eine sichere Bindung (in der Forschungsliteratur »B« genannt) hat folgende Merkmale: Die Kinder zeigen offen ihren Kummer über die Trennung. Sie suchen Nähe zur Bindungsperson bei der Wiedervereinigung, wenn also die Mutter wieder den Raum betritt, sie beruhigen sich schnell und nehmen schließlich das trennungsbedingt unterbrochene Erkunden wieder auf. Kinder, die weniger Trennungsleid erkennen lassen, sich gegenüber der zurückkehrenden Bindungsperson »vermeidend« verhalten und sich statt dessen dem Spielzeug zuwenden, werden als unsicher-vermeidend (»A«) klassifiziert. Ihre Pulsfrequenz steigt allerdings wie bei den sicher gebundenen Kindern, wenn ihre Mütter den Raum verlassen, d. h. sie sind durch die Trennung ebenfalls beunruhigt. Nach der Fremden Situation steigt – im Gegensatz zu den Kindern in »B«-Beziehungen – der streßindizierende Kortisolspiegel von Kindern in »A«-Beziehungen an. Dies ist ein weiteres Zeichen dafür, daß auch sie durch Trennung belastet sind (Spangler und Grossmann, 1993). Ein drittes Bindungsmuster ist die unsicher-ambivalente Verhaltensstrategie »C«. Solche Kinder suchen abwechselnd Nähe zur Bindungsperson, sind aber gleichzeitig ärgerlich auf sie. Diese unschlüssige, belastende Ambivalenz kann lange anhalten, und die Kinder finden kaum Beruhigung durch den Kontakt mit der Bindungsperson.

Die Bindungsmuster charakterisieren kleinkindliche Verhaltensstrategien im Umgang mit Trennungsstreß, Fremdheit und anderen Belastungen. Die Grundrichtung der Strategie bei der sicheren Bindung ist es, bei der Bindungsperson Entspannung zu finden, damit das Kind dann wieder entspannt spielen kann. Bei der vermeidenden Strategie bringt das Kind entsprechend seiner Erfahrung mit derselben Bindungsperson zu Hause seine Belastung nicht zum Ausdruck. Es verbirgt sie vor ihr und hat dadurch keine Möglichkeit, von sich aus bei ihr Entlastung zu suchen. Kinder mit einer ambivalenten Bindungsstrategie leben ständig in der Angst, die Bindungsperson zu verlieren, und haben dadurch eine sehr niedrige Schwelle, bei der Bindungsverhalten ausgelöst wird, und es wirkt übertrieben. Eine optimale Organisation der kindlichen Emotionen wird durch die Feinfühligkeit der Bindungspersonen im Dienste der psychischen Sicherheit erreicht. Die Beobachtung und die Klassifizierung von Hunderten von Kleinkindern in der Fremden Situation ergaben, daß bei allen drei Bindungsstrategien, der sicheren und der unsicheren, Störungen auftreten können. Diese Störungen sind Zeichen von desorganisierten Bindungsstrategien. Einige Kinder zeigen subtile Störungen in den klassischen Bindungsmustern, gelegentlich aber auch klinische Anzeichen extremer Belastung. Desorganisation ist ebenfalls korreliert mit Indikatoren von physiologischem Streß (Spangler und Grossmann, 1993). Im folgenden Abschnitt wird darauf näher eingegangen.

Nur in sicheren Bindungsbeziehungen ist die Bindungsperson in vollem Umfang für ihr Kind eine »sichere Basis«. Ihre Nähe sucht das Kind auf, wenn sein Bindungssystem erregt ist, schmust mit ihr, wenn ihm danach ist, und von ihr aus erkundet es neugierig und spielerisch-konzentriert die Umgebung, wenn die psychische Sicherheit wiederhergestellt und das Bindungssystem beruhigt ist. Bei den beiden unsicheren Bindungsmustern sind psychische Einschränkungen des Spielraums zwischen diesen beiden Polen zu beobachten, und desorganisierte Kinder verlieren ihre Orientierung auf ihre Bindungsperson hin.

Desorientierung und Desorganisation

Die drei für die Fremde Situation kurz beschriebenen Bindungsqualitäten »A«, »B« und »C« stellen Verhaltensstrategien oder Organisationsformen des Bindungsverhaltens dar. Sie sind als Folge der Erfahrungen, die die Kinder mit ihren Bindungspersonen während des ersten Lebensjahres gemacht haben, zu beobachten. Bei allen drei Mustern gibt es Störungen, die sich in Unterbrechungen einer ablaufenden Verhaltensstrategie oder Organisation zeigen (Main und Solomon, 1986; 1990; Solomon und George, 1999 a, b). Desorganisierte oder »D«-Verhaltensweisen umfassen z. B. widersprüchliche Verhaltensweisen wie Schwanken zwischen Erkunden und Suche nach Nähe, Annähern und Vermeiden usw., die entweder nacheinander oder gleichzeitig gezeigt werden. Solche Kinder können z. B. während der Trennung sehr ruhig sein und dann außerordentlich gestreßt und ärgerlich, wenn die Bindungsperson zurückkommt. Andere »D«-Merkmale sind ungerichtete, fehlgerichtete, unvollendete und unterbrochene Ausdrucksbewegungen, die ihr Ziel zu verlieren scheinen. Sie zeigen sich unter anderem in Stereotypien, asymmetrischen, zeitlich unkoordinierten Bewegungen

und anomalen Gesten und Haltungen, oder auch durch einge-
frorene und verlangsamte Bewegungen. Solche Kinder können sich z. B. von den Eltern wegbewegen anstatt zu ihnen hin,
wenn sie Angst bekommen. Andere Kinder zeigen regelrechte
Anspannung in der Gegenwart der Eltern oder verraten auffällige direkte Anzeichen von Desorganisation und Desorientie-
rung, manche ziehen ein ängstliches Gesicht, oder sie verbergen den Ausdruck von Angst während der Wiedervereinigung
mit der Bindungsperson in der Fremden Situation hinter
ihren Ärmchen. Manche Kinder zeigen ein äußerst wachsames
Verhalten in der Nähe der Eltern, stärker als die »C«-Kinder,
mit mehr Anzeichen von Konflikten, andere grüßen zwar die
Fremde, aber nicht ihre Eltern, manche fallen während der
Annäherung hin oder laufen zunächst weg, um sich erst dann
schließlich wieder der Bindungsperson zu nähern.

Die bisherigen Untersuchungen ergaben, daß desorganisiertes bzw. desorientiertes Verhalten verschiedene Wurzeln
hat. In unseren eigenen Untersuchungen mit unauffälligen
Familien konnte z. B. ein statistischer Zusammenhang mit
einem Mangel an Verhaltensorganisation bei einem Neugeborenen hergestellt werden, der durch besondere Belastung
während der Schwangerschaft bedingt sein könnte (Spangler
et al., 1996). Main und Hesse (1990) sehen in der unverarbeiteten Trauer der Mutter über den Verlust einer Bindungsperson während ihrer Kindheit einen wesentlichen Einfluß auf
die Entwicklung des desorganisierten Verhaltens beim Kind.
Dazu gehören z. B. auch der unverarbeitete Tod eines Ge-
schwisters oder enger Vertrauter, Drogenabhängigkeit eines
Elternteils, wenn die Mutter als Kind selbst mißhandelt wurde,
eine knapp überstandene lebensgefährliche Krankheit,
gehäufte Verluste wie Abtreibung, Kindstod, Unfalltod in der
Verwandtschaft. Von zahlreichen klinisch orientierten For-
schern wird angenommen, daß die Mutter für das Kind beäng-
stigend ist oder die Mutter vor dem Kind Angst zu haben
scheint. Dadurch fehlt dem Kind die Sicherheitsbasis und der
Orientierungspunkt im Sinne von Bowlbys »set goal« oder das
gesetzte Ziel in der Organisation der Bindungs-Explorations-
Balance. In der Fremden Situation reagieren sie, wie schon
erwähnt, ebenfalls mit erhöhter Kortisolausschüttung (Spangler und Grossmann, 1993).

Auch gesellschaftliche Bedingungen können für »D«-Verhalten verantwortlich sein. In israelischen Kibbuzim, in denen die Kinder über Nacht in einem Kinderhaus schliefen und dabei nur unzureichend überwacht und alleingelassen wurden, zeigte sich ein hoher Prozentsatz von desorganisiertem Verhalten (Sagi et al., 1997; Aviezer und Sagi, 1999). David Oppenheim (1998) berichtet jedoch auch, daß einzelne Eltern in der Zeit, als es solche Kibbuzim noch gab, das Prinzip der nächtlichen Trennung unterlaufen haben. Sie legten z. B. etwas unter das Kopfkissen oder versprachen, ihr Kind während der Nacht zu besuchen. Manche Eltern behielten ihre Kinder gegen die Regeln bei sich zu Hause, schützten Krankheit vor oder brachten die Kinder erst frühmorgens ins Kinderhaus heimlich zurück. Sie ließen ihre Kinder also nicht psychisch allein. Bindung hat sich aus Nähe zu beschützenden Erwachsenen entwickelt und gelingt nicht ohne sie, vor allem auch während der bedrohlichen Nacht. Die Konzeption der Bindungstheorie Bowlbys legt eine solche Interpretation nahe. Klinisch ist dies besonders bedeutsam, weil frühkindliche Desorganisation auch in engem Zusammenhang mit Traumata und psychischen Störungen gesehen wird (Lyons-Ruth und Jacobvitz, 1999).

Bindungsgefühle und sprachliche Darstellung von Bindungserfahrungen

Frühe vorsprachliche Bindungserfahrungen werden allmählich durch Sprache und Gespräch ins Bewußtsein integriert. An den Unterschieden in der sprachlichen Kohärenz erkennt man die verschiedenen Arten sicherer und unsicherer Bindungsrepräsentationen. Die sprachliche Kohärenz sicherer Bindung zeigt sich in der Sprache durch den freien Zugang zu negativen Gefühlen und Erinnerungen und deren Verarbeitung, durch Klarheit über die eigenen Motive und Intentionen und durch Perspektiven und Pläne, welche Anteilnahme und Mitgefühl für andere deutlich machen. Auf der rein emotionalen Ebene zeigt sich eine solche mögliche Kohärenz zwar bereits frühkindlich, z. B. im Gesichtsausdruck (Main und Weston, 1981; Fremmer-Bombik und Grossmann, 1991), aber diese Erfahrung muß im Verlaufe der weiteren Entwicklung auch sprachlich integriert werden, um zu bewußten und mitteilbaren Inneren Arbeitsmodellen zu werden. Sprachliche Inkohärenz, im Gegensatz dazu, weist auf einen beeinträchtigten Zugang zu Gefühlen hin, auf einen Mangel an Erinnerungen und zeitlichen Differenzierungen und auf einem generellen Mangel an »metakognitiver Selbstkontrolle« (Main, 1991).

Bowlby wies auf widersprüchliche Erfahrungen hin, die Kinder mit ihren Eltern haben können (Bowlby, 1979). Das vom Kind selbst Erlebte stimmt manchmal oder sogar häufig nicht mit dem von den Eltern Gesagten überein. In einem Beitrag über »Erlebnisse und Gefühle, zu deren Verdrängung Kinder regelrecht gezwungen werden« (Bowlby, 1995, S. 95 ff.) befaßt er sich ausführlich mit dieser selten behandelten Thematik. Eine systematische Erforschung solcher Unvereinbarkeiten steht auch heute noch aus. Bowlby schrieb dies einmal der klassischen psychoanalytischen Tradition zu, die sich eher auf individuelle Phantasien als auf reale Lebenserfahrungen konzentrierte. Zum anderen ist es auch tatsächlich schwierig, systematische Forschung zu diesem Thema zu betreiben, weil dazu längere Beobachtungen notwendig würden.

Drei psychische Mechanismen können Erfahrungen vom Bewußtsein absperren, aber trotzdem das Denken, Fühlen und Verhalten weiterhin beeinflussen: »a) Vorfälle, die Eltern lieber verheimlichen würden; b) elterliche Verhaltensweisen, die so schlimm gewesen sind, daß das Kind noch nicht einmal die Erinnerung daran erträgt; c) tatsächliche oder auch nur phantasierte Handlungen, die beim Kind unerträgliche Schuld- oder Schamgefühle auslösen« (Bowlby, 1995a, S. 96/97). Wenn Kinder Zeuge von Ereignissen werden, die die Eltern am liebsten verheimlichen würden, z. B. wenn ein Elternteil die Familie verläßt, stirbt oder gar freiwillig aus dem Leben scheidet oder (ein Lieblingsthema der Psychoanalyse) sexuelle Aktivitäten der Eltern, dann zwingen Eltern ihre Kinder gelegentlich, über solche Informationen nicht zu sprechen und sie damit von der weiteren bewußten Verarbeitung auszuschließen. Eltern versuchen möglicherweise sogar absichtlich, die Erinnerung des Kindes zu verwirren, oder sie machen die Gefühle des Kindes lächerlich oder schweigen.

45

Vielleicht berichten sie anderes über dasselbe Geschehen, als das Kind dies im Gedächtnis hat, so daß das Kind durch den Widerspruch zwischen den eigenen Erinnerungen und den von Dritten oder gar vom jeweiligen Elternteil behaupteten Ereignissen verunsichert wird. Als Folge kann sich bei Kindern, die so etwas erlebten, ein chronisches Mißtrauen, mangelnde Neugier und Zweifel an der eigenen Wahrnehmungen bis zur Neigung, alles für unwirklich zu halten, entwickeln (Bowlby, 1995 a). Der Grund für solche Fehlentwicklungen scheint nicht in erster Linie Vergeßlichkeit zu sein, sondern, daß man nicht über etwas sprechen durfte. Man kann also nicht in Worte fassen, was »man immer schon auf eine bestimmte Weise geahnt hat« (ebd.).

Nachdrücklichere und deutlichere Einflüsse auf das Gedächtnis der Kinder treten oft im Zusammenhang mit Inzest oder anderen potentiell traumatischen sexuellen Übergriffen auf (van der Kolk, 1998). Bowlby führt als Folge solcher traumatischer elterlicher Praktiken als mögliche Konsequenz den Rückzug von allen intimen Beziehungen beim Kind an, auch Schlafstörungen, Selbstmordgedanken, ein Gefühl von innerer Leere, Ekel und Widerwille, Frigidität, extreme Angst und eine überspannte Wachsamkeit. Dazu gehört auch der implizite Sarkasmus bei den Eltern, etwa wenn sie dem Kind vermitteln, daß ihm ohnehin kein Mensch glauben wird (Bowlby, 1995 a, S. 100). So hat die Gedächtnisforscherin Jennifer Freyd festgestellt: Wenn Kinder durch Bindungspersonen mißhandelt oder sexuell mißbraucht werden, dann ist weniger das traumatische Geschehen, das sich ja an sich tief ins Gedächtnis einprägt, sondern gerade dieser »Verrat« durch die Bindungsperson, den man zwar am eigenen Leibe erfährt, aber trotzdem nicht wahrhaben darf, ohne die völlige Zurückweisung zu riskieren, von entscheidender Bedeutung. Dieser Verrat am schutzbefohlenen Kind wäre demnach ursächlich für die Tiefe des traumatisierten Vergessens und der damit verbundenen späteren psychischen Störungen verantwortlich (Freyd, 1996).

Im Rahmen der Bindungstheorie ergibt sich daraus die folgende Perspektive: Jede Diskrepanz zwischen realen Erfahrungen und ihrer Bedeutungszuweisung durch Schweigen, Lügen, Verunglimpfung, Verleugnung, falsche Darstellung,

Bedrohungen durch die Bindungspersonen, die das Vertrauen der Kinder mißbrauchen, kann den Aufbau internaler stimmiger Verarbeitung dieser realen Erfahrungen bei den Kindern verhindern. Gefühle bleiben dann ohne entsprechende Realität und ohne »bedeutungsvolle« Interpretation, und reale Ereignisse und Erfahrungen bleiben als widersprüchliche innere Bilder haften. Wahrscheinlich können (zunächst) nicht die Emotionen selbst verändert werden, wohl aber die Bedeutung, die sie als Gefühle in bestimmten Erfahrungszusammenhängen haben. Nur solche Emotionen werden zu bewußt zugänglichen und in ziel-korrigiertes Verhalten integrierte Gefühle, die eine sichere, ziel-korrigierte Bindungsstruktur haben, die sprachlich benannt und in sprachlich adäquate Bedeutungszusammenhänge eingebettet sind.

Erst wenn man über zentrale Themen der Bindungstheorie wie Zurückweisung, Trennung, Verlust sowie über die damit zusammenhängenden Gefühle wie Ärger, Verzweiflung, Angst, Trauer, Schuld, Scham, Eifersucht, Neid, Ekel, Hoffnung, Stolz, Dankbarkeit, Liebe, Empathie und andere Gefühle im Rahmen von engen Beziehungen sprechen kann, werden Bindungserfahrungen bewußt und kommunizierbar. Solange diese Gefühle unterdrückt und verzerrt sind und sprachliche Repräsentation fehlt, bleiben Informationen, Erlebnisse und Gefühle von bewußter Wahrnehmung ausgeschlossen. So gesehen geht es weniger um eine »Verdrängung« von Gefühlen als um mangelnde sprachliche Verfügbarkeit. Bestimmte, meist unangenehme Erlebnisse und Gefühle haben folglich keine sprachlich-narrative Entsprechung, weil sie, wie die Psycholinguistin Katherine Nelson (1996; 1999) meint, niemals in Worte gefaßt und beschrieben werden wie etwa Gegenstände oder andere Erlebnisse.

Ohne den Realitätsbezug könnte ein Kind nur Teilvorstellungen oder verzerrte Repräsentationen aufbauen, z. B. von einer Mutter als liebend und großzügig, weil diese das nur so von sich behauptet, während sie tatsächlich in ihrem Verhalten gegenüber dem Kind selbstsüchtig, fordernd und ablehnend auftritt. Das Kind fühlt zwar die Ablehnung im Verhalten der Mutter, aber wenn niemand mit dem Kind darüber spricht, wird es selbst über seine Erfahrungen nicht sprechen lernen. Wenn

Eltern bestimmte Themen aus ihren Gesprächen ausklammern, können Kinder keine sprachlichen Repräsentationen über sie aufbauen. Das Kind, das unfähig ist, bedeutsame Aspekte seiner Beziehungswirklichkeit zu registrieren, kann dies schon deshalb nicht, weil sie ihm nicht bedeutungsvoll gemacht worden sind. Andererseits mag ein Kind, das trotz mangelnden relevanten sprachlichen Austauschs entscheidende Aspekte der Wirklichkeit wahrnimmt, »intuitiv spüren, daß es besser ist, sich uninformiert zu zeigen und die entsprechenden Aspekte auszublenden« (Bowlby, 1995 a, S. 104). Dies wurde durch die Hypothese von Freyd (1996) untermauert, daß Kinder sich an solche Erfahrungen nicht erinnern, weil sie sonst riskieren, von ihren Eltern verlassen zu werden. »Wenn ein Kind, das sexuellen Mißbrauch erfährt, darauf auf normale Weise reagieren würde, dann würde es den Vertrauensbruch erkennen und dem Verräter aus dem Wege gehen. Statt dessen muß das Kind den Übergriff ignorieren. Wenn der Verräter die primäre Bezugsperson ist, dann ist es unausweichlich für das Kind, auch weiterhin die Bindung aufrecht zu halten, weil ein Rückzug lebensbedrohlich wäre. Deshalb verlangt das Trauma sexuellen Mißbrauchs durch seine besondere Eigenart, daß Informationen darüber von den mentalen Instanzen, die Bindung und Bindungsverhalten steuern, ferngehalten wird« (Freyd, 1996, S. 75). Manchmal können Kinder andere Personen finden, die bereit sind, mit ihnen über ihre Erlebnisse und Gefühle zu sprechen. Auch so kann verhindert werden, daß wichtige Teile ihrer Erfahrungen vom Aufbau eines realistischen Inneren Arbeitsmodells ihrer Bindungsbeziehungen ausgeschlossen bleiben. Bei Bowlby heißt es: »Solange von der bewußten Verarbeitung abgesperrte, emotional bedeutsame Vorfälle und Erlebnisse situative Wahrnehmungen und Konstruktionen einschließlich der damit verbundenen Gefühle und Handlungen bestimmen, neigt die Persönlichkeit von Kognition und Affekt wie vom Verhalten her zur fehlerhaften Bewältigung aktueller Situationen. Die abgesperrten Zuwendungs- und Geborgenheitsbedürfnisse bleiben unzugänglich, und etwaige Wutimpulse richten sich unverändert auf die (falschen) Ziele; desgleichen wird durch bestimmte Situationen unangemessen Angst ausgelöst, wie auch feindseliges Verhalten (aus der falschen Ecke) erwartet wird« (Bowlby, 1995, S. 110).

Bedeutungszusammenhänge emotionaler Erfahrungen werden also, bindungstheoretisch gesehen, nur dann erworben, wenn sie Teil eines sprachlichen Repräsentationssystems werden (Grossmann und Grossmann, 2001).

Innere Arbeitsmodelle

Zwei Aspekte sind grundlegend für das Konzept eines sicheren Inneren Arbeitsmodells (IAM): Eine sichere Basis für die psychische Sicherheit und die Ermutigung bei der Exploration und ihre sprachliche Integration. Zunächst entwickelt sich ein unbewußtes, eher primitives Modell während der frühen Lebensjahre. Es kann besonders unter starken emotionalen Belastungen handlungswirksam werden. Erst später entwickelt sich allmählich ein zweites Modell, das mit dem frühen gleichzeitig wirksam ist. Das zweite Modell kann sich allerdings vom ersten wesentlich unterscheiden. Bowlby (1979) nannte das zweite, neuere Modell differenzierter und weltklug (»more sophisticated«), weil es auf umfangreicheren Erfahrungen und sprachlichen Erinnerungen beruht. Der Person selbst ist das zweite Modell eher gegenwärtig. Das verfeinerte neuere Modell reguliert aktuelle Anpassungen, während das alte oder frühe Modell auf den frühen emotionalen Erfahrungen mit Bindungspersonen beruht und die neuere Realität nicht wahrnehmen kann. Man könnte darüber spekulieren, auf welche Weise und in welchem Ausmaß und unter welchen Umständen ein altes, negatives Modell angemessenere psychische Anpassung an aktuelle Herausforderungen verhindert oder beeinträchtigt. Auf jeden Fall kann es sich sehr störend bemerkbar machen und den angemessenen Umgang mit der gegenwärtigen Lebenssituation beeinträchtigen. Wenn wir Bowlbys Analyse über die Entwicklung von Repräsentationen eigener emotionaler Erfahrungen akzeptieren, dann können sich neuere und differenzierte Innere Arbeitsmodelle gegenüber alten, negativen Modellen vor allem durch unverfälschten sprachlichen Austausch durchsetzen. Die emotionalen und nonverbalen Bindungserfahrungen während der kindlichen Entwicklung müssen mit den ihnen entsprechenden Aspekten der Wirklichkeit geistig verbunden werden, indem man auf bedeutungsvolle Weise mit besonderen, d. h. nahestehenden Personen über die nonverbalen Erfahrungen spricht. Dazu müssen allerdings die entsprechenden Erinnerungen verfügbar sein.

Die hervorragende Bedeutung von Bindungsgefühlen, Exploration und sprachlicher Integration für die aktuellen psychologischen Anpassungsprozesse werden am deutlichsten in den von Bowlby formulierten fünf therapeutischen Aufgaben dargestellt (Bowlby, 1995 b, S. 129):

1. Der Therapeut muß als sichere Basis verfügbar sein; 2. er muß die mentale Exploration unbewußter Voreingenommenheiten des Patienten in seinen Beziehungen zu besonderen Personen im gegenwärtigen Leben ermutigen; 3. der Patient soll die Beziehung zwischen sich und dem Therapeuten prüfen; 4. der Patient möge seine aktuellen Wahrnehmungen, Erwartungen, Gefühle und Handlungen mit den Ereignissen, Situationen und Geschichten vergleichen, die er in Kindheit und Jugend wiederholt von den Eltern gehört haben mag; und 5. soll so die Einsicht erleichtert werden, daß die alten Modelle aufgrund bitterer Erfahrungen für die Gegenwart und die Zukunft des Patienten vielleicht unangemessen sein könnten und vielleicht schon immer waren. Dies trifft im allgemeinen sicher nicht nur für Therapeuten zu, sondern bei heranwachsenden Kindern und Jugendlichen vor allem auch für Erzieher.

Als Ainsworth ihre Skalen zur Erfassung mütterlicher Feinfühligkeit gegenüber den Mitteilungen des Säuglings, mütterlicher Kooperation und Verfügbarkeit in ihren Hausbeobachtungen in Baltimore schuf (Ainsworth et al., 1974), bestand ein zentrales Element darin, daß die feinfühlige Mutter die Dinge aus der Perspektive ihres Babys sehen kann. Elizabeth Meins (1997; 1999) übernahm das Konzept von Ainsworth und prägte den Begriff »mind-mindedness«. Der Begriff weist darauf hin, daß Mütter ihre Kinder als Personen mit eigenen Gefühlen und Gedanken wahrnehmen und sie auch dementsprechend als fühlende, denkende, wollende Wesen behandeln und zu verstehen versuchen. Mind-mindedness ist ein wesentlicher Teil mütterlicher Feinfühligkeit während des ersten Lebensjahres und auch weit darüber hinaus bis zu den Repräsentationen eigener partnerschaftlicher Erfahrungen als junge Erwachsene (Grossmann et al., im Druck). In den Untersuchungen von Meins (1999) verdoppelte sich die statistische Vorhersagekraft mütterlicher Feinfühligkeit auf die Bindungsmuster in der Fremden Situation, wenn die Mutter vor allem und in erster Linie das Kind verstehen wollte. Auch die weitere Entwicklung kognitiver und sprachlicher Repräsentationen bei den Kindern wurde deutlich davon beeinflußt, wie Mütter regelmäßig auch über geistige Inhalte mit ihren Kindern sprachen. Der mütterliche Sprechstil im Kontext kindlicher Bindungsgefühle entsprach auffällig der mütterlichen Feinfühligkeit gegenüber dem Ausdruck von Emotionen des Säuglings (Grossmann und Grossmann, 1985). Mütterliche Feinfühligkeit übt einen wichtigen Einfluß auf die Ausbildung von Aufmerksamkeit aus, und das schon vor der Entwicklung eines semantischen Wortverständnisses.

Innere »Stimmigkeit« und äußere »Entsprechung«

Die Bindungstheorie untersucht die Qualität der Organisation von Emotionen, Motiven und Perspektiven über sich selbst und über Bindungspersonen (siehe auch West und George, 1999). Eine wichtige Informationsquelle darüber ist die Analyse sprachlicher Diskurse über Bindungsthemen. Sichere Innere Arbeitsmodelle zeigen sich deutlich in kohärenten Darstellungen von Bindungsbeziehungen, sei es über die eigene Kindheit, wie im Erwachsenen-Bindungsinterview (Adult Attachment Interview, Hesse, 1999, s. a. Absatz 3.1), sei es über eigene partnerschaftliche Erfahrungen (Grossmann et al., im Druck). Gesunde Autonomie innerhalb von Bindungen im Gegensatz zu zwanghafter Unabhängigkeit oder emotionaler Abhängigkeit entwickelt sich im Rahmen sicherer Bindungen, nicht nur in der Kindheit, sondern bis ins spätere Jugendalter (Ryan und Deci, 2000). Dabei können vor allem Erzieher und andere wichtige Personen auch außerhalb der engen Kernfamilie eine entscheidende Rolle spielen. Die geistige Freiheit, negative Erfahrungen neu zu bewerten und in die Lebensgeschichte zu integrieren, scheint grundlegend für eine psychisch sichere Entwicklung zu sein, ganz gleich, woher sie stammt. Wenn dies nicht erreicht wird, können gegenwartsblinde, alte Innere Arbeitsmodelle in der Tat jegliche Bereitschaft zur Anpassung verhindern. Aber in der Sicherheit einer therapeutischen Beziehung, so führen West und George (1999) etwa im Hinblick auf Gewalt in engen Beziehungen aus, können Bindungserlebnisse adäquat geschildert und in neue, gemeinsam erarbeitete Bedeutungszusammenhänge überführt werden. Der Gedanke an Sicherheit in erzieherischen Beziehungen liegt dabei nahe.

Sichere Bindungsrepräsentationen auf einem reifen Erwachsenenniveau entwickeln sich in erster Linie aus empathischem Verständnis von sich selbst und anderen. Sie münden in der geistigen Freiheit, Erfahrungen sowohl gedanklich als auch im Alltag neu zu erkunden und zu bewerten. Dazu bedarf es eines fortlaufenden Gesprächs und der Fähigkeit, sich behutsam, realitätsorientiert und bewußt planend zu verhalten. Dies ist ohne Sprache kaum möglich. Es ist allerdings zu fragen, ob fehlende falsche oder sinngebende sprachliche Diskurse tatsächlich die Entwicklung inkohärenter Innerer Arbeitsmodelle verhindern oder heilen können. Es gibt noch viele offene Fragen, wie etwa: Können spätere kohärente Gespräche die Verbindung zwischen innerer und äußerer Realität (Sternberg, 1997) herstellen und auf diese Weise nachträglich zu einer kohärenten Autobiographie führen? Was könnte andererseits eine Integration so entscheidend stören, daß der Geist nicht mehr erfolgreich erkunden, erarbeiten und reflektieren kann? Welche Rolle spielen bei der Entwicklung und Veränderung Innerer Arbeitsmodelle die sprachlichen Hinweise auf die Bereitschaft, sich in die Lage des (kindlichen) Gesprächspartners zu versetzen? Auf welche Weise tragen Erkenntnisse und Gefühle zur Resilienz und zur Freiheit bei, die eigenen Lebensbedingungen neu und unvoreingenommen zu bewerten? Das Verständnis der Entwicklungsprozesse, die hinter der Integration verschiedener Arten von Repräsentationen in verschiedenen Gedächtnissystemen stehen, kann zum Verständnis darüber beitragen. Paul Harris (1999) ist z. B. der Ansicht, daß wir von einer sorgfältigen Inspektion der komplexen Beziehungen emotionaler, prozeduraler, kognitiver und sprachlicher Repräsentationen viel gewinnen könnten, um unser Verständnis von der Entstehung und Wirkung Innerer Arbeitsmodelle zu schärfen. Es ist sicherlich der Mühe wert zu versuchen, Aspekte moderner Bindungstheorie, Kognition und Sprachtheorien miteinander zu verbinden, um zu verstehen, wie kohärente Innere Arbeitsmodelle trotz früher negativer Bindungserfahrungen auch später noch zustande kommen können. Welche Unterschiede könnte man zwischen Erwachsenen, die sich ihre Bindungssicherheit erst später erarbeitet haben, und anderen mit sicheren kindlichen Bindungserfahrungen feststellen? Für den Erzieher im Umgang mit Kindern und Jugendlichen kann dies ein wichtiges Leitmodell sein. In jedem Falle ist eine offene Kommunikation, frei von Ängsten, Grundvoraussetzung für einen solchen Diskurs. Sie ist vom gegenseitigen Vertrauen abhängig. Vertrauensbrüche sind, wie gezeigt wurde, fatal.

Bindungslernen schließt im Gegensatz zu normalem oder defensivem Lernen nach Minsky (1987) die Fähigkeit ein, Ziele auszuwählen und zu verfolgen, die es wert sind, verfolgt zu werden. Csikszentmihalyi und Rathunde (1998) sprechen von einer Entwicklung psychischer Komplexität. Kleine Kinder wollen Schutz, Fürsorge, Wertschätzung und Unterstützung von ihren Bindungspersonen bekommen. Diese frühen Ziele sind zwar von der Natur im Verlaufe der Stammesgeschichte ausgelesen worden, aber die individuellen Erfahrungen in den tatsächlichen Bindungsbeziehungen sind während der individuellen Entwicklung keineswegs immer optimal. Weit über die Kleinkindzeit hinaus verlangt deshalb die Bindungsentwicklung den Umgang mit Bindungspersonen auf allen geistigen Ebenen, damit die Erlebnisse und Ereignisse in Bedeutungen eingebettet werden können. Das gilt deshalb besonders für Bindungserfahrungen, weil sie mit den intensivsten Gefühlen verbunden sind, die ein Kind haben kann. Negative Gefühle können mit Hilfe verständnisvoller Bindungspersonen auf ihre tatsächlichen Zusammenhänge zurückgeführt, geklärt, verstanden und integriert werden. Man ist ihnen dann nicht mehr hilflos ausgeliefert, sondern nutzt sie als Information zum adaptiven Handeln, um die Ursachen der emotionalen Beeinträchtigung an der Wurzel zu verändern, wenn die Wirklichkeit das zuläßt. Schweigen beeinträchtigt bewußte Motivklärung und adaptives Handeln, und falsche Rede darüber verfälscht die Bindungsrepräsentation und stört den Bezug internaler Arbeitsmodelle zur Wirklichkeit. Dies gilt auch für den intelligenten Umgang mit schwierigen Aufgaben und der dafür erforderlichen Konzentration im Beisein von Versuchsleitern oder Lehrern (Grossmann et al., 1991; Schildbach et al., 1995; Grossmann und Grossmann, 1993).

Das Bindungsinterview für Erwachsene (AAI)

Beim Bindungsinterview für Erwachsene (Adult Attachment Interview, AAI) handelt es sich um ein hypothesengeleitetes Interview. Die Probanden berichten, wie die Bindungspersonen auf das Bindungsverhalten des Befragten als Kind reagiert haben. Daraus entsteht ein Bild über seine heutigen Erinnerungen an die früheren Beziehungen zu den Eltern. Dieses Bild, so wird angenommen, wirkt sich im Sinne von Erwartungen bzw. des Inneren Arbeitsmodells auf den Aufbau neuer Bindungen aus. Die Interview-Fragen beziehen sich folglich auf Erinnerungen an eigene Bindungsverhaltensweisen, die elterlichen Reaktionen darauf und auf die heutige Bewertung der berichteten Erfahrungen.

Der Interviewleitfaden besteht aus 13 Fragen, zu denen jeweils »nachgefaßt« wird. Sie konzentrieren sich vor allem auf die Beschreibung der Beziehung zu beiden Eltern. Darüber hinaus wird gefragt: Was haben Sie getan, wenn Sie Kummer hatten, traurig oder verletzt waren? Haben diese Erfahrungen einen Einfluß gehabt? Hat sich die Beziehung zu den Eltern verändert? Auch nach Erinnerungen an Trennungen und Zurückweisungen sowie nach dem Tod von geliebten Personen wird gefragt.

Ein wichtiger Gesichtspunkt, vielleicht der wichtigste, ist die Kohärenz oder Stimmigkeit bzw. Inkohärenz der Unstimmigkeit der transkribierten Interviews. Kohärenz, in der Diskussion eigener Kindheitserinnerungen an die Eltern, bezeichnet auch die Stimmigkeit der Integration von positiven mit negativen Aspekten von Ausdruck und Gefühl. Inkohärenz dagegen betrifft negative Erinnerungen, die nicht als Teil eines kohärenten Ganzen integriert sind, z. B. Ausblendungen, Idealisierungen, Widersprüche und Ungereimtheiten in der Organisation der Erinnerungen zwischen semantischen und episodischen Beschreibungen der Eltern. Aus dem Gesagten ergibt sich für den Hörer oder Leser kein lebendiges Bild, in dem alle Teile zusammenpassen und ein gemeinsames Ganzes ergeben.

Mehrere Forschungsgruppen konnten nachweisen, daß die Bindungsrepräsentation der Mütter (und der Väter, wenn auch etwas schwächer) statistisch bedeutsam mit der Organisation des Bindungsverhaltens ihrer Kinder im ersten und zweiten Lebensjahr, also fünf Jahre zuvor, zusammenhing (Hesse, 1999). In unserer Bielefelder Längsschnittstudie konnten wir erstmals auch einen statistisch bedeutsamen Zusammenhang zwischen dem AAI der Mutter und ihren 6 Jahre zuvor beobachteten mütterlichen Feinfühligkeitswerten im ersten Lebensjahr herstellen (Grossmann et al., 1988). Miriam und Howard Steele in London gelang es, auf der Grundlage der sprachlichen Bindungsrepräsentation von Müttern und Vätern in Bindungsinterviews, die bereits vor der Geburt des Kindes geführt wurden, die Qualität der Bindungsorganisation einjähriger Kinder in der Fremden Situation vorherzusagen (Fonagy et al., 1991). Eine von Van IJzendoorn (1995) in Holland durchgeführte Metaanalyse dieser und zahlreicher nachfolgender Untersuchungen bestätigt den erstaunlichen Zusammenhang zwischen Qualität der *sprachlichen* Organisation über Bindungserinnerungen bei Eltern und der Qualität der *Verhaltens*organisation des Bindungsverhaltens bei ihren Kleinkindern. Allerdings hat bislang keine einzige Untersuchung die mütterliche Feinfühligkeit so umfassend gemessen wie Mary Ainsworth in ihrer Studie in Baltimore (Ainsworth et al., 1974).

Neue herausfordernde Situationen, insbesondere, aber nicht ausschließlich, in zwischenmenschlichen Beziehungen verlangen, wie bereits gesagt, flexible oder neue Innere Arbeitsmodelle durch »mentales« Explorieren, Bewerten, Planen und Handeln. Sichere IAM ermöglichen dies eher als unsichere, weil sie die Gegebenheiten flexibel analysieren, sie auch partnerschaftlich deuten und wirklichkeitsbezogen darüber reflektieren können. Auch empirisch konnte nachgewiesen werden, daß bei Jugendlichen viele belastende Lebensereignisse überzufällig häufig mit unsicheren Bindungsrepräsentationen zusammenhängen (Zimmermann, 1994).

Ergebnisse der Bielefelder Längsschnittuntersuchung

Teil I: Sprachliche Repräsentation von Partnerschaft:
Sicherheit und Diskursqualität

In der von uns durchgeführten Bielefelder Längsschnittuntersuchung wurde mit Probanden im Alter von 22 Jahren unter anderem ein ausführliches Gespräch über die besten ersten Erfahrungen in einer engen Partnerschaft im Stile des Erwachsenen-Bindungsinterviews geführt. Dafür entwickelte Monika Winter einen Interviewleitfaden, der den Umgang mit der eigenen Identität, der Partnerschaft und mit Freundschaften zum Inhalt hatte (Grossmann et al., im Druck; Winter und Grossmann, im Druck). Alle jungen Erwachsenen hatten Erfahrungen mit mindestens einem intimen Partner. Die kürzeste Partnerschaft dauerte zwei Monate, die längste 27 Monate. Gemäß den Kriterien für Qualität von engen Beziehungen, die von zehn Bindungsforschern in Regensburg erarbeitet wurden, gibt es drei Prototypen: eine sichere, eine abwertende und eine verstrickte Repräsentation. Damit wurden die Antworten der Probanden verglichen. Die sicheren äußerten große Wertschätzung für den Partner, beschrieben sich selbst als verläßlich, zuverlässig verfügbar und als sichere Basis, wenn der Partner Beistand braucht. Sie brachten ihre Zuneigung offen zum Ausdruck, lieferten zahlreiche anschauliche Beispiele für eine warmherzige und gegenseitig unterstützende Partnerschaft. Die sicheren Probanden werteten die Bedeutung ihrer Partnerbeziehungen nicht ab, sie wiesen weder Hilfsangebote zurück, noch weigerten sie sich zu helfen. Sie brachten keine unrealistischen Idealisierungen des Partners oder der Partnerschaft vor und verwechselten auch nicht die Anhänglichkeit des Partners mit Abhängigkeit.

Die »abwertenden« Probanden zeigten eher, was damit gemeint ist: Die Wertschätzung für den Partner blieb fraglich oder enthielt tatsächlich abwertende Elemente. Sie beschrieben sich selbst nicht als sichere Basis für den Partner, auch nicht, wenn er Trost und Beistand brauchte. Sie äußerten kaum Zuneigung und lieferten kein Beispiel für Warmherzigkeit und gegenseitige Unterstützung. Sie hielten die Verbundenheit in der Partnerschaft für nicht sehr wichtig und beton-

ten ihre Selbständigkeit dadurch, daß sie sich weder helfen ließen noch dem anderen halfen und indem sie die Beziehung
in ihrem Gespräch herunterspielten. Sie verwechselten auch
Zuneigung mit Abhängigkeit.

Teil II: Einflüsse mütterlicher Feinfühligkeit und Unterstützung

Die Feinfühligkeit der Mütter gegenüber den Signalen des
Kindes war im ersten Lebensjahr dreimal in häuslicher Umgebung beobachtet worden. Das Verhalten des Kindes gegenüber anwesenden Bindungspersonen wurde mit 12 und 18
Monaten – mit Mutter und Vater – in der Fremden Situation
geprüft. Mit 2 und 6 Jahren wurden umfangreiche Hausbeobachtungen gemacht, und mit 6 Jahren wurde auch der Tren-
nungsangst-Test durchgeführt. Mit 10 Jahren wurde mit den
Kindern über Unterstützung durch die Eltern, Verhalten bei
Kummer und ähnliches gesprochen, und mit 16 Jahren wurden sie mit fiktiven Situationen von Zurückweisung konfrontiert. Außerdem wurde das Erwachsenen-Bindungs-Interview
mit den 16jährigen durchgeführt, aus dem auch die Unterstützung der Mutter ermittelt wurde.

Die Qualität des sprachlichen Diskurses über den Bezie-
hungspartner mit 22 Jahren wurde signifikant vorhergesagt
durch einen zusammengefaßten Index aus mütterlicher Feinfühligkeit und Wertschätzung von Bindung mit sechs Jahren.
Junge Erwachsene mit einem kohärenten sprachlichen Diskurs über ihre Beziehung, die dabei Selbstreflexion und Anerkennung der Autonomie des Partners erkennen ließen und
seine oder ihre Bindungsbedürfnisse anerkannten, hatten
eine Mutter, die sowohl feinfühlig gegenüber den vorsprachlichen als auch sprachlichen Äußerungen ihrer jungen Kinder
waren und die Bindungen wertschätzten. Feinfühliges Beantworten der Signale des Kleinkindes und seiner Kommunikationen förderte längsschnittlich gesehen die Fähigkeit des
älteren Kindes, über seine eigenen Gefühle und Motive und
die des Partners nachzudenken und sich entsprechend im
Gespräch darüber zu äußern.

Die Sicherheit der Partnerschaftsrepräsentation im Alter
von 22 Jahren wurde neben dem zusammengefaßten Index

der mütterlichen Feinfühligkeit mit 16 Jahren am stärksten vorhergesagt durch die Flexibilität der Gedanken und der Antworten auf mehrere vorgegebene Situationen, die soziale Zurückweisung beinhalteten (Zimmermann, 1999).

Die Sicherheit der Partnerschaftsrepräsentation wurde auch vorhergesagt durch die Sicherheit der Antworten des sechsjährigen Kindes im projektiven Trennungs-Angst-Test. Die Antworten im Trennungs-Angst-Test wurden ihrerseits hochsignifikant vorhergesagt durch die Bindungsqualität, die das Kind mit einem Jahr gegenüber der Mutter in der Fremden Situation gezeigt hat. Folglich hatte ein junger Mann oder eine junge Frau, die enge partnerschaftliche Beziehung wertschätzten, die in schwierigen Situationen bereit waren, zu helfen und Hilfe zu akzeptieren und die im Gespräch zahlreiche lebendige Beispiele einer warmherzigen und gegenseitig unterstützenden Partnerschaft äußerten, eine meist feinfühlige und unterstützende Mutter über die ersten 16 Jahre ihres Lebens hin erfahren; sie waren geistig beweglich, wenn sie im Alter von 16 Jahren mit fiktiven Situationen sozialer Zurückweisung konfrontiert wurden, und waren als Sechsjährige in der Lage, mit fiktiven Trennungssituationen dadurch umzugehen, daß sie gute soziale Fähigkeiten erkennen ließen, auf die sie sich in Trennungssituationen verlassen konnten.

Die Befunde unterstützen die zentrale Hypothese der Bindungstheorie, die von Bowlby wiederholt formuliert wurde: »Es gibt einen starken kausalen Zusammenhang zwischen den Erfahrungen, die jemand mit seinen Eltern gemacht hat und seiner späteren Fähigkeit, liebevolle Bindungen einzugehen.« (Bowlby, 1987, S. 58). Kinder, die eine feinfühlige Mutter (und einen spielfeinfühligen Vater, siehe unten) hatten, entwickeln sich zu Erwachsenen, die selbst feinfühlig gegenüber den Bindungsbedürfnissen ihrer Partner sind und die Bindungsbeziehungen wertschätzen. Die zwei jungen Erwachsenen mit den höchsten Beurteilungen ihrer Sicherheit der Partnerschaftsrepräsentation z. B. hatten Mütter, die während der gesamten vorausgegangenen 16 Jahre feinfühlig und unterstützend waren. In der klinisch unauffälligen Normal-Stichprobe der Bielefelder Längsschnittuntersuchung sagt die mütterliche Feinfühligkeit im Umgang mit ihrem Säugling während des ersten Lebensjahres allein schon die Quali-

tät des sprachlichen Diskurses ihrer Kinder über Partnerschaftsbeziehungen mit 22 Jahren signifikant vorher!

Teil III: Einflüsse väterlicher Spielfeinfühligkeit

Sowohl die Sicherheit der Partnerschaftsrepräsentation als
auch die Diskursqualität über Partnerschaft im Alter von 22
Jahren hatten direkte Wurzeln auch in der frühen väterlichen
Feinfühligkeit beim Spiel mit seinem zweijährigen Kind. Sie
sagte auch die Bindungsrepräsentation des 16jährigen im
Erwachsenen-Bindungs-Interview voraus. Wir interpretieren
diese Befunde im Lichte der Rolle des Vaters als Unterstützer
oder Behinderer der psychischen Sicherheit des Kindes vor
allem bei seinen Erkundungen. Durch die Feinfühligkeit und
das vorsichtige Herausfordern während des gemeinsamen
Spieles förderten Väter die Autonomie ihrer Kinder innerhalb
von Beziehungen. Väter scheinen die Rolle der Mütter vor
allem im Bereich der kindlichen Exploration zu ergänzen.
Weitere Zusammenhänge mit 6, 10 und 16 Jahren lassen die
Rolle des Vaters ebenso deutlich hervortreten – in manchen
Bereichen sogar noch deutlicher – als die bislang in der Literatur favorisierte Rolle der Mütter. Im Rahmen der Bielefelder
Längsschnittuntersuchung wurden 24 Monate alte Kinder in
47 zehnminütigen Spielsituationen mit einem neuen kreativen Spielmaterial, nämlich Knetmasse, beobachtet.

Die väterliche Spielfeinfühligkeit erwies sich dabei als der
Angelpunkt für die Kind-Vater-Beziehung: In unserer Stichprobe konnten wir direkte statistisch bedeutsame Zusammenhänge zwischen der Spielfeinfühligkeit von Vätern mit ihren
zweijährigen Kindern und den mentalen Repräsentationen
von Bindung ihrer 16 Jahre alten Kinder nachweisen, also 14
Jahre später, und sogar mit der Partnerschaftsrepräsentation
ihrer Kinder als junge Erwachsene mit 22 Jahren, also 20
Jahre später. Entsprechende Tests mit der Spielfeinfühligkeit
der Mütter haben solche Zusammenhänge nicht erbracht.

Wir haben es also mit deutlichen Geschlechtsunterschie-
den im Einfluß der Eltern auf die Entwicklung ihrer Kinder zu
tun. Wir interpretieren diese Befunde im Lichte der Rolle des
Vaters als Unterstützer der psychischen Sicherheit des Kindes
vor allem bei seinen spielerischen Explorationen. Durch die

Feinfühligkeit und das vorsichtige Herausfordern während des gemeinsamen Spiels fördern Väter die Autonomie ihrer Kinder innerhalb von Beziehungen. Beide zusammen, Vater und Mutter, legen also erst die Grundlagen für psychische Sicherheit und ergänzen einander, was sowohl für den Bereich sicherer Bindung als auch für den Bereich sicherer Exploration innerhalb von affektiven Beziehungen zum Tragen kommt. Sie wirken sich auch auf die Konzentration beim kindlichen Spiel aus (Suess et al., 1992; Grossmann und Grossmann, 1993; Grossmann et al., 1999).

Zusammenfassung: Bindungssicherheit, Bindungsunsicherheit und psychische Entwicklung

Die traditionelle Bindungstheorie betont zwei Grundprinzipien für eingeschränktes Leben: Die Erfahrungen des Säuglings im Zusammenhang mit seinen Bindungsbedürfnissen und, ab etwa 3 Jahren, mit Beginn der ziel-korrigierten Partnerschaft, der kohärente, diskursive Umgang mit Bindungserfahrungen. Wir fügen dem die psychische Sicherheit bei der spielerischen Exploration hinzu. Sicher gebundene Kleinkinder explorieren konzentriert und vergewissern sich der Unterstützung bei Überforderung und Unsicherheit. Bei aktiviertem Bindungssystem teilen sie ihr Leid offen mit und nutzen alle Facetten ihrer Bindungsperson, um Trost zu finden und aus dieser Sicherheit heraus wieder »weltoffen« zu sein. Unsicher-vermeidende Kinder haben keinen Zugang zur Bindungsperson als sichere Basis und leiden unter dem ausbleibenden Trost, und unsicher-ambivalente Kinder bleiben in ihrer Überwachsamkeit verstrickt. Desorganisierte Kinder finden überhaupt keine Strategie zwischen Sicherheit durch tröstende Nähe und Sicherheit des explorierend-spielerischen Erkundens.

Daraus entwickeln sich entweder weite, offene oder eher enge, geschlossene Handlungspläne. Sie organisieren das Verhalten auf Ziele hin, die anfänglich oft mit Bindungspersonen zusammenhängen und deshalb mit ihnen emotional eng verbunden sind. Emotionen, Motive und Denken spielen dabei für den Erwachsenen mit sicheren Inneren Arbeitsmodellen zusammen. In sicheren Bindungsbeziehungen wendet man sich bei psychischer Verunsicherung an sicherheitsgebende Partner, die man für sich gewonnen hat oder die man für sich gewinnen kann. Pläne und Absichten der Partner sind dabei durch ziel-»korrigiertes« Verhalten mit den eigenen in Einklang zu bringen. Dies geschieht durch kohärente und offene Kommunikation, wobei Gefühle den jeweiligen Stand der Transaktionen anzeigen. »Schlechte« Gefühle zeigen eher fehlende, »gute« dagegen gelingende oder gelungene Übereinstimmung an. Der eigene Zugang zu diesen Gefühlen und Empathie mit den Gefühlen und Absichten des Partners sind folglich Grundlage einer ziel-korrigierten Partnerschaft. Unsichere Bindungen dagegen sind aus bindungstheoretischer Sicht deshalb beeinträchtigend, weil unter Belastung oder Bedrohung des Selbstwertgefühls und der persönlichen Integrität die Integration negativer Gefühle scheitern kann. So wirkt dysfunktionaler Ärger, der dann oft auftritt, mitunter nicht zielgerichtet auf die wirklichen Ursachen der negativen Gefühle, sondern auf andere, die nichts damit zu tun haben. Die psychische Anpassung an die Wirklichkeit, z. B. das Erkennen unterschiedlicher Motive und Absichten nahestehender Mitmenschen oder die Anpassung eigener Ansprüche an die gegebenen Möglichkeiten, seien es die eigenen Ressourcen oder die äußeren Umstände, ist das Ziel realitätsbezogenen Handelns. In gewisser Weise sind Ähnlichkeiten mit leistungsmotiviertem Verhalten gegeben, aber nur dann, wenn dadurch auch eine sichere emotionale Organisation erreicht wird und nicht die Leistung selbst im Vordergrund steht.

Unsichere Bindungsmuster schränken demgegenüber den Spielraum der adaptiven Entwicklung einer angemessenen Organisation der Gefühle mehr oder weniger stark ein. Sie beeinträchtigen den seelisch angemessenen Umgang mit kritischen Situationen vor allem unter Belastung. Helfende und unterstützende Personen werden entweder vermieden, oder die Konzentration auf die zu lösende Aufgabe wird abgebrochen, um der damit verbundenen Angst zu entfliehen, oder man bleibt gänzlich ohne Handlungsstrategie, weil diese durch Gedankenflucht und Augenblicke geistiger Abwesenheit wie in Tagträumen abhanden kommt.

Klare und kohärente sprachliche Darstellungen (Narrativa) bzw. sichere Bindungsrepräsentationen können, so zeigen Bindungsinterviews mit Erwachsenen, auch von Personen entwickelt werden, die sich an eine unglückliche Kindheit erinnern. Die Bindungsrepräsentation dieser Gruppe von Erwachsenen wird von Main als »erworbene Sicherheit« (earned secure) klassifiziert. Solche Personen berichten häufig überzeugend von mindestens einer anderen Person (oft Lehrer), die damals für sie die Rolle einer feinfühligen Bindungsperson übernahm und durch die sie Verständnis und Unterstützung erfuhren. Dies könnte der größte Nutzen bindungstheoretischen Wissens im erzieherischen Bereich werden.

Schwierige Lebensumstände bedürfen der Klärung. Sie muß sich in der sprachlichen Darstellung zeigen, die solche Probleme repräsentiert und damit auch mögliche Gefühle von Beklemmung und Angst auflöst. Im Gespräch wird nicht nur er-»klärt«, sondern im offenen Diskurs mit vertrauten Personen werden neue Bedeutungen gefunden oder ko-konstruiert. Der »ältere und weisere« Gesprächspartner muß sich dabei in die Lage des anderen versetzen können und ihn verstehen. In jungen Jahren sind dies natürlich die dem Kind zugeneigten Bindungspersonen. Sind die primären Bindungspersonen weniger zugeneigt und verständnisvoll, dann könnten sich, wenn es keine weiteren Bindungspersonen gibt, unstimmige autobiographische Erinnerungen entwickeln (von Katherine Nelson »incohesive autobiografic memories« genannt), wenn z. B. emotionale Erfahrungen nicht auf die Ebene sprachlicher Darstellung befördert werden und durch ihre sprachlichen Repräsentationen eine dem Bewußtsein zugängliche Klarheit schaffen, darüber nachzudenken und durch diese Reflexionen zu klaren Deutungen komplexer psychologischer Zusammenhänge zu gelangen.

Die Entwicklung kohärenter und reichhaltiger sprachlicher Repräsentationen von sicheren Inneren Arbeitsmodellen und die Reflexion darüber ist das Schlüsselthema der Bindungsforschung über die Kleinkindzeit hinaus. Bowlby betont dabei die »Neubewertung und Rekonstruktion seines Weltbildes und Modelle von sich selbst und anderen, so daß man gemäß den jeweiligen Anforderungen angemessen handeln kann« (Bowlby, 1995 a, S. 110–111). Einsames Grübeln oder

»Internalisieren« wird mit großer Wahrscheinlichkeit wenig bewirken. Gemeinsames Nachholen von Lebenserinnerungen mit potentiellen Bindungspersonen jedoch, die auch Erinnerungen an frühe Erlebnisse einschließlich ihrer emotionalen Repräsentationen sprachlich zugänglich macht und in Übereinstimmung mit der Wirklichkeit bringt, klärt die Motive und eröffnet neue Perspektiven. Sie ist nach Bowlby eine angemessene Strategie, die eine Entwicklung neuer und adaptiver flexibler Innerer Arbeitsmodelle trotz früherer Neigungen zu Vermeidung und Verstrickung in Gang setzen kann. Das Ziel ist die Freiheit im Umgang mit den psychischen Komplexitäten im Rahmen des sich in psychischer Sicherheit entwickelnden eigenen Lebensraumes. Er besteht aus vertrauten, offenen, zugewandten Mitmenschen, die sich in die Lage des klärungsbedürftigen Kindes oder Jugendlichen versetzen können, vor allem bei Herausforderungen, die emotional wirken und Konzentration und Anstrengung erfordern. Es sieht so aus, als wäre dies nur im Zusammenspiel mit Personen zu leisten, die psychische Sicherheit bei Kummer spenden können und dürfen, beim Explorieren und diskursivem Klären komplexer Aufgaben und anspruchsvoller Beziehungen mit dem Ziel, brauchbare Lösungen zu suchen und zu finden, unterstützend und hilfreich sind, weil dies – und nur dann – gewünscht wird. Mit ihrer Hilfe kann es gelingen, durch unsichere Bindungen bedingte psychische Einschränkungen zu überwinden und das eigene Leben innerlich reich, offen, erfreulich und spannend zu gestalten. Ohne ihre Hilfe allerdings bleibt das Leben wohl eher eingeschränkt, innerlich leer, in sich abgeschlossen, angstbesetzt, voller Ärger und Langeweile. Die Lebensgeister regen sich in Beziehungen mit Menschen, denen man sich verbunden fühlt. Sie ermöglichen, wenn diese Beziehungen gelingen, offene Zuneigung, klären Motive und schaffen lebenswerte Perspektiven, die selbst bei großen Anstrengungen erfreulich sind.

Karl-Heinz Brisch
Bindungsstörungen, ihre Folgen und die Möglichkeiten der Therapie

Der britische Psychiater und Psychoanalytiker John Bowlby begründete in den fünfziger Jahren die Bindungstheorie (Bowlby, 1958). Obwohl er Psychoanalytiker war, postulierte er, daß das Bindungsverhalten des Säuglings nicht ausschließlich durch die Triebtheorie zu erklären sei. Die Triebtheorie lehrte, daß sich ein Säugling durch die orale Triebbefriedigung während des Stillens an seine Mutter bindet. Bowlby war angeregt durch ethologische Studien zur frühen Prägung im Tierreich von Lorenz und Tinbergen sowie durch die Untersuchungen von Harlow an Rhesusaffen. Er fühlte sich in seinen Überlegungen durch diese Forschungen bestätigt und stellte schließlich seine Theorie in seiner Trilogie über *Bindung, Trennung und Verlust* umfassend dar (Bowlby, 1975; 1976; 1983).

Diese Theorie besagt, daß der Säugling im Laufe des ersten Lebensjahres auf der Grundlage eines biologisch angelegten Verhaltenssystems eine starke emotionale Bindung zu einer Hauptbezugsperson entwickelt, die er bei Schmerz oder Gefahr aufsucht (Bowlby, 1960). Das Bindungsverhalten drückt sich insbesondere im Suchen der Bindungsperson, Weinen, Nachlaufen, Festklammern an der Bindungsperson aus und wird durch Trennung von der Bindungsperson sowie durch äußere oder innere Bedrohung, Schmerz und Gefahr aktiviert. Außer zur Hauptbindungsperson entwickelt der Säugling auch noch einige weitere Bindungsbeziehungen zu emotional wichtigen Personen in seiner Umgebung, etwa zum Vater, zu den Großeltern, der Tagesmutter. In der Regel sind dies aber nicht mehr als drei oder vier Personen, die in ihrer Bedeutung in einer Art Beziehungshierarchie von ihm benutzt werden, wenn sein Bindungssystem aktiviert wurde. Fühlt er sich von seiner Hauptbindungsperson – etwa der Mutter – getrennt oder ist diese in einer Gefahrensituation nicht

erreichbar, so können auch andere sekundäre Bezugspersonen – etwa der Vater – anstelle dieser Hauptbindungsperson
ersatzweise aufgesucht werden. In der Regel läßt sich der
Säugling auch durch diese sekundären Bindungspersonen
beruhigen, wenn auch oft nicht so unmittelbar wie durch seine Hauptbindungsperson. Die wichtigste Funktion der Bindungsperson ist es, den Säugling in Situationen von Bedrohung zu schützen und ihm Sicherheit zu geben. Für das
unselbständige menschliche Neugeborene und Kleinkind ist
die Schutzfunktion durch eine Bezugsperson von lebenserhal-
tender Bedeutung. Die Pflegeperson bietet als zuverlässige
Bindungsperson in Gefahrensituationen dem Säugling emotional und real einen »sicheren Hafen«. Dorthin kann sich der
menschliche Säugling in Gefahrensituationen retten und
Schutz und Hilfe erwarten. Das Bindungssystem, das sich im
ersten Lebensjahr entwickelt, bleibt während des gesamten
Lebens aktiv. Auch Erwachsene suchen in Gefahrensituationen die Nähe zu anderen Personen, von denen sie sich Hilfe
und Unterstützung erwarten. Werden diese Bedürfnisse
befriedigt, so wird das Bindungssystem beruhigt und es kann
als Ergänzung zum Bindungssystem das System der Erkundung sowohl der äußeren Umwelt als auch der intrapsychischen Welt der Gefühle und Bedürfnisse aktiviert werden. Ein
Säugling, der sich sicher und geborgen fühlt, kann etwa von
der Mutter als »sicherem Hafen« aus die Umwelt erforschen
und auch neugierig und angstfrei neue Kontakte zu anderen
Personen aufnehmen und diese zu einer emotional bedeu-
tungsvollen Beziehung entwickeln (Bowlby, 1972).

Werden die Bindungsbedürfnisse nicht befriedigt oder mißachtet oder nur in sehr unzuverlässiger Weise beantwortet, so
führt dies zu Wut und Enttäuschung, wie auch zu ambivalenten
Gefühlen gegenüber der Bindungsperson (Bowlby, 1979).

Die Konzepte der Bindungsforschung

Mary Ainsworth, eine Mitarbeiterin von John Bowlby, begründete durch ihre Forschungsarbeiten das Konzept der Feinfühligkeit für das Pflegeverhalten der Bezugsperson. Sie fand heraus, daß Säuglinge sich häufiger an diejenige Pflegeperson

binden, die ihre Bedürfnisse in einer feinfühligen Weise beantwortet. Dies bedeutet, daß die Signale des Säuglings durch seine Pflegeperson wahrgenommen werden, daß sie richtig interpretiert und ohne Verzerrungen durch eigene Bedürfnisse und Wünsche der Pflegeperson wiedergegeben werden können. In der täglichen Pflege- und Spielerfahrung der Bezugsperson mit ihrem Säugling und Kleinkind werden aber auch Erinnerungen und Gefühle aus der eigenen Kindheit und der Bindungserfahrung mit den eigenen Eltern wachgerufen. Die damit verbundenen angenehmen sowie emotional belastenden Gefühle und Bilder können durch Projektionen die Beziehung zum eigenen Kind bereichern oder auch schwerwiegend behindern, verzerren oder sogar dazu führen, daß im schlimmsten Fall wiedererlebte Erinnerungen – etwa einer Mißbrauchssituation oder einer Verlassenheitserfahrung – mit dem eigenen Kind wiederholt werden müssen. Weiterhin muß die Pflegeperson die Bedürfnisse angemessen und prompt entsprechend dem Alter des Säuglings beantworten. Je älter der Säugling wird, um so länger können auch die Zeitspannen sein, die dem Säugling bis zur Bedürfnisbefriedigung zugemutet werden (Ainsworth, 1977). So ist etwa in den ersten Lebenswochen die aushaltbare Frustrationsspannung nur kurz. Wenn der Säugling zeigt, daß er hungrig ist, wird eine feinfühlige Mutter ihn relativ rasch stillen.

Wenn die Bedürfnisse des Säuglings in dieser von Ainsworth geforderten feinfühligen Art und Weise von einer Pflegeperson beantwortet werden, so bindet sich der Säugling mit großer Wahrscheinlichkeit an diese Person in Form einer sicheren emotionalen Bindung. Dies bedeutet, daß er diese spezifische Person bei Bedrohung und Gefahr als »sicheren Hort« und mit der Erwartung von Schutz und Geborgenheit aufsuchen wird. Wird die Pflegeperson eher mit Zurückweisung auf seine Bindungsbedürfnisse reagieren, so besteht eine höhere Wahrscheinlichkeit, daß der Säugling sich an diese Pflegeperson mit einer unsicher vermeidenden Bindungshaltung bindet. Er verinnerlicht auf diese Weise sehr rasch, daß die Äußerung von zu viel Nähewünschen in Bedrohungssituationen von seiner Bindungsperson nicht mit Nähe, Schutz und Geborgenheit beantwortet werden, sondern viel eher zur Zurückweisung und Ablehnung führen. Nur wenn er seine Bedürfnisse und Gefühle unterdrückt, kontrolliert, die Nähe eher vermeidet, gelingt es ihm, mit seiner Bindungsperson in einer Bindungsbeziehung zu bleiben. Diese ist dann allerdings eher vermeidend. Ein unsicher-vermeidend gebundenes Kind wird in Notsituationen eher die Bindungsperson meiden oder nur wenig von seinen Bindungsbedürfnissen äußern. Es hat eine Anpassung an die Verhaltensbereitschaften seiner Bindungsperson gefunden, das heißt Nähewünsche werden von ihm erst gar nicht so intensiv geäußert, weil der Säugling weiß, daß diese von der Pflegeperson auch nicht so intensiv mit Bindungsverhalten im Sinne von Schutz und Geborgenheit gewähren beantwortet werden.

Werden die Signale manchmal zuverlässig und feinfühlig, ein anderes Mal aber eher mit Zurückweisung und Ablehnung beantwortet, so entwickelt sich eine unsicher-ambivalente Bindungsqualität zur Pflegeperson, etwa zur Mutter. Säuglinge mit einer unsicher-ambivalenten Bindung reagieren auf Trennungen von ihrer Hauptbindungsperson mit einer intensiven Aktivierung ihres Bindungssystems: sie weinen lautstark und klammern sich intensiv an die Bindungsperson. Über lange Zeit sind sie kaum zu beruhigen und können nicht mehr zum Spiel in einer emotional ausgeglichenen Verfassung zurückkehren. Einerseits klammern sie sich an die Mutter, andererseits zeigen sie aber auch aggressives Verhalten. Wenn sie etwa bei der Mutter auf dem Arm sind, strampeln sie manchmal und treten nach der Mutter, während sie gleichzeitig klammern und Nähe suchen. Dieses Verhalten wird als Ausdruck ihrer Bindungsambivalenz interpretiert (Ainsworth et al., 1978).

Erst später wurde noch ein weiteres Bindungsmuster gefunden, das als desorganisiertes und desorientiertes Muster bezeichnet wurde. Diese Kinder zeigen sehr auffällige, in sich widersprüchliche Verhaltensweisen, die nicht in die bekannten Bindungsmuster eingeordnet werden können und daher auch früher als »nicht klassifizierbar« galten: Diese Verhaltensweisen sind insbesondere motorische Sequenzen von stereotypen Verhaltensweisen, oder die Kinder halten im Ablauf ihrer Bewegungen inne und erstarrten für die Dauer von einigen Sekunden. Dies wird dahingehend interpretiert, daß diese Kinder aktuell keine eindeutige Bindungsverhaltensstrategie zur Verfügung haben. Die Aktivierung von emotional sich widersprechenden, nicht zu einem einheitlichen Muster integrierbaren Bindungserfahrungen spiegelt sich in den desorientierten Bindungsverhaltensweisen wieder (Main et al., 1986). Wenn ein Kind etwa die Erfahrung gemacht hat, daß es in einer Bedrohungssituation manchmal von seiner Mutter getröstet, manchmal aber auch geschlagen wurde, weil die Mutter auf sein Weinen und Nähesuchen genervt und zurückweisend reagierte, können diese beiden widersprüchlichen Erfahrungen auch in späteren Bindungssituationen jeweils mehr oder weniger gleichzeitig im Kind aktiviert werden. Die Mutter wird auf diese Weise nicht nur zu einem sicheren Hafen, sondern auch zu einer Quelle von Angst und Bedrohung. Eine ähnliche Schwierigkeit erleben Kinder, wenn die Bindungsperson selbst sehr ängstlich ist. Wendet sich das Kind in der Not an seine ängstliche Mutter, kann es dort keine Beruhigung finden, sondern muß vielmehr noch die Angst der Mutter erleben und verarbeiten. Dies wird aber in der Regel zu einer Überforderung und kann zu den beobachtbaren sich widersprechenden Verhaltensweisen führen (Hesse und Main, 1999).

Bindungsrepräsentation (Bindungshaltung) der Bezugsperson

Durch ein spezifisches, halbstrukturiertes Interview (Erwachsenen-Bindungsinterview von Main et al., 1984) oder neuerdings auch durch einen projektiven Test (Adult Attachment Projective Test von George et al., 1999) gelang es, auch Aufschluß über die Bindungshaltung der Erwachsenen auf einer intrapsychischen Ebene der Repräsentation zu gewinnen. Es fanden sich ähnliche Bindungsstile wie bei den Kindern (van IJzendoorn et al., 1997 a).

Erwachsene mit einer sicheren Bindungshaltung können im Interview frei und in einem kohärenten Sprachfluß über ihre Erlebnisse von Bindung, Verlust und Trauer mit ihren Eltern und wichtigen Bezugspersonen sprechen.

Erwachsene mit einer unsicher-distanzierten Bindungshaltung weisen zwischenmenschlichen Beziehungen und emotionalen Bindungen wenig Bedeutung zu. Sie schildern die Beziehung zu ihren Eltern sehr idealisiert, ohne dies durch konkrete Erlebnisse verdeutlichen zu können.

Erwachsene mit einer unsicher-verstrickten Bindungshaltung zeigen im Interview durch eine langatmige, oft widersprüchliche Geschichte und Beschreibung ihrer vielfältigen Beziehungen, wie emotional verstrickt sie etwa mit ihren Eltern und anderen Beziehungen bis zum Erwachsenenalter noch sind.

Es wurde später noch ein Bindungsmuster in Zusammenhang mit ungelösten, traumatischen Erlebnissen gefunden. Erwachsene, die über unverarbeitete Verluste und Mißbrauchserfahrungen berichten, sprechen dabei teilweise unzusammenhängend, haben Gedankenabbrüche und verwechseln Realität und Phantasie. Diese Inkohärenz im Sprachstil wird als Ausdruck einer desorganisierten Repräsentation verstanden, die als Folge der unverarbeiteten traumatischen Erfahrungen entstanden ist (Main et al., 1985).

Durch verschiedene Längsschnittstudien sowohl in Deutschland als auch in den USA und in England konnte nachgewiesen werden, daß sicher gebundene Mütter häufiger auch sicher gebundene Kinder haben beziehungsweise Mütter mit einer unsicheren Bindungshaltung auch häufiger Kinder, die mit einem Jahr unsicher gebunden sind. Ähnliche Zusammenhänge, wenn auch nicht mit gleicher Intensität, fanden sich für die Beziehung zwischen der Bindungshaltung der Väter und der Bindungsqualität ihrer Kinder (van IJzendoorn et al., 1997 b).

Diese Studien weisen auf eine Weitergabe von Bindungsstilen und -mustern zwischen Generationen hin, das heißt die Bindungshaltung der Mutter beeinflußt ihr Verhalten gegenüber dem Säugling. Es konnte nämlich nachgewiesen werden, daß sicher gebundene Mütter sich auch in der Pflegeinteraktion mit ihren Kindern feinfühliger verhielten als unsicher gebundene Mütter. Das Zusammenspiel des Mutter-Kind-Verhaltens scheint ein wichtiger Faktor zu sein, aus dem heraus sich zumindest in Teilbereichen die Ausbildung der Bindungsqualität des Säuglings im ersten Lebensjahr erklären läßt (van IJzendoorn et al., 1997 a).

69

Bindungsstörungen

In der klinisch psychotherapeutischen sowie pädagogischen Arbeit beobachten wir Kinder und Jugendliche, die abweichend von den oben skizzierten Mustern der Bindungssicherheit oder auch -unsicherheit durch völlig verändertes Bindungsverhalten auffallen. Es weicht so stark von den beschriebenen Bindungsmustern ab, daß ihre Verhaltensweisen als unterschiedlich krankhafte und behandlungsbedürftige Störungsmuster zu betrachten sind.

Diese sogenannten Bindungsstörungen (Brisch, 1999; Brisch et al., 1999; Zeanah et al., 1994) können sich darin äußern, daß Kinder überhaupt kein Bindungsverhalten zeigen. Auch in bedrohlichen Situationen wenden sie sich an keine Bezugsperson, und in Trennungssituationen äußern sie keinen Trennungsprotest.

In Deutschland leben inzwischen ganze Gruppen von Kindern vagabundierend auf der Straße. Einige haben sich auch von ihren Gruppen so weit entfernt, daß sie wie »einsame Wölfe« leben. Sie tun so, als bräuchten sie keinen Menschen und auch keine Bindungsbeziehungen. Wenn diese Kinder oder Jugendlichen sich etwa verletzen oder krank werden, würde man erwarten, daß ihr Bindungssystem aktiviert wird und daß sie sich menschliche Hilfe suchen, um nicht zu verbluten und zu sterben. Offensichtlich ist aber das Bindungssystem so weit deaktiviert und abgewehrt, daß es zu diesem Verhalten nicht mehr kommt. Die Kinder sterben eher, als sich an eine potentielle Bindungsperson zu wenden. In der Regel haben diese Kinder vielfältige Trennungen, Traumatisierungen durch Gewalt, verschiedene Heimaufenthalte und Beziehungsabbrüche schon in früher Kindheit erlebt, so daß sie vielleicht nur überleben konnten, indem sie alle Wünsche nach Bindung – somit nach Schutz, emotionaler Geborgenheit und Sicherheit – vollständig abgewehrt haben. Offenbar konnten sie nur so die zahlreichen Verletzungen körperlicher und seelischer Art überleben. Wenn man ihnen durch Zwangseinweisung und stationäre Behandlung gegen ihren Willen Bindungsbeziehungen anbietet, versuchen sie oft, diesen Beziehungskontakten und menschlichen Begegnungen zu entfliehen, laufen erneut davon und suchen wieder die Einsamkeit und emotionale Isolation. Gelingt ihnen dieser Ausweg nicht, dauert es oft sehr lange, bis eine zunächst brüchige Bindung zum therapeutischen Team oder sogar zu einer Bezugsperson wachsen kann.

Eine andere Form der Bindungsstörung ist durch undifferenziertes Bindungsverhalten gekennzeichnet. Solche Kinder zeigen soziale Promiskuität: Sie zeichnen sich durch undifferenzierte Freundlichkeit gegenüber allen Personen aus. Sie suchen in Streßsituationen zwar Trost, aber ohne eine bestimmte Bindungsperson zu bevorzugen. Jeder, der sich in ihrer Nähe aufhält, kann sie auf den Arm nehmen und trösten. Sie konnten keine stabile spezifische Bindung zu einer Pflegeperson entwickeln. Häufig wurden sie schon in der frühen Kindheit zwischen Heimen und Pflegestellen hin- und hergeschoben, aber es ist ihnen gelungen, doch eine basale Strategie aus dem Bindungsverhalten zu entwickeln, indem sie sich zumindest in bedrohlichen Situationen an andere Menschen wenden. Da sie aber keine stabile Bindungsbeziehung über einen längeren Zeitraum erfahren konnten, sind ihre Beziehungen und die geäußerten Bindungsbedürfnisse austauschbar und wenig spezifisch, weshalb man auch von sozialer Promiskuität spricht. Im Gegensatz zu der beschriebenen Bindungsstörung ist es aber zu keinem kompletten sozialen Rückzug gekommen. In der Therapie besteht eine Chance, diesen Kindern durch stetige Kontakte zu bestimmten Bezugspersonen eine Bindungserfahrung zu ermöglichen. Aufgrund dieser emotionalen Neuerfahrung von Verläßlichkeit der Beziehungen können sie über einen längeren Behandlungszeitraum auch ein spezifisches Bindungsverhalten entwickeln, wie wir dies von gesunden Kindern kennen.

Andere Kinder neigen zu einem deutlichen Unfallrisikoverhalten. In Gefahrensituationen suchen sie keine sichernde Bindungsperson auf, sondern begeben sich vielmehr durch zusätzliches Risikoverhalten in unfallträchtige Situationen. Eigentlich würde man erwarten, daß diese Kinder durch die schmerzhaften Unfallerfahrungen lernen, solche Situationen in Zukunft zu meiden. Trotz normaler Intelligenz suchen sie aber diese Gefahren immer wieder und führen von sich aus durch ihr Verhalten neue Unfälle und Verletzungen – oft mit schlimmen Folgen für die Kinder selbst – herbei. Diese Kinder haben offenbar die Erfahrung gemacht, daß ihre Bindungspersonen nur dann auf ihre Bindungssignale im Sinne von Wünschen nach Nähe und Geborgenheit reagieren, wenn wirklich etwas Schlimmes eingetreten ist. Ein fieberhafter Infekt, ein aufgeschlagenes Knie reichen noch nicht aus, daß ihre Bindungspersonen sich wirklich intensiv auf das Bindungsverhalten der Kinder emotional einlassen und etwa mit Schutz und Fürsorge reagieren. Erst wenn lebensbedrohliche Unfälle passieren, reagieren diese Eltern und begleiten ihre Kinder in die Klinik zur medizinischen Versorgung. Die Kinder genießen diese Form der Betreuung, sind gern in der Klinik und nehmen alle mißlichen Begleitumstände wie etwa Operationen in Kauf. Da aber die elterliche Fürsorge mit der Entlassung aus der Klinik wieder abnimmt oder die Eltern dann noch mehr als zuvor mit anderen Dingen beschäftigt sind, vermissen die Kinder auch ihre Bezugspersonen wieder sehr. Nach kurzer Zeit kommt durch einen Unfall des Kindes der beschriebene Teufelskreis wieder in Gang. Wenn dies von dem medizinischen Personal der Unfallaufnahme nicht verstanden wird und keine psychotherapeutische Beratung und auch Behandlung des Kindes und der Eltern hinzukommt, werden diese Kinder zu Dauerpatienten, manchmal leider auch mit bleibenden körperlichen Folgen.

Eine weitere Form der Bindungsstörung äußert sich durch übermäßige Ängstlichkeit des Kindes in Trennungssituationen und extremes Klammern an die Bindungsperson. Diese Kinder haben zwar eine Bindungsperson, sie sind aber nur in absoluter körperlicher Nähe zu ihr einigermaßen ruhig und zufrieden. Räumliche Nähe reicht oft auch bei älteren Kleinkindern kaum aus, um sie zu beruhigen. Deshalb sind sie auch in ihrem freien Spiel und ihrer altersgemäßen Erkundung der Umgebung entsprechend eingeschränkt. Sie wirken insgesamt auch in der Nähe zu ihrer Bindungsperson sehr ängstlich, verunsichert, schüchtern und können sich kaum von ihr trennen. Unvermeidlichen Trennungen setzen sie massiven Widerstand und lautstarken Protest entgegen und reagieren mit größtem Streß. Sie wirken wie in Panik, voller Angst, so daß die Bindungsperson beabsichtigte Trennungen vermeidet, wie sie etwa mit dem Kindergartenbesuch verbunden

wäre. Besonders auffällig ist, daß dieser extreme Trennungsprotest weit ins Kleinkindalter aufrechterhalten bleibt und die
Eltern vor der Einschulung therapeutische Hilfe suchen. Spätestens mit dem Schulbesuch droht dem Kind eine unver-
meidliche Trennung von der Bindungsperson. Diese Trennung können sich aber in der Regel weder das Kind noch die
Bindungsperson vorstellen, noch sie ansatzweise bewältigen.
Durch eine spieltherapeutische Behandlung des Kindes mit
begleitenden Elterngesprächen kann man diese Form der
Bindungsstörung auf Dauer erfolgreich behandeln. Manchmal kann die Therapie des Kindes anfangs allerdings nur
gemeinsam mit der Bindungsperson – etwa der Mutter – stattfinden, weil beide sich an der Tür zum Spieltherapiezimmer
nicht trennen können. Oft ist die Bindungsperson selbst sehr
ängstlich und hat ebenfalls mit Trennungen größere Probleme. Sie gibt ihrem Kind in Trennungssituationen widersprüchliche Signale, wie: »Nun geh endlich, aber verlaß mich
bitte nicht!« Dadurch wird die Entwicklung des Kindes behindert, weil es mit diesem Widerspruch kein eindeutiges, sicheres Bindungsmuster entwickeln kann. Manchmal ist neben
der Beratung der Eltern auch eine Einzelpsychotherapie der
Bindungsperson zu empfehlen, denn nur wenn die Bindungsperson ihre ängstliche Bindungshaltung löst, kann sie für ihr
Kind zur sicheren emotionale Basis werden. Da die Bindungsperson unter der emotionalen Verstrickung mit ihrem Kind
und dessen klammernder Anhänglichkeit teilweise auch leidet, ist die Motivation für eine eigene Therapie oft rasch zu
erreichen. Väter, Großeltern oder andere wichtige weitere
Bindungspersonen außerhalb der Familie – etwa Erzieherinnen, Sportlehrer, Verwandte – können in der Behandlung
sehr hilfreich sein, wenn sie für das Kind eine sichere emotionale Basis bieten, so daß eine Ablösung des Kindes zur
Erkundung der Welt dadurch wesentlich erleichtert werden
kann.

Andere Kinder wiederum verhalten sich in Bedrohungssituationen übermäßig angepaßt. In ihrem äußeren Verhalten
kann man kaum erahnen, ob ihr Bindungssystem aktiviert ist.
Sie kontrollieren ihr Bindungsverhalten auch in angst-
machenden Situationen – etwa bei einer Krankenhausaufnah-
me, einer bevorstehenden medizinischen Untersuchung oder

Operation, einer bevorstehenden Reise der Eltern. Dieses Verhalten zeigen sie besonders in Anwesenheit ihrer Bindungsperson, während sie bei deren Abwesenheit wesentlich offener auf fremde Personen – etwa die Krankenschwester – zugehen, ihre Bindungswünsche äußern und dort emotionale Hilfe und Sicherheit suchen. Sie können auch in der Obhut von fremden Personen besser ihre Umwelt erkunden als in Anwesenheit ihrer vertrauten Bindungs- und Bezugsperson. Vor allem Kinder, die massive körperliche Mißhandlung und Erziehungsstile mit körperlicher Gewaltanwendung oder -androhung erlebt haben, reagieren auf diese Art und Weise. Die Eltern sind in der Regel sehr stolz, daß sich ihre Kinder auch in Bedrohungssituationen so angepaßt und »brav« verhalten. Da sie das Verhalten ihrer Kinder nicht als auffällig oder als Ausdruck einer emotionalen Störung begreifen, ist eine Therapiemotivation in der Regel nur sehr schwer zu erreichen.

Eine weitere Form der Bindungsstörung besteht darin, daß sich Kinder bei der Bindungs- und Kontaktaufnahme oft aggressiv verhalten. Solche Kinder haben zwar eine mehr oder weniger bevorzugte Bindungsperson, aber sowohl mit dieser als auch mit anderen Menschen nehmen sie über aggressive Verhaltensweisen sowohl körperlicher als auch verbaler Art Kontakt auf. Außerhalb der Familie, in der unter den Familienmitgliedern oft ein aggressiver Umgangston vorherrscht, wird ihre Bereitschaft zu aggressivem Verhalten von anderen Kindern oder Erwachsenen nicht als Versuch der Kontakt- und Beziehungssuche verstanden. Daher erfahren sie im Alltag viel Zurückweisung. Dies wiederum stimuliert ihr aggressives Verhalten, so daß sich ein Teufelskreis entwickelt, der in einer Gewaltspirale enden kann. Die ursprünglichen Bindungswünsche des Kindes werden schließlich nicht mehr erkannt, weil sie in den aggressiven Verstrickungen des Kindes nicht mehr zum Ausdruck kommen. Auch in einer Therapie dieser Kinder ist zunächst das vorherrschende Kontaktverhalten durch verbale, manchmal auch körperliche Aggression gekennzeichnet. Oft braucht es längere Zeit, bis ein solches Kind sich beim Therapeuten emotional sicher und mit seinen Bindungswünschen verstanden fühlt. Die aggressiven Verhaltensweisen verlieren sich auf diese Weise im Laufe der Therapie.

Eine Bindungsstörung kann auch dadurch gekennzeichnet sein, daß es zu einer Rollenumkehr kommt. Manche Kinder müssen für ihre Eltern, die etwa körperlich erkrankt sind oder an Depressionen mit Suizidabsichten und Ängsten leiden, als sichere emotionale Basis dienen. Diese Kinder können ihre Eltern nicht als Hort der Sicherheit benutzen, vielmehr müssen sie selbst diesen die notwendige emotionale Sicherheit geben. Dies hat zur Folge, daß die Ablösungsentwicklung der Kinder gehemmt und verzögert wird und sich eine Angstbindung an die Bindungsperson entwickelt (Bowlby, 1960; 1976). Diese Kinder müssen in ängstlicher Spannung das Wohlergehen und die emotionale Befindlichkeit ihrer Bindungsperson überwachen, da sie große Sorge haben, daß den Eltern etwas zustoßen könnte. Aus diesem Grunde halten sie sich in der Regel in der Nähe der Bindungsperson auf und geben sich große Mühe, durch ihr fürsorgliches, feinfühliges Verhalten eine sichere emotionale Basis für ihre Bindungsperson zu sein, so daß diese Kinder trotz ihres Alters sehr vernünftig und erwachsen wirken können. Ihre eigenen Wünsche nach Schutz und Geborgenheit werden gegenüber ihrer eigentlichen Bindungsperson nicht mehr geäußert oder ganz aufgegeben. Solche Kinder können durch eine Einzelspieltherapie emotional sehr wachsen, weil die in der Spielstunde erlebte Beziehung zum Therapeuten für sie oftmals die einzige Gelegenheit bleibt, in der ein anderer Mensch offen für ihre Bedürfnisse nach Nähe und emotionaler Sicherheit ist. Diese Kinder erleben die Therapie als große Erleichterung, weil ihre alltägliche Beziehungsarbeit mit ihrer Bindungsperson sie emotional oft überfordert und erschöpft oder mit vielen Schuldgefühlen zurückläßt, wenn es ihnen trotz aller Bemühungen doch nicht gelingt, etwa die Mutter davon abzuhalten, weiter Alkohol zu trinken oder den Vater von seiner Arbeitssucht zu befreien. Eine erfolgreiche stabile Verbesserung der familiären Situation und eine Veränderung des Bindungsgefüges zwischen dem Kind und seiner Bindungsperson ist aber nur möglich, wenn auch die Bindungsperson in einer eigenen Therapie an ihren Problemen arbeitet, mit denen sie ihr Kind alltäglich belastet und überfordert. Wenn dies gelingt, ist die langfristige Prognose für eine Veränderung günstig.

Im Rahmen von Bindungsstörungen kommt es manchmal

auch zur Ausbildung von psychosomatischen Störungen mit Schrei-, Schlaf- und Eßsymptomatik im Säuglingsalter oder auch zu ausgeprägten psychosomatischen Reaktionen im Kleinkindalter, wie etwa Bauchschmerzen. Kinder reagieren auf emotionale Belastungen noch deutlicher psychosomatisch als Erwachsene, weil ihre Fähigkeiten, intensive Gefühle auszuhalten und zu verarbeiten, sehr gering sind. Sie erleben und fühlen ganzheitlich mit intensiver Reaktion ihres Körpers. Werden die Grundbedürfnisse nach Bindung nicht ausreichend erfüllt und nur unachtsam oder mit unzuverlässiger emotionaler Verfügbarkeit von den Eltern beantwortet, können Kinder mit psychosomatischer Symptombildung reagieren, die sich bereits im Säuglingsalter in Form von Schrei-, Schlaf- und Eßstörungen äußern kann. Die Symptomatik selbst führt zu einer Verschlechterung der Beziehung zwischen Kind und Bindungsperson, so daß innerhalb kurzer Zeit oftmals eine sehr gespannte Eltern-Kind-Beziehung entsteht. Eine frühzeitige therapeutische Hilfestellung in Form einer Behandlung der Bindungsperson in gemeinsamen Sitzungen mit ihrem Kind (Eltern-Säuglings- und Kleinkind-Psychotherapie) hat sich als frühe Form der Behandlung erfolgreich bewährt. Neben Schwierigkeiten in der feinfühligen Verhaltensabstimmung zwischen Eltern und Kind finden sich oft auch frühe Erlebnisse der Eltern, wie Verlust- und Trennungserfahrungen, aber auch Traumata wie Mißhandlung und Mißbrauch, die die unbeschwerte und emotional unbelastete Verhaltensweise der Bindungsperson gegenüber ihrem Kind erheblich beeinträchtigen. Wenn die Eltern frühzeitig eine Behandlung suchen und diese etwa vom Kinderarzt auch empfohlen wird, bevor sich eine Bindungsstörung chronifiziert und die frühe Kindheit zu einem frustrierenden Leidensweg für Eltern und Kind wird, entspannt sich die akute Symptomatik oft schon nach wenigen therapeutischen Sitzungen.

Bindungsorientierte Psychotherapie

Bindungsstörungen bei traumatisierten Risikogruppen erfordern eine bindungsorientierte therapeutische Herangehensweise und stellen für die Therapeuten eine besondere Herausforderung dar. Betroffen sind häufig Kinder nach Mißhandlungen, Mißbrauch und Vernachlässigung, aber auch bei Erkrankungen der Eltern, wie Angststörungen und depressiven oder psychotischen Erkrankungen, chronischen lebensbedrohlichen Erkrankungen oder plötzlichem unerwarteten Verlust der Hauptbindungsperson, etwa durch einen Unfall (Hedervari, 1996 b).

In der therapeutischen Arbeit mit Kindern und Jugendlichen muß der Therapeut sich so verhalten, daß er als sichere emotionale Basis erlebt wird. Dies ist eine schwierige Forderung, denn der Therapeut muß eine innere emotionale Bereitschaft mitbringen, um sich auf die Bindungserwartungen des Kindes oder Jugendlichen, wie auch der Eltern einzulassen, damit eine neue Erfahrung in der therapeutischen Beziehung möglich wird. Kenntnisse über die normalen Bindungsmuster und Störungsvarianten können ihm dabei zugute kommen (Brisch, 1999; Fonagy et al., 1995; Fonagy et al., 1996, Hedervari, 1996 a). In der Spielsituation entwickelt das Kind rasch bindungsrelevante Erwartungen an den Therapeuten, weil in der Regel »Angst« das Leitsymptom ist, wenn um eine Behandlung nachgesucht wird. Unter diesen Umständen ist das Bindungssystem des Kindes maximal aktiviert, und die Bereitschaft und der Wunsch sind sehr groß, in dem Therapeuten eine sichere emotionale Bindungsbasis zu finden. Wenn dies gelingt, ist eine der wichtigsten Voraussetzungen für eine erfolgreiche Behandlung geschaffen (Orlinsky et al., 1994). In den Spielsituationen werden bindungsrelevante Themen, wie etwa Verluste, Trennungen, traumatische Unfälle, auf symbolischer Ebene vom Kind mit dem Therapeuten inszeniert. Werden diese Inszenierungen von den psychotherapeutischen Bindungspersonen nicht feinfühlig beantwortet oder sogar durch überzogene Abstinenz abgewiesen, so kann sich das Spiel als Wiederholungssituation von früher erlittenen Traumatisierungen gestalten und damit die Symptomatik des Kindes verstärken.

Im günstigen Fall kann das bindungsgestörte Kind durch neue, sichere Bindungserlebnisse mit dem Therapeuten alte, destruktive Bindungserfahrungen auflösen und eine neu erworbene sichere Bindung entwickeln.

Ausblick

Die Bindungstheorie ist heute eine der am besten untersuchten entwicklungspsychologischen Theorien. Sie zeigt, daß die emotionale Bindung für die psychische Entwicklung eines Kindes von großer Bedeutung ist. Die Bindung ist aber nicht nur in den ersten zwei Lebensjahren von großer Bedeutung, vielmehr ist das Bedürfnis nach Bindung und einer sicheren emotionalen Basis ein motivationales System, das lebenslang besteht und sich durch neue emotionale Erfahrungen verändern kann (Ainsworth, 1985; Bowlby, 1995). Diese Möglichkeit kann durch eine bindungsorientierte Psychotherapie von Kindern, Jugendlichen und deren Eltern für Veränderungen nutzbar gemacht werden, selbst wenn der Aufbau einer Bindung erheblich gestört wurde. Auf diese Weise besteht eine Chance, daß selbst emotional entwurzelte Kinder oder Jugendliche, die glauben, nur im Rückzug auf sich selbst leben zu können, neue Wurzeln im Sinne einer sicheren emotionalen Basis schlagen. Diese neuen sicheren Wurzeln sind ein Schutzfaktor gegen zukünftige emotionale Belastungen, die zwangsläufig im weiteren Leben eintreten.

Annette Streeck-Fischer

Gezeichnet fürs Leben – Auswirkungen von Mißhandlung und Mißbrauch in der Entwicklung

Die unabhängige Regierungskommission zur Verhinderung und Bekämpfung von Gewalt kommt in ihrem Endgutachten 1990 zu folgendem Ergebnis: Fast 10 Prozent der Mütter und 8 Prozent der Väter gaben an, daß sie ihr Kind gelegentlich mit einem Stock oder Gürtel schlagen. Damals ging man davon aus, daß etwa 10 Prozent aller Kinder in der BRD schweren körperlichen Strafen ausgesetzt sind. Bei Gewalthandlungen gegen Kinder ist zwischen Vernachlässigung, körperlicher Mißhandlung und sexuellem Mißbrauch zu unterscheiden. Vernachlässigungen liegen vor, wenn Kinder von ihren Eltern oder Betreuungspersonen unzureichend ernährt, gepflegt, gefördert, gesundheitlich versorgt, beaufsichtigt oder vor Gefahren geschützt werden.

Bei körperlicher Mißhandlung sind Schläge oder andere gewaltsame Handlungen gemeint, die beim Kind zu Verletzungen führen. Unter sexuellem Mißbrauch wird die Beteiligung noch nicht ausgereifter Kinder und Jugendlicher an sexuellen Aktivitäten verstanden, denen sie nicht verantwortlich zustimmen können, weil sie deren Dimensionen noch nicht begreifen. Dabei benutzen Bekannte oder Verwandte Kinder zur eigenen sexuellen Stimulation und mißbrauchen das vorhandene Macht- oder Kompetenzgefälle zum Schaden des Kindes.

Vernachlässigungen kommen deutlich häufiger vor. Das Verhältnis von Mißhandlung zu Vernachlässigung liegt bei 25 zu 75 Prozent. Die Häufigkeit von sexuellem Mißbrauch, abgeleitet aus Erwachsenenbefragungen, schwankt zwischen 5 und 30 Prozent. Insgesamt ist eine deutliche Zunahme an Meldungen über sexuelle und körperliche Gewalt festzustellen, die jedoch nicht die tatsächlichen Verhältnisse wiedergeben dürften, weil man von hohen Dunkelziffern ausgehen muß (Wetzels, 1997).

Untersuchungen an mißhandelten Kindern und Jugendlichen haben gezeigt, daß solche traumatischen Belastungen während der Entwicklung vielfältige Störungen verursachen. Diese jungen Menschen sind nicht nur psychisch auffällig, sondern zeigen auch Beeinträchtigungen ihrer körperlichen und geistigen Entwicklung (Cicchetti, 1995). Darüber hinaus tendieren sie selbst durch ihre traumatischen Erfahrungen zur Fortführung von Mißhandlung und Vernachlässigung in zwischenmenschlichen Beziehungen (Streeck-Fischer und van der Kolk, 2000).

An Kindern, die mißhandelt wurden, kann man Langzeitfolgen im Verhalten, in den Gefühlen, im Verstand und in den sozialen Interaktionen beobachten. Sie zeigen Beeinträchtigungen in ihrer Hirnphysiologie (Hüther, 1998), dem neuroendokrinen System und im Immunsystem.

Was sind die unmittelbaren Auswirkungen von körperlicher und sexueller Mißhandlung?

Auf schwerwiegende und überwältigende Traumata reagieren Kinder mit Erregungszuständen oder dissoziativen Phänomenen, das sind Abspaltungen vom Bewußtsein, die mit Zuständen von Erstarrung und Betäubung einhergehen. Kinder im Erregungskontinuum antworten auf Bedrohung mit Hyperaktivität, einer gesteigerten Reizbarkeit, Angst, Impulsivität und Schlafproblemen. Im Dissoziationskontinuum reagieren sie mit Erstarrung, die mit Einschränkungen in verschiedenen Wahrnehmungskanälen verbunden ist (Terr, 1991; Perry und Pollard, 1998). Daraus resultieren multiple Lernstörungen. Es zeigen sich Veränderungen in der hormonalen Entwicklung (traumatisierte Mädchen z. B. kommen eher in die Pubertät, Putnam und Trickett, 1997) und in der Anfälligkeit für Erkrankungen. 30 Prozent der mißhandelten Kinder haben Sprachprobleme oder kognitive Beeinträchtigungen. 50 Prozent haben Schul- und 22 Prozent Lernprobleme. Mißhandelte Kinder zeigen Entwicklungsverzögerungen und deutliche Beeinträchtigungen in ihren Fähigkeiten zu lernen. Vernachlässigte Jungen zeigen häufig einen niedrigeren Intelligenzquotienten.

Das Beispiel eines 12jährigen Jungen mit schlimmen frühen Mißhandlungserfahrungen soll die Komplexität der Störungen verdeutlichen: Der vorgereifte, blaß und tief depressiv erscheinende Junge hatte seit einem halben Jahr eine besondere Vorliebe für grauenhafte Inszenierungen. Er hatte vordergründig ein angepaßtes Verhalten. Gleichzeitig brachte er äußerlich eine tiefe Erstarrung zum Ausdruck, die in seinem Körper wie eingegraben war. Abgespalten davon übte er massive und gefährlich-destruktive Handlungen aus, z. B. quälte er kleinere Kinder.

Er war Adoptivkind. Im Alter von 9 Monaten wurde er von den Adoptiveltern angenommen. Bis dahin lebte er bei seiner jugendlichen Mutter, die ihn nicht abtreiben durfte, sondern als »Strafe« für ihren »Fehltritt« mit einem Ausländer das Kind austragen mußte. Als ihn die Adoptiveltern annahmen, zeigte er einen deutlichen Entwicklungsrückstand. Seine Haut war übersät mit Narben, die durch frühe Mißhandlung und Vernachlässigung entstanden waren. In seiner kognitiven Entwicklung war er gut durchschnittlich bis überdurchschnittlich, mit extremen Diskrepanzen in verschiedenen Teilbereichen. Er hatte deutliche Lern- und Leistungsstörungen und massive Aufmerksamkeitsstörungen, die als dissoziative Phänomene gedeutet wurden.

Als Folge seiner frühen Mißhandlungserfahrungen zeigte er kein Schmerzempfinden. Offenbar hatte er gelernt, solche Empfindungen auszublenden. Er konnte sich schlecht in Räumen orientieren. Dies wurde ebenfalls mit seinen Mangelerfahrungen in Verbindung gebracht. Seine Betäubungen schien er durch Thrillerlebnisse, z. B. durch Betrachtung grauenhafter traumatischer Inszenierungen zu überwinden. Er war ein Fan der Musikgruppe *Ramstein*, die traumatische Inszenierungen mit Zerstückelungen, Verbrennungen, Schreien und Folterszenen in Verbindung mit Musik auf die Bühne brachte. Er zeichnete schreckliche Bilder von zerstückelten und enthaupteten Menschen und phantasierte sich in eine nicht minder grauenhafte Welt.

Wie konnte es zu einer von solchem Grauen und Menschenverachtung geprägten Entwicklung kommen? Den Adoptiveltern war schon sehr bald aufgefallen, daß ihm das Schmerzempfinden fehlte. So habe er sich einmal mit dem

Messer bis auf den Knochen geschnitten und keinerlei Schmerz gespürt. Auch gegenüber anderen Kindern habe er keine Einfühlung in deren Schmerzen und Gefühle zeigen können. Einmal habe er einem anderen Jungen im Kindergarten mit einer Zaunlatte auf den Kopf geschlagen und trotz der intensiven Schreie des anderen nicht aufhören können, sondern nur gelacht. In der Schule sei er von anderen Kindern abgelehnt worden. Er habe ständig Alpträume gehabt. Als kleineres Kind habe er häufig Träume vom Fallen gehabt, die sich über mehrere Nächte fortsetzten. Er hatte häufig nächtliche Ängste. Manchmal habe er sich nachts die Ohren zuhalten müssen, weil er glaubte, Stimmen zu hören. Manchmal glaubte er auch, seine Mutter habe seinen Namen gerufen.

In der Behandlung wurde deutlich, daß er mit Hilfe grauenhafter Filmszenen versuchte, eigene Bilder für das so früh erlebte Schreckliche zu finden, das jenseits aller beschreibbaren Erfahrungen lag und sich in seiner Erstarrung ausdrückte, oder in den Szenarien, in denen er selbst andere mißhandelte und von anderen mißhandelt wurde.

In einer Spielszene ließ er ein Krokodil eine Frau in die Brust beißen. Die Szene erinnerte an den Film *Alien*, der für ihn und in der Therapie besondere Bedeutung hatte. Hier beschäftigte ihn die Hauptfigur, die ein bösartiges Monster in sich trug und zugleich versuchte, das Gute zu retten. Bilder aus dem Film und die Musik waren für ihn der Einstieg in früh abgespaltene und unverarbeitete schreckliche Erfahrungen. Dabei schien ihm die Adoleszenz mit ihren subkulturellen Angeboten entgegenzukommen, aber auch die jetzt einsetzende kognitive Entwicklung, die ihn von der Bilderleere der Kindheit – seiner vordergründigen Anpassung – in das Grauen früher Mißhandlungen zurückbrachte.

Psychische Traumatisierung während der frühen Entwicklung

Frühe Traumata haben dauerhafte Folgen in der Entwicklung. Normalerweise stellen sich die Eltern auf die Bedürfnisse des Säuglings ein und reagieren mit abgestimmten Aktivitäten wie Füttern, Wickeln und Schaukeln. Sie geben ihm das

Gefühl der Wirkmächtigkeit im Umgang mit sich und mit seiner Umwelt. Kinder, deren Eltern nicht bereit und in der Lage sind, sich auf die Bedürfnisse des Kindes einzustellen, sondern frustrierend, gewalttätig, eindringend oder nachlässig sind, werden früh durch »fremde Gesten« (Winnicott, 1965) überwältigt: Zwischen Mutter und Kind kommt kein Dialog zustande, vielmehr muß sich das Kind vor den Handlungen der Mutter schützen. Das führt zu primären Reaktionen, wie sie z. B. von Fraiberg (1982) beschrieben worden sind. An Säuglingen und Kleinkindern hat sie beobachtet, wie sie auf eine mißhandelnde Mutter reagieren: indem sie die Mutter, die als Schmerzquelle erlebt wurde, nicht mehr wahrnehmen, erstarren oder unruhig und aggressiv werden. Wenn man Kindern in der frühen Beziehung einfühlende Sorge vorenthält und die Versorgung vielfach nur auf notwendigste Befriedigung reduziert wird, erfahren sie die primäre Bezugsperson gleichzeitig als Quelle der Befriedigung und Ort drohender Vernichtung. Für den Säugling unerträgliche Zustände werden von der Mutter im übertragenen Sinn nicht aufgefangen. Das Kind wird auf sich selbst zurückgeworfen. Diese schädigende Erfahrung führt zu einem traumatischen Bruch im frühen Dialog zwischen Mutter und Kind und zu Brüchen und Abspaltungen in der frühen Persönlichkeitsentwicklung. Dies wiederum hat weitreichende Folgen nicht nur im Hinblick auf die Fähigkeiten des Kindes zu verstehen, was mit ihm in der Welt geschieht, sondern auch im Hinblick auf die Fähigkeit zur Regulierung von Spannungs- und Gefühlszuständen. Die Fähigkeit, sich über die Art eines Reizes klarzuwerden und eine optimale Antwort zu entwickeln, bleibt anhaltend gestört. Eine allgemeine Unfähigkeit, sich in Erregungszuständen zu steuern und Gefühle wie Zorn, Wut oder Trauer zu kontrollieren, ist die Folge. Darüber hinaus kommt es zu kognitiven Beeinträchtigungen durch Abwehr gegen Sinngebung (Ogden, 1985). Prozesse im Gedächtnis und im Bewußtsein, die normalerweise integriert ablaufen, sind jetzt aufgebrochen und führen auf lange Sicht zu Aufspaltungen der Person, zu kognitiven Defiziten und Wahrnehmungsstörungen. Diese Kinder können nicht aus Erfahrung lernen, sie geraten unwillkürlich durch ihr Verhalten immer wieder in ähnliche Interaktionen.

Einigen dieser Kinder gelingt es, den Beziehungsbruch und ungehaltene bedrohliche Gefühle zu überdecken. Sie reagieren mit Deckverhalten, einem Versuch der Bewältigung im Umgang mit bedrohlichen Erfahrungen. Diese Mimikry-Entwicklung (Streeck-Fischer, 1998) ist eine reflexhafte Angleichung an die frühe Pflegeperson zum Zweck psychischen Überlebens. Das so erworbene Verhalten wird fortgesetzt, weil es als vordergründige Anpassung an die Umwelt der existentiellen Sicherheit dient. Insbesondere Mädchen verlieren auf diese Weise die Verbindung zu ihren authentischen Gefühlen und erscheinen infolge ihrer Notreifung erstaunlich stabil, aber in der Adoleszenz wird dann häufiger deutlich, wie mangelhaft ihre Entwicklung verlief.

Kinder und Jugendliche, die gewalttätig werden, und dies sind eher die männlichen, zeigen provozierendes, destruktives, gefährliches und kriminelles Verhalten verbunden mit einer Unfähigkeit zu Mitgefühl und eingeschränkten Fähigkeiten zu lernen.

Gewaltbereitschaft, gefährlich-aggressives Verhalten und Tätlichkeiten gegen andere können als früh erworbene und habituelle Verteidigungsmaßnahme gegen Bedrohungsgefühle angesehen werden (Dodge et al., 1987; Mitchell, 1993).

Mädchen neigen häufiger zu vordergründiger Anpassung und verbleiben in ihrer weiteren Entwicklung eher in der Opferposition. Als Jugendliche neigen sie nicht zu destruktiven Verhalten gegen andere, sondern fügen sich selbst schwere Verletzungen zu.

Fremd- und selbstzerstörerisches Verhalten tritt bei Kindern und Jugendlichen auf, die innerlich und äußerlich bedroht sind und zur reiferen Bewältigung im Umgang mit sich und anderen nicht in der Lage sind oder so überwältigt werden, daß bereits vorhandene Fähigkeiten, sich selbst in seinen Gefühlen und Impulsen zu regulieren, verlorengehen. Nicht zu erfassen, wie und was man fühlt, prädestiniert zum Ausleben statt zum Benennen. Kinder und Jugendliche mit solchen Verhaltensmustern sind in ihrer körperlichen, kognitiven und psychischen Entwicklung gestört. Die abgebrochene Entwicklung spiegelt sich auch in verschiedenen Tests, mit denen sensorische Integration, kognitive Fähigkeiten und

Spiel- und Phantasiefähigkeit untersucht werden (Streeck-Fischer at al., 2000).

Lern- und Entwicklungsstörungen bei psychisch traumatisierten Kindern

Kinder mit Erfahrungen von Vernachlässigung, Mißhandlung und Mißbrauch fallen nicht nur in der Schule wegen ihres Verhaltens auf. Sie zeigen ausgeprägte Lernprobleme und Aufmerksamkeitsstörungen (Streeck-Fischer, 2000). Sie passen nicht auf, weil sie nicht in der Lage sind, zwischen wichtiger und unwichtiger Information zu unterscheiden. Sie neigen dazu, sich gegenüber unwichtigen Reizen abzuschotten (Dopart, 1983) oder sie als bedrohlich zu mißdeuten, weil sie darauf fixiert sind, daß sich solche Ereignisse wiederholen. Sie haben – mit anderen Worten – gelernt, auf bestimmte Reize zu achten und andere auszublenden. Im Gefühl, jederzeit bedroht werden zu können, erreichen sie nicht den Zustand einer sicheren Lernbereitschaft, und dies ist eine Voraussetzung, um lernen zu können (Bion, 1962). Da die Welt als erschreckender Ort wahrgenommen wird, zeigen sie wenig Interesse, sie zu erkunden. Sie vermeiden Neues und sie vermeiden Freundschaften zu schließen. Häufig zeigen diese Kinder darüber hinaus auch noch spezielle Teilleistungsschwächen, die sie mit ihrer Mangelhaftigkeit konfrontieren. Diese frühen Erfahrungen haben auch Folgen für den Hirnstoffwechsel und die Wachstumsvorgänge im Gehirn (Perry et al., 1998; Streeck-Fischer, van der Kolk, 2000). Es gibt Hinweise dafür, daß bei Kindern, die früh und anhaltend unzureichenden Pflegebedingungen ausgesetzt waren, das Hirnwachstum und das Hirnvolumen im Vergleich zu altersentsprechend gesunden Kindern zurückgeblieben sind. Das Gehirn entwickelt sich in gebrauchsabhängiger Art und Weise. Bei traumatischen Belastungen spielt insbesondere das limbische System mit der Amygdala und dem Hippocampus eine wichtige Rolle. Das limbische System dient als Filter für sensorische Informationen, die normalerweise das weitere Hirnwachstum anregen. Signale von der Amygdala aktivieren Schutzreaktionen wie Kampf, Flucht- und Erstarrungsreaktionen. Solche Spuren werden besonders aktiviert, wenn sich Kinder bedroht fühlen. Wenn diese Spuren erst gebahnt sind, können sie durch geringfügige äußere Reize immer wieder aktiviert werden. Deshalb zeigen Kinder, die früh und anhaltend Bedrohung erfahren haben, oftmals massive und katastrophische Reaktionen auf geringe Auslöser. Bei ihnen wurden die schnellen Reaktionen auf Bedrohung gebahnt, während langsamere komplexere Verschaltungen insbesondere im frontalen Gehirn nur mangelhaft entwickelt sind. Um eine Situation sorgfältig überprüfen und differenziert beantworten zu können, braucht man Zeit und ein Gefühl von Sicherheit.

Was geschieht mit solchen Kindern in der Adoleszenz?

Adoleszenz ist eine Zeit des Umbruchs, in der die Eltern mit ihren Stützfunktionen für den Jugendlichen zunehmend bedeutungslos werden. Die Entwicklungsaufgabe des Jugendalters besteht darin, sich innerlich und äußerlich abzulösen und eine eigene und abgegrenzte Identität zu entwickeln. Bei Jugendlichen, die unter mißhandelnden oder mißbrauchenden familiären Bedingungen aufgewachsen sind, kann diese Zeitspanne leicht zu einer inneren Bedrohung werden: Wenn sie infolge ihres Verhaltens und ihrer Lernstörungen erfahren haben, Außenseiter, Sündenbock und Ausgegrenzte zu sein, werden sie sich gesellschaftlichen Randgruppen anschließen (Streeck-Fischer, 1992), oder sie werden durch ihr Anpassungsverhalten in der Lage sein, sich über längere Zeit hinweg an äußeren Stützen zu orientieren. Wenn diese Orientierungen bedingt durch die allmähliche Ablösung in der Adoleszenz wegfallen, suchen sie nach äußeren Regulatoren, sei es in der Jugendgruppe, in Alkohol, Drogen oder selbstschädigendem Verhalten. Wegen ihrer frühen negativen Bindungserfahrungen und des Mangels an verinnerlichten Strukturen werden sie mit unerträglichen Zuständen konfrontiert. Alkohol, Drogen und Ideologien dienen als äußere Regulatoren für Wohlbefinden und Identität und schwächen die wenig entwickelten inneren Strukturen der Jugendlichen noch weiter. Mit zerstörerischem und selbstschädigendem Handeln wird die Mißhandlung der eigenen Person und anderer fortgesetzt, weibliche Jugendliche werden häufiger zu Opfern von Gewalt, männliche Jugendliche häufiger zu Tätern. Konfrontiert mit ihren diversen Mängeln und ihrem Scheitern, häufig ohne Zukunftsperspektive, trösten sie sich unter Umständen, indem sie scheinbar bessere Bedingungen in Größenphantasien entwerfen, die Handlungen rechtfertigen, in denen sie sich z. B. als Rechtsextreme zu Rettern Deutschlands stilisieren.

Die rechtsextremen Gewalttaten von jugendlichen Skinheads haben erheblich zugenommen. Verschiedene Faktoren spielen dabei eine Rolle. Jugendliche, die in stationäre Psychotherapie kamen und entsprechende »rechtsextreme Karrieren« hinter sich hatten, hatten in der Regel vielfältige Traumatisierungen in ihrer Entwicklung erfahren. Ihre Hinwendung zu Gewalt und Rechtsextremismus war die Folge einer langen Kette schrecklicher Erfahrungen. Dies soll am Beispiel eines Jugendlichen veranschaulicht werden:

Der jugendliche rechtsextreme Skinhead lebte in einer desolaten und perspektivlosen Situation. Er hatte keinen Schulabschluß, die Hauptschule hatte er mit der 9. Klasse verlassen. Bei einem Leistungstest im Arbeitsamt war ihm eine geistige Behinderung attestiert worden – was sich nachträglich als unzutreffend herausstellte. Zwei begonnene Lehren hatte er abgebrochen, die erste nach einem Unfall, die zweite, weil er die Arbeitsatmosphäre dort nicht ertragen konnte. In seinem Heimatort war er Außenseiter und Prügelknabe. Den Kindern angesehener Eltern war verboten worden, mit ihm zu spielen.

Seine Mutter hatte ihn – er war 5 Jahre alt – und den Vater plötzlich verlassen und seine zwei Jahre jüngere Schwester mitgenommen. Er lebte zusammen mit dem Vater im Haus der Großeltern und wurde von seiner Großmutter mitversorgt. Sie starb jedoch, als er 12 Jahre alt war. Gescheitert in der Schule, in seinem sozialen Umfeld als Störenfried wahrgenommen, erschienen ihm die Erzählungen des Großvaters vom Krieg wie Berichte aus einer besseren Welt. Der Großvater, der die Familie als Respektsperson dominierte, hatte den Krieg bei Stalingrad erlebt. Dort war er zeitweise Chauffeur für hohe Offiziere, was ihm selbst nachträglich noch Größe verleihen konnte. Der Krieg und die Kriegserfahrungen wurden von ihm glorifiziert. Schweigen lag dagegen über den Kriegstraumata, dem Tod der Kameraden, Hunger, Erfrierungen, Todesängsten und Demütigungen. Dieses Schweigen führte auch bei Andreas dazu, daß er Schrecken und Greueltaten dieser Zeit nicht wahrnahm. Als er 16 Jahre alt wurde, wollte er seine Mutter wiedersehen. Er fuhr in den Ort, wo sie nach dem Verlassen der Familie lebte. Unmittelbar am Abend zuvor war sie wieder weggelaufen, so wie er dies bereits als Kind erlebt hatte. Im Anschluß an diese Erfahrung wandte er sich rechtsextremen Jugendlichen zu. Bei ihnen fühlte er sich zugehörig und zu Hause. Andreas hatte mit diesem Versuch, Kontakt zur Mutter aufzunehmen, die traumatische Erfahrung seiner Kindheit, plötzlich von der Mutter verlassen zu werden, als Jugendlicher wiedererlebt. Statt in einer passiven Opferrolle zu verbleiben, suchte er jetzt mit seiner aktiven Hinwendung zur Gewaltszene Möglichkeiten zur Bewältigung dieser unerträglichen Wiederholung. Indem er in eine kriegerische Scheinrealität (Shatan, 1981) hineinglitt, wird er durch Gewaltszenarien neu- und retraumatisiert als Opfer und Täter. Man könnte hier von einer Fixierung an den Moment des traumatischen Unfalls sprechen, wie Freud dies bei traumatischen Störungen beschrieben hat. Die verzweifelte Suche nach einem Liebesobjekt, das verlorengegangen ist, wird mit erneuten traumatischen Erfahrungen verknüpft, die Wiederholungsinszenierungen in Gang bringen, die die Person immer mehr überwältigen und bisher verfügbare Bewältigungsverhalten gleichsam außer Kontrolle geraten läßt. In der rechtextremen Gruppe ist er Täter und Opfer zugleich.

Jugendliche Skinheads, die als Täter oder Opfer in Gewaltaktionen verwickelt sind, wiederholen oft selbst erfahrene traumatische Situationen, ohne dies zu wissen und zu erkennen. Andreas war nicht nur von dem Verlust der Mutter im fünften Lebensjahr und der späteren Wiederholung überwältigt, sondern er war offenbar ein von früh an vernachlässigtes und mißhandeltes Kind, ein Kind, das gleichsam gezeichnet fürs Leben war.

Ausblick

Heutzutage bekommen Kinder mit Lernstörungen, Aufmerk-samkeitsstörungen, Kinder, die unruhig und aggressiv sind, häufig Medikamente, die sie in die Lage versetzen sollen, besser in Schulen und beim Lernen zurechtzukommen. Ihre Not, ihre belastenden Erfahrungen, die sich in diesem Verhalten ausdrücken, werden häufig nicht gesehen und verstanden. Sie bleiben den Mechanismen verhaftet, die sie früh erworben haben, um zu überleben. Aber ihre Chancen, ein besseres Leben zu erfahren, sind gering, solange sie nicht in ihrem kindlichen Sein und ihren Bedürfnissen gesehen und unterstützt werden.

Franz Resch

Der Einfluß gesellschaftlicher Rahmenbedingungen auf die kindliche Entwicklung

Fragestellung

Welchen Einfluß üben gesellschaftliche Rahmenbedingungen auf die Entwicklung des Individuums aus? Inwieweit finden Lebensstil, Werte, Denk- und Handlungsstile in den auskristallisierten Erfahrungen von Kindern ihren Niederschlag? Wie sehr findet sich das Große im Kleinen, wie können Weltbild und Lebensgefühl im Auge der Bezugsperson für das Kind aufleuchten? Die Gesellschaft im großen eröffnet Handlungsräume, Entwicklungsfelder und soziale Rollenangebote für Kinder und Jugendliche, die auf diesem Feld ihre Entwicklungsaufgaben meistern. Die Gesellschaft im großen nimmt damit Einfluß auf die Entwicklungsstile der Kinder. Außerdem bietet sie den Erwachsenen entsprechende Lebensräume, die sich auf das Mikroklima der innerfamiliären Beziehungen auswirken. Die Gesellschaft definiert damit die Bedingungen des familiären Rahmens. Und wenn sich die gesellschaftlichen Verhältnisse ändern, bleiben auch die Rahmenbedingungen für die kindliche Entwicklung nicht so, wie sie einmal waren. Welche Auswirkungen sind dann zu erwarten? Unter Bezugnahme auf das ökologische Modell von Bronfenbrenner (1979; 1986) sollen diese Problemstellungen näher beleuchtet werden.

Marc Augé schreibt in seinem Beitrag *Die Sinnkrise der Gegenwart* (1994): »Das 20. Jahrhundert hat mit seinen beiden Weltkriegen, seinen totalitären Bewegungen ... hinreichend gezeigt, wie unzureichend und naiv eine Geschichtsauffassung ist, die einen kontinuierlichen Fortschritt der Menschheit unterstellt. Der intellektuelle Zweifel ... wird durch die tragische Erfahrung der neueren Geschichte noch verstärkt. Die Krise am Ende unseres Jahrhunderts ist daher auch eine Sinnkrise, eine intellektuelle Krise.« (S. 33) Wir müssen uns mit dem Faktum anfreunden, daß nicht jede Entwicklung zu majorisierender Äquilibration (Piaget, 1983) führen muß. In bestimmten Phasen der Entwicklung sind Zweifel, Krisen, ja gelegentlich Verzweiflung angemessen. Auch Diskontinuitäten können im Entwicklungsprozeß regelhaft auftreten (Jantsch, 1992). Außerdem mag für das Individuum und seine Entwicklung zutreffen, was für die Gesellschaft im ganzen nicht gilt. Es erscheint fundamental notwendig, den individuellen Entwicklungsbegriff von dem ganzer Gesellschaften, Völker oder der Menschheit zu unterscheiden. Inwieweit Mechanismen der Entwicklung von Individuen auch für die Gesamtheit der Sozietät zutreffen, bedarf der besonderen Überprüfung. Tatsache ist jedoch, daß die Entwicklung des Individuums in fataler Weise mit der Entwicklung der Gesellschaft verknüpft ist. Die Regeln dieser Verknüpfung erkennbar zu machen, ist ein vernünftiges wissenschaftliches Ziel.

Gesellschaftliche oder biologische Determination der Hirnentwicklung

Das Gehirn folgt in seinem grundsätzlichen Bauplan genetischen Informationen, aber die Nervenzellen bilden funktionelle Systeme, welche die Informationen aus der Außenwelt sowie der Innenwelt des Körpers (z. B. hormonelle Signale) registrieren, verarbeiten und speichern. Neuronen können sich zu Netzwerken verbinden, verschiedene Netzwerke bilden übergeordnete Systeme, die wiederum Kooperativität zeigen, um spezifische neurobiologische Adaptationsleistungen zu ermöglichen. Zu den wichtigsten Erkenntnissen der letzten Jahre bezüglich der neuronalen Vernetzung gehört, daß sich neuronale Verschaltungen reaktiv auf äußere und innere Signale verändern können (Nelson and Bloom, 1997). So zeigen persönliche Erlebnisse, Eindrücke, Gefühle – wie Sicherheit und Geborgenheit oder Angst und Verlassenheit – ihre Spuren im Substrat des Gehirns (s. Beitrag von G. Hüther). Das Gehirn ist also nicht mit einer Kamera zu vergleichen, die einfach Umweltinformationen abbildet, sondern es rekonstruiert seine Vernetzungsstruktur nach den Phänomenen, die als bedeutsam erkannt und wiedererkannt werden. Das

Gehirn ist also eine Art Interpretationssystem, das aus der Fülle von Außenreizen Informationen aufnimmt und weiterverarbeitet. Ein Schlagwort der gegenwärtigen Diskussion ist die »neuronale Plastizität«: Das Gehirn ist in der Lage, immer wieder neue funktionelle Einheiten zu kreieren. Je häufiger ein bestimmtes neuronales Aktivierungsmuster auftritt, desto dauerhafter wird seine innere Repräsentation (Perry und Pollard, 1998). Auf diese Weise läßt das Erleben eine Art Schema entstehen, an das jede neue Information assimiliert werden kann. Je stärker die Aktivierung eines neuronalen Netzwerkes, desto stärker wird die entsprechende, dem Überleben dienende Information internalisiert und strukturell verankert (Resch, 1996). Die strukturelle Ähnlichkeit funktioneller neurobiologischer Schemata mit handlungsrelevanten Erfahrungsbeständen ist mehr als nur eine Metapher.

Die Hirnentwicklung zeigt kritische oder sensible Phasen. Wir müssen davon ausgehen, daß in verschiedenen Phasen des Kindesalters verschiedene neurobiologische Systeme in einem empfindlichen Ausbildungsschritt begriffen sind. Während die Stammhirnbereiche, die für die Regulierung des Herz-Kreislaufsystems und der Atmung verantwortlich sind, bereits bei der Geburt voll funktionstüchtig sein müssen, dauert es Jahre, bis diejenigen Bereiche der Großhirnrinde, die für die abstrakte Wahrnehmung zuständig sind, ihre volle Funktionstüchtigkeit erreicht haben. In unterschiedlichen Zeiträumen der Entwicklung ist das Kind daher unterschiedlich empfindlich für günstige oder ungünstige Umwelteinflüsse. Ein Mangel an notwendigen Erfahrungen (z. B. bei emotionaler Vernachlässigung) während früher Stadien der Entwicklung kann irreversible Fehlbildungen der Entwicklung neurobiologischer Schemata bewirken (Perry et al., 1998). Der Einfluß gelebter Erfahrungen auf neurobiologische Strukturen wird biographische Enkodierung genannt.

Die Entwicklung der kindlichen Seele, die Selbstwerdung des Kindes vollzieht sich in einer interaktionellen Matrix. Das Werden des einzelnen in seiner Individualität kann als die Auskristallisation vieler Interaktionen mit frühen Bezugspersonen im primären Umfeld und mit allen Menschen (Erwachsenen und Kindern) im sekundären Umfeld gelten, denen das werdende Individuum täglich und mit emotionaler Bezogenheit begegnet. Die Selbstwerdung des Kindes ist ein Weg von außen nach innen, von der Interaktion zum inneren Konstrukt dieser Interaktion. Der Mensch bedarf von Natur aus eines sozialen Rahmens für seine Entwicklung. Er ist in ein Gefüge zwischenmenschlicher Beziehungen eingebettet, wobei diese eine wesentliche Voraussetzung für das körperliche Gedeihen, das Selbstverständnis und die Entwicklung des inneren Weltbildes darstellen. Solche frühen Beziehungen haben einen natürlichen Kern, weil sie für das Überleben zu wichtig sind, als daß sie nur einer kulturellen Übereinkunft überlassen bleiben könnten. Papousek (1994) wie auch Grossmann (s. Beitrag Grossmann) beschreiben eine intuitive elterliche Fürsorge, die es Eltern von Natur aus ermöglicht, kindliche Signale aus Tonus und Haltung so zu lesen, daß sie sich gegenüber dem Kind angemessen verhalten können. Solche instruktiven, das Erlernen und Üben fördernden Funktionen elterlichen Einflusses sind immer in eine emotionale Vertrauensbeziehung eingebunden. Bindung als eine besondere Art einer gefühlshaft getragenen sozialen Beziehung zwischen dem Kind und einer bevorzugten Person ist nicht nur eine Eigenschaft des Kindes oder der Mutter, sondern eine zwischenmenschliche Qualität, die von beiden Interaktionspartnern getragen wird (Bowlby, 1969). Dabei erscheint es nicht verwunderlich, daß Störungen der intuitiven elterlichen Fürsorge, die durch Verzweiflung, Desinteresse, Überforderung oder Gleichgültigkeit hervorgerufen sein können, das Kind nachhaltig beeinflussen. Wenn aber die Bezugsperson selbst zum Verursacher von Traumata für das Kind ist, wie wir dies im Rahmen von Mißhandlung und sexuellem Mißbrauch erkennen müssen, dann ist dem Kind die sichere Basis der Vertrauensbeziehung plötzlich entzogen, dann setzen massive Abwehrvorgänge (z. B. Dissoziation) ein, die nachhaltige Wirkungen auf das szenische Gedächtnis und die Steuerung des Aufmerksamkeitsfokus haben und damit die weitere nutzungsabhängige Entwicklung des Gehirns nachhaltig verändern können (Resch et al., 1998).

Nicht nur auf seiten der Eltern können frühe Bindungen beeinträchtigt werden. Wenn man das kindliche Temperament als konstitutionelle individuelle Differenzen der Aktivität, Reaktivität und Selbstregulation in den Domänen Emotio-

nalität, Motorik und Aufmerksamkeit (modifiziert nach Rothbart und Mauro, 1990) betrachtet, nimmt es nicht wunder,
daß unterschiedliche Kinder ein unterschiedliches Bezie-
hungsangebot an die Eltern machen. Von Rubin et al. (1990)
wurden zwei Risikomodelle von Temperament beschrieben.
Bei beiden sind die Kinder stärker zu beeindrucken und
schlechter zu beruhigen: Im ersten Fall ist eine niedrige Reiz-
schwelle bei hoher Wachsamkeit gegeben, verbunden mit
dem Gefühl von Angst und Scham. Dabei wird vor allem ein
von Gray (1982) als »behaviorales Inhibitionssystem« bezeich-
netes neurobiologisches Funktionssystem aktiviert. Im zweiten Falle sind erhöhte Reizbarkeit und schlechte Beruhig-
barkeit mit Aufregung und Überaktivität gepaart. Wut und
Dysphorie sind hier die beherrschenden Gefühle. Es besteht
das Risiko von aggressiven Akten und Grenzüberschreitun-
gen, die zum Ausschluß aus der Gruppe führen können.

Wenn nun Bezugspersonen eines Kindes selbst den Einflüssen der Gesellschaft, sozialer Not oder persistierenden Ängsten und Unsicherheiten ausgesetzt sind, dann bauen sie mit
ihren Kindern gemeinsam eine interaktionelle Welt auf, die im
emotionalen Austausch die Umweltproblematik in das Selbst
des Kindes einbringt. Negative Emotionen können sich auf-
schaukeln, Verstärkerfunktion haben und auf diese Weise die
subjektive psychosoziale Not von Bezugspersonen an das Kind
herantragen. Bronfenbrenner (1979; 1986) beschreibt vier
Arten von entwicklungsbestimmenden Bezugssystemen, die
ineinander eingebettet sind. Das Mikrosystem als die unmittelbare Umgebung des Kindes bildet die interaktionelle Matrix,
in der Bindungsprozesse (Bowlby, 1969; Schmidt und Strauß,
1996), affektives Tuning (Stern, 1985) sowie soziale Referen-
zierungsprozesse (Dornes, 1993) unmittelbar stattfinden. Das
Mesosystem bezeichnet die Beziehungen der gegenwärtigen
unmittelbaren Umwelt des Kindes mit anderen Umwelten. Es
umfaßt die Peer-Group, die Nachbarn und Freunde und ist
durch Wechselwirkungen zwischen mehreren Mikrosystemen
gekennzeichnet. Das Exosystem enthält alle Bereiche, denen
das Kind nur mittelbar ausgesetzt ist, die es aber nicht minder
positiv oder negativ beeinflussen können (z B. die Arbeitswelt
der Eltern oder die Schulbehörde). Das Makrosystem schließlich enthält die übergeordneten institutionellen Bereiche der

Kultur, das soziale und politische System eines Landes, das über Ideologien und Normensysteme indirekt auf die Entwicklungsbedingungen des Kindes einwirken kann.

Individuum und Gesellschaft

Der Ausdruck Postmoderne, den zahlreiche Denker im Anschluß an den französischen Philosophen Lyotard verwenden, der ihn seinerseits von amerikanischen Soziologen übernahm (Augé, 1994) bedeutet, daß das Konzept der Moderne heute nicht mehr dieselbe Evidenz besitzt wie noch zu Beginn des 20. Jahrhunderts. »Mit einem Mal ist die Moderne nicht mehr das Kriterium der Moden, der geistigen und ästhetischen ebensowenig wie der Kleidermoden: Alle Stilrichtungen sind zulässig, sofern sie sich gegenseitig nicht ausschließen und keinerlei Synthese bilden: In Mode ist heute der Flikkenteppich, nicht der Synkretismus, der die sekundäre Bearbeitung eines primären Elements voraussetzt, also die Arbeit in der Zeit«. (S. 34) Andere Autoren beziehen sich auf die Globalisierung: Das Wirtschaftssystem steht unter erhöhtem globalen Konkurrenzdruck und muß sich einem verschärften Wettbewerb stellen (Kennedy, 1993). Produktionseinheiten werden zersplittert und dorthin verlegt, wo gerade die günstigsten Rahmenbedingungen vorherrschen. Die Qualifikation von Produzenten veraltet rasch, so daß ... »die Arbeitnehmer dem Druck ausgesetzt sind, ständig umzulernen, wenn sie nicht ins gesellschaftliche Abseits geraten wollen« (Kuhlmann, 1994, S. 20). Der Zwang, Produkte so schnell wie möglich auch zu verwerten, zieht einen Wettbewerb mit Hilfe »einprägsamer Bilder« nach sich. Massenmedien wie Kino, Fernsehen und Video sind Ergebnisse des 20. Jahrhunderts. Die Postmoderne ist auch durch eine zunehmende Vernetzung von Informationsmöglichkeiten gekennzeichnet: Telefon, Fax, schließlich der Computer im eigenen Heim und die globale Vernetzung über das Internet. Durch den beschleunigten Umsatz von Bildern, Produkten und Informationen wird die Welt immer unübersichtlicher. Von den sozialen Konstruktionsleistungen jedes einzelnen Individuums hängt es ab, »ob der Massenkonsum etwa von elektronischen Bildmedien zur

Zerstreuung oder gar Auflösung von Personalität führt, oder ob sich auch im Überfluß und permanenten Wandel neue Erlebnis- und Verhaltensroutinen einstellen« (Kuhlmann, 1994, S. 23). Schulze (1994) beschreibt eine sogenannte Erlebnisorientierung von Individuen, die mit dem objektiven Entscheidungsdruck, dem sie ausgesetzt sind, einhergeht. Erlebnisorientierung bedeutet dabei, daß die Menschen selbst herausfinden müssen, was zu ihnen paßt und was ihren subjektiven Vorlieben entspricht. In der postmodernen Gesellschaft haben soziale und regionale Herkunft ihre normative Kraft eingebüßt. Der Jugendliche in den wohlhabenden Gesellschaften des Westens sieht sich »... einem immer größeren Angebot an Konsumgütern, Lebensstilen, Beziehungsformen, Berufsalternativen etc. gegenüber« (Kuhlmann, 1994, S. 23). Die spezifische Wahl ist für das Individuum schwierig, weil es darauf ankommt, die eigenen Wünsche zu bestimmen und zu erkennen, was man wirklich will.

Die Selbstverantwortlichkeit des Individuums wird betont, aber damit steigt auch die Gefahr, den erhöhten Ansprüchen an die Flexibilität des einzelnen nicht genügen zu können und sich von sozialen Prozessen beschämt oder ängstlich abzuwenden (Resch, 1998). Der nachwachsenden, jüngeren Generation wird vorgehalten, nicht zu genügen, weil die erfolgreichen 40- bis 60jährigen in dem Wahn leben, »Jugendlichkeit und Durchblick gepachtet zu haben« (Sigusch, 1998). Am Maßstab der erfolgreich junggebliebenen Elterngeneration wird die Folgegeneration bewertet und zu leicht befunden. Die postmoderne Gesellschaft ergeht sich in narzißtischer Selbstbespiegelung mit Bezug auf ihre Leistungen, auf ihre Darstellungskraft; wobei Selbstinszenierungen, Sozialprestige und wirtschaftlicher Erfolg im Mesosystem Vorrang haben.

In der Kunst zeigt sich, daß dem Diktat des Abstrakten an den führenden amerikanischen und europäischen Akademien schließlich eine Hinwendung zu einer neuen Gegenständlichkeit folgte. So entwickelten sich die Pop-art in den sechziger und siebziger Jahren, die »Neuen Wilden« aus Deutschland sowie andere expressive figurative Arbeiten der neuen Generation (Übersicht bei Schilke, 1994). Die Inhalte sind Obsessionen, moderne Mythenbilder, vibrierende Sexualität, Traumatisierung, subjektive Wirklichkeiten, Visionen und Angstträume;

eine Hintergründigkeit und Bedrohlichkeit wird faßbar, die als besondere Intensität des Ausdrucks beeindruckt. Moderne Traditionalisten gestalten aktuelle Themen mit altmeisterlichen Techniken, Verfremden, Persiflieren und Zitieren, um ein neues Bewußtsein zu schaffen. Die energetische Malerei gestaltet wiederum einfache Inhalte auf hochemotionale ekstatische Weise und erreicht auf diese Weise das Gefühl des Betrachters. Wenn Kunst vorausahnt, was in der nächsten Generation das Hauptthema wird, könnte dies nicht Ausdruck einer »emotionalen Klimakatastrophe« sein? Höheren kommunikativen Ansprüchen einer immer komplexeren gesellschaftlichen Umwelt steht verstärktes individuelles Scheitern der sozioemotionalen Anpassung jugendlicher Individuen gegenüber.

Familie und Gesellschaft

Ohne einen genaueren Blick auf die Familie sind die Fragen zur zunehmenden emotionalen Labilität bei Jugendlichen sowie einer Zunahme von Risikoverhalten wie Drogensucht, Delinquenz, Aggressivität oder Autoaggression nicht zu beantworten. Liegt das Problem in einer Veränderung familiären Zusammenlebens? Und wenn – welchen Anteil hat das Makrosystem?

Da ist zunächst die »broken home«-Situation, Gewalt in der Familie, Alkoholismus, Dauerstreit und sexuelle Übergriffe. Diese dramatischen Brüche des Mikroklimas wurden bei der Erforschung transaktionaler Mechanismen der Entwicklungspsychopathologie in ihren negativen Auswirkungen erkannt und wissenschaftlich dargelegt (Luthar et al., 1997). Obwohl es immer mehr Alleinerziehende gibt und in solchen Konstellationen nachweislich eine erhöhte Gefährdung des emotionalen Dialogs besteht, erklärt die »broken home«-Situation nur einen Teil der Verhaltenstrends der jungen Generation. Statistisch gesehen wird in den Großstädten schon mehr als die Hälfte der Ehen wieder geschieden (im Gesamtdurchschnitt Deutschlands jede dritte Ehe), aber die »suggestive Kraft« von Zahlen soll unseren Blick nicht ablenken; der Familiensurvey des deutschen Jugendinstituts besagt, daß 87,5 Prozent der Kinder und Jugendlichen in den alten Bundesländern und 82 Prozent in den neuen bis zur Volljährigkeit mit beiden leiblichen

97

Elternteilen zusammenleben (zitiert nach Billmann-Mahecha, 1997; Nave-Herz, 1994). Auch wenn man aus der Perspektive des Psychotherapeuten bei Jugendlichen diese Zahlen fast nicht glauben kann, muß unser Blick weiterwandern.

Die Zusammensetzung des primären Umfeldes, der Kernfamilie, ist nicht biologisch determiniert, auch wenn die wichtigste frühe Umgebung des Kindes in der Regel aus Mutter und Vater – eventuell auch Geschwistern – besteht. Im historischen Überblick findet sich ein Trend, demzufolge seit dem Ende des 19. Jahrhunderts ein Abbau der patriarchalischen Familienstrukturen quer durch alle Gesellschaftsschichten hin begonnen hat, der am Ende des 20. Jahrhunderts zur Emanzipation der Frau und zur Wiederbelebung eines starken weiblichen Prinzips geführt hat. Aber noch immer gehören Rollenkonfusionen und Legitimationskrisen im partnerschaftlichen Bereich zum Alltag. Mancherorts wird die Kernfamilie in ihrer Funktion und ihrem Sinn radikal in Frage gestellt, ohne daß allgemeine und überzeugende Alternativmodelle vorlägen (Resch, 1996).

Betrachtet man die Familie im Entwicklungskontext, kann man den elterlichen Einfluß auf das Kind durch die beiden Begriffe Beziehung und Erziehung beschreiben. Sowohl die Beziehung- als auch die Erziehungsqualität sind von individuellen Faktoren der Eltern, aber auch von deren wechselseitiger Beziehung abhängig. Jede Eltern-Kind-Interaktion hat Beziehungs- und Erziehungsqualitäten. Erziehung als ein bestimmtes Set von Verhaltensweisen zur Förderung der kindlichen Entwicklung findet immer in einem Beziehungsrahmen statt (Resch, 1996). In beiden Bereichen kann es durch die postmodernen Herausforderungen Verunsicherungen geben.

In einer epidemiologischen Untersuchung an 4363 Einschulungskindern des Jahres 1996 mit einem Fragebogen zu Verhaltensauffälligkeiten – dem etablierten, in mehrere Sprachen übersetzten Instrument der Child Behavior Checklist – konnten wir folgende Verhaltensmerkmale bei 5- bis 7jährigen Kindern feststellen: 77 Prozent aller Kinder wurden von ihren Müttern so eingeschätzt, daß sie »viel streiten und widersprechen«, 54 Prozent, daß sie »viel Beachtung brauchen«. Etwa 33 Prozent der Kinder werden als unkonzentriert, impulsiv und »zu redefreudig« eingeschätzt. Eine Tendenz, sich zu produzieren, und Wutausbrüche werden beobachtet. Bei Jungen treten diese Merkmale signifikant häufiger auf als bei Mädchen (Haffner et al., 1998; Resch et al., 1999). Das Ausmaß an Verhaltensauffälligkeiten war hochsignifikant mit psychischen Problemen der Eltern und anderen familiären Schwierigkeiten (Wohnungsproblemen, Finanzproblemen) verknüpft.

Das Gesamtbild typischer Eigenschaften und Verhaltensmuster heutiger Einschulungskinder aus Sicht der Eltern kann wie folgt beschrieben werden: In positiver Weise formuliert erscheinen die Kinder durchsetzungsbereit, sie zeigen einen hohen Grad an Selbstbehauptung, sind beim Einfordern ihrer Bedürfnisse hartnäckig, streitbar, aktiv, beweglich und reizoffen. Dies wären notwendige Eigenschaften zur künftigen Bewältigung postmoderner Problemstellungen. Aber in negativer Formulierung erscheinen die Kinder ichbezogen, sozial und emotional unsicher, egozentrisch und bedürftig nach Bezugspersonen. Sie haben eine eher geringe Frustrationstoleranz, Probleme mit sozialen Regeln; ihre Selbstkontrolle ist eingeschränkt, die Aufmerksamkeitssteuerung erscheint ungenügend. Diese Erlebens- und Verhaltensmerkmale kennzeichnen eine »neue Normalität« mit allen Chancen und Risiken. Die Herausforderungen an Eltern, Erzieher und andere vorbildhafte Bezugspersonen werden in jedem Fall deutlich. Die zunehmende Komplexität der Welt bedarf einer entsprechenden Elternschaft und Erziehungsleistung, um die individuelle »Passung« des Kindes an zu rasch wechselnde Bedingungen vorzubereiten.

Trends psychosozialer Störungen im 20. Jahrhundert

Bei der Erörterung individueller Entwicklungsbedingungen um die Jahrtausendwende muß man sich fragen, ob psychosoziale Problemstellungen bei Kindern und Jugendlichen im 20. Jahrhundert zugenommen haben. In einer breiten Übersicht beschreiben Smith and Rutter (1995), daß in allen entwickelten Ländern psychosoziale Störungen seit dem Zweiten Weltkrieg häufiger auftreten. Im Vordergrund steht vor allem eine deutlich Zunahme der Kriminalität. Der Trend reicht bis ins 19. Jahrhundert zurück, wobei zu Beginn des 19. Jahrhunderts hohe Raten an Kriminalität, vor allem in größeren Städten, zu verzeichnen waren. Sie gingen dann in der zweiten Hälfte des 19. Jahrhunderts und im frühen 20. Jahrhundert zurück, aber seit dem Zweiten Weltkrieg ist wieder eine eklatante Steigerung festzustellen.

Alkoholkonsum als psychosoziales Problem scheint im ersten Viertel des 20. Jahrhunderts eher eine abnehmende Rolle gespielt zu haben. Zwischen den beiden Weltkriegen gab es eine stabile Rate an Alkoholkonsum, und seit den fünfziger Jahren war ein deutlicher Anstieg bis in die achtziger Jahre zu erkennen, und danach blieb die Rate gleich. Psychoaktive Drogen (ausgenommen Alkohol) haben erst seit den fünfziger Jahren eine besondere Bedeutung erlangt. Offenbar hatten vor allem die USA. einen deutlichen Anstieg von Drogengebrauch und -mißbrauch aufzuweisen. In Europa scheint dieser Anstieg mit einer geringen zeitlichen Verzögerung erfolgt zu sein. Seit 1980 sind die Ergebnisse nicht so eindeutig. Sowohl für die USA als auch für Europa wurde ein leichter Rückgang des Mißbrauchs von illegalen Drogen verzeichnet. Aber das scheint nicht die Veränderungen bei den Gebrauchs- oder Mißbrauchsmustern anderer Drogen widerzuspiegeln.

Bei depressiven Verstimmungen gibt es mehrere Hinweise, daß ein Anstieg in jüngerer Zeit zu verzeichnen ist (Smith and Rutter, 1995). Obwohl es so aussieht, als beträfe dieser Anstieg gerade die Jugendlichen, gibt es nur wenige Informationen über das geschlechtsspezifische Muster der Häufung depressiver Syndrome, aber von der Zunahme depressiver Verstimmungen sind wohl männliche Individuen geringfügig stärker betroffen als weibliche. Das Gesamtausmaß der Veränderung kann man bis heute nicht abschätzen – vor allem wegen des sogenannten »recall-Effekts«, der darin besteht, daß ältere Individuen frühere depressive Episoden eher vergessen und sich vor allem an rezente Episoden erinnern. Auch bei Eßstörungen zeigt sich in den letzten 60 Jahren ein Aufwärtstrend. Bulimie wird als Störungsbild erst seit den siebziger Jahren beschrieben. Auch hier belegen mehrere Studien erhöhte Inanspruchnahme von therapeutischer Behandlung. Epidemiologische Untersuchungen legen nahe, daß die Prävalenz angestiegen ist, obwohl durch die Datenlage ein Anstieg noch nicht definitiv bestätigt werden kann.

In den meisten europäischen Staaten – mit Ausnahme von Westdeutschland – konnte in der Nachkriegszeit bei 15 – 24jährigen und 25 – 34jährigen in der Zeit zwischen 1970 und 1990 eine deutliche Steigerung der Selbstmordraten beobachtet werden. Besonders stark zeigte sich dieser Trend zwischen 1970 und 1980. Suizidales Verhalten scheint zwischen den fünfziger und siebziger Jahren deutlich angestiegen zu sein, wobei seit den achtziger Jahren eher wieder eine leichte Abnahme zu vermelden ist; diese wird vor allem zugunsten der Frauen berichtet. Im Gegensatz zum Suizid ist die Rate von Selbstmordversuchen bei weiblichen Individuen deutlich höher als bei männlichen.

Es gibt ganz klare geschlechtsspezifische Unterschiede auch bei anderen psychosozialen Problemen. So findet sich Kriminalität überwiegend bei jungen Männern. Bei Drogen und Alkohol scheint der Anstieg an Konsums nicht zuletzt auch durch zunehmenden Gebrauch bei Adoleszenten erklärbar zu sein. Auch illegale Drogen werden vorwiegend von ihnen eingenommen.

Depressive Störungen kommen ab dem Alter von 11 Jahren häufiger bei Mädchen als bei Jungen vor (Faktor 2 : 1). Auch Eßstörungen treten vorwiegend bei Mädchen und jungen Frauen auf. Man geht davon aus, daß die Prävalenz der meisten psychosozialen Störungsbilder bei Adoleszenten seit dem Zweiten Weltkrieg angestiegen ist. Nur bei Eßstörungen kann dieser Trend nicht mit 100prozentiger Sicherheit bestätigt werden. Bei Kriminalität, Selbstmord und Drogenmißbrauch finden sich gehäuft männliche Individuen, bei Depression, Eßstörungen und anderen suizidalen Verhaltensweisen gehäuft weibliche. Nationale Unterschiede finden sich in einigen Bereichen, vor allem die Entwicklung des Drogengebrauchs und -mißbrauchs, und die Kriminalitätsraten weisen Unterschiede zwischen den einzelnen Staaten auf. Bei Suiziden von männlichen Individuen ist Westdeutschland vor 1990 eine bemerkenswerte Ausnahme gewesen. Die Suizidraten stiegen nicht in vergleichbarem Maße wie in den meisten anderen europäischen Ländern an.

Welche Erklärungsversuche können wir für diese zeitlichen Trends liefern? Rutter und Smith stellen ganz unmißverständlich dar, daß es keine Verschlechterung der Lebensbedingungen sein konnte, die für diese Anstiege verantwortlich zu machen ist. Arbeitslosigkeit ist ein wesentlicher psychosozialer Risikofaktor, aber Arbeitslosigkeit als Phänomen kann gerade nach dem Zweiten Weltkrieg nicht die Zunahme von Störungen erklären. Auch körperliche Krankheiten können psychische Probleme nach sich ziehen, nur sind die Gesundheitsbedingungen in den Ländern nach dem Krieg eher besser geworden. Wir müssen also mögliche gesellschaftliche Implikationen des Makrosystems in subtileren Einflußnahmen suchen. Ist es die Zerstörung familiären Zusammenhalts, die sogenannte »broken-home«-Konstellation, die für gehäufte psychosoziale Störungen verantwortlich zu machen ist? Welche anderen psychosozialen Risiken haben Kinder und Jugendliche zu gewärtigen? Kann der Einfluß der Massenmedien so stark sein, daß er für eine Häufung psychosozialer Störungen verantwortlich zeichnet? Oder sind es vielleicht Veränderungen ethischer Werte oder andere subtile Einflüsse, die unsere postmoderne Kultur auf das Mikrosystem ausübt, so daß das familiäre Klima dadurch beeinflußt wird? Im einzelnen gibt es Evidenzen für einen Einfluß der Arbeitsbedingungen, der Massenmedien, der Erziehungsbedingungen und der Wertewelt in den Familien (Smith und Rutter, 1995). Auch der Einfluß der Gleichaltrigengruppe auf Wohlbefinden oder Mißbehagen bei Kindern und Jugendlichen wird hervorgehoben (Seiffge-Krenke, 1998). Alle diese Einflüsse müssen sich aber letztlich an einem Punkt verdichten, nämlich dort, wo diese Einflüsse Eingang in die Selbstentwicklung und das Weltbild des Kindes finden.

Fazit

Das zentrale Motiv der Postmoderne ist eine mit grundsätzlichen Dissenses rechnende Pluralität (Billmann-Mahecha, 1997). In der Komplexität der postmodernen Welt werden Selbst und Umwelt mit Systemeigenschaften beschrieben. Das kausale Denken hat sich zugunsten eines kybernetischen »Netzwerk«-Denkens dezentriert. Wir müssen die Prozeßhaftigkeit von Strukturen wie Selbst- und Weltbild anerkennen, auch die Prozeßhaftigkeit von Wissen und Begriffen, die unser Denken prägen. Die Relativität von Erkenntnissen, Geltungsbereichen, die Unbestimmtheit des Wissens tritt in den Vordergrund. Aber im zwischenmenschlichen Diskurs führt die Relativität von Bedeutungen je nach kommunikativen Rahmenbedingungen zu Problemen. Denken wir nur an Familien aus unterschiedlichen Kulturkreisen, wo rasch wechselnde Bedeutungszuschreibungen im zwischenmenschlichen Kontakt zu Problemen der gemeinsamen Konstruktion von Wirklichkeit führen können. Kulturschock und Realitätsverluste können die Folge sein. Wissenschaftliche Unvorhersehbarkeit ist innerhalb von definierten Rahmenbedingungen auszuhalten. Aber in Alltagsentscheidungen, in der Stabilisierung des eigenen Lebensvollzugs ist der Verlust an Entscheidungssicherheit, an Vorhersagemöglichkeiten und an Einheitlichkeit für das Individuum schmerzlich. Wieviel Relativität, Flexibilität, Unsicherheit, Momenthaftigkeit, Unübersichtlichkeit verkraftet der Mensch ohne Identitätsdiffusion, erlernte Hilflosigkeit oder realitätsgefährdende Irritation? Wie viele Sachzwänge, wieviel Systemdruck und situative Erfordernisse kann er – immer wieder mit Neuem konfrontiert – aushalten? Können wir Menschen überhaupt leben ohne Berechenbarkeit, ohne Gewohnheit, ohne Ritual?

Wenn gesellschaftliche Lebensformen und Werte einem raschen Wandel und einer starken Kontextgebundenheit unterliegen, muß die notwendige Verläßlichkeit im Mikrosystem zwischenmenschlicher Intimität gefunden werden, aber gerade dort entsteht ein egozentrisch-hedonistisches Chaos, wenn jedes Individuum vor allem versucht, sich in unterschiedlichen sozialen Rollen zu behaupten und in der Gesellschaft durch Flexibilität Anerkennung zu finden.

Öffnet sich nicht in (über)fordernder Vielfalt von Wahlmöglichkeiten – für die Erwachsenen und Heranwachsenden – unter dem Druck rasch wechselnder Entscheidungsnotwendigkeiten einerseits und der Forderung nach klaren Grenzen und gestalteten Erfahrungsräumen mit der Möglichkeit zu offenem zeitlosem emotionalen Austausch im Mikrosystem eine Schere? Folgendes Szenario ist denkbar:

Wenn Eltern und Kinder unter dem Alltagsdruck in Ohnmachtsgefühlen, in Gefühlen mangelnder Handlungskontrolle oder Befürchtungen mangelnder situativer Kompetenz verhaftet sind oder ihrer Selbstbehauptung im Mesosystem erliegen, dann stören die Beeinträchtigungen der eigenen Befindlichkeit von Bezugspersonen und Kindern den emotionalen Diskurs im Mikrosystem. Schließlich gerät der sozioemotionale Entwicklungsprozeß der Kinder in Gefahr. Wenn nämlich das erwachsene Individuum im Meso- und Makrosystem einen klaren subjektiven Verlust seiner Handlungsmächtigkeit erleben muß, wird es weniger Möglichkeiten zur sicheren Gestaltung von Erfahrungsräumen im Rahmen der Erziehungsarbeit wahrnehmen können. Zusätzlich wird die Bezugsperson durch emotionale Unausgeglichenheit und mangelnde Beziehungsgestaltung das Kind negativ beeinflussen. Beispiele aus der Forschung über die Beziehungsgestaltung von Eltern mit psychischen Störungen (z. B. Depressionen) gibt es viele (Resch, 1996). Beide Effekte ziehen aber eine Konsequenz nach sich: Sowohl die mangelnde Erziehungsleistung in einer Bindungsmatrix als auch die Beeinträchtigung des emotionalen Diskurses führen zu einer Schwächung des kindlichen Selbstwertes, der kindlichen Handlungskompetenz, der kindlichen emotionalen Steuerung, kurz gesagt, zu einer Beeinträchtigung der kindlichen Selbststruktur. Auf diese Weise könnte die postmoderne Verunsicherung des erwachsenen Individuums sich in einer fatalen emotionalen Vernachlässigung der Kinder äußern!

Während in der Gesellschaft nach Rassenwahn und Massenvernichtung im 20. Jahrhundert Vernunft, Intellekt, Durchschaubarkeit, Berechenbarkeit und Kontrolle zu hohen Werten stilisiert werden, ja in bewußter Weise eine Ent-Emotionalisierung als Lösung für politische und soziale Probleme hervorgehoben wird, haben die Konsequenzen menschlichen Intellekts im verstärkten Bemühen um Machbarkeit und Aufklärung eher zu immer weniger Durchschaubarkeit, Berechenbarkeit und Kontrolle der Welt geführt. Das Mikrosystem ist in einer postmodernen Welt zunehmend gefährdet. Wir müssen beispielsweise auch ganz entschieden gegen die Vermarktung von Kinderpornographie im Internet, gegen sexuellen Mißbrauchstourismus und mediale Gewaltverherrlichung Einspruch erheben. Es bedarf einer übernationalen Abstimmung ethischer Grenzensetzungen. Jürgen Habermas (1998) spricht von einer »postnationalen Konstellation«. Eine Gesellschaft, die negative Emotionen dämonisiert, verachtet und verleugnet, Aggression, Angst oder Trauer negiert, überspielt oder damit Geschäfte macht, wird von eben diesen negativen Emotionen eingeholt und bedroht werden. Individuen in unkontrollierten emotionalen Zuständen können sich der vorhandenen Machtmittel strategisch bedienen. Die postmoderne Gesellschaft hat eine ungeheure Verstärkerfunktion für den rücksichtslosen Einzelnen. Durch die Globalisierung können emotionale Handlungsfolgen eines Menschen weltweit Reaktionen nach sich ziehen. Auch ist die manipulative Kraft der Informationsmedien in der Bedürfniserzeugung nicht zu unterschätzen. Ein Grundproblem menschlichen Zusammenlebens ist das Mißverständnis, die falsche oder fehlende motivationale Erschließung der Handlungen des Gegenübers.

Wenn Kinder von ihren Bezugspersonen emotional vernachlässigt werden, wachsen sie häufig mit bewegten Bildern (z. B. Fernsehen, Video) auf, die sie jedoch nicht interaktiv erschlossen haben, sondern sind nur unbeteiligter medialer Zeuge. Die Gestaltung einer inneren Vorstellungswelt geschieht durch extreme äußere Anreize ohne eigene Gestaltungsaktivität. Dies könnte sich ebenfalls ungünstig auf Erlebnisverarbeitung und Realitätsbewußtsein auswirken. Die postmoderne Kultur betont die konsumierte Emotion und reduziert die selbst aktiv gelebte Emotion. Die Stärkung des Mikrosystems ist eine notwendige gesellschaftliche Forderung unter den Anforderungen der Postmoderne.

Immer wieder gab es Forderungen, Mütter sollten keiner eigenen Berufstätigkeit nachgehen, eine vermeintliche Garantie für kindliche emotionale Bedürfniserfüllungen zu erzwingen (siehe James and Prout, 1997), aber eine solche versteinerte Argumentation hilft weder Eltern noch Kindern, sie hält nur ein Familienbild aufrecht, das heute in vieler Hinsicht nicht mehr gültig ist (Resch, 1996). Die Gesellschaft könnte aber Familien, die der postmodernen Fluktuation ausgesetzt sind, institutionell unterstützen – beispielsweise durch Erleichterungen vorübergehender Arbeitszeitflexibilisierung bei Eltern mit Kleinkindern, die Schaffung von attraktiven Tageseinrichtungen, Tagesstätten mit pädagogisch und psychologisch kompetent geführten Gruppenaktivitäten, die eine Erfahrungsraumgestaltung für Kinder ermöglichen.

Auch Schulen könnten sich neben dem Bildungsauftrag wieder ihres Erziehungsauftrags erinnern und psychosoziale Lernangebote sowie eine aktive Lebens- und Erlebnisraumgestaltung aufbauen. Mikrosysteme auch außerhalb des unmittelbaren Familienkreises zu erzeugen, erscheint notwendig (Cicchetti und Toth, 1997).

Worin liegen die größten Herausforderungen für die künftige Entwicklung unserer Kinder? Besteht nicht die Gefahr einer emotionalen Entdifferenzierung, die durch noch so große kognitive Bildung und Ausbildung nicht kompensiert werden kann? Liegt die Herausforderung nicht in der Ausdifferenzierung von Bewertungs- und Entscheidungsstrukturen, in der Verbesserung von sozialer Verständigung, in der verbesserten Abstimmung eigener Erlebniswelten mit anderen, also einer Verbesserung der sozialen Wahrnehmung und Erkenntnis, beschreibbar in dem Begriff emotionale Differenzierung? Müssen wir nicht unsere Kinder gegen vielfältige Verführungstechniken immunisieren und ihnen zugleich handlungsrelevante Information zugänglich machen?

Die emotionale Bewertung der Dinge läßt uns handeln. Wir werden nicht durch unser Wissen zugrunde gehen oder überleben, sondern unsere Werte und Haltungen werden darüber entscheiden. Emotionale Kultivierung, Differenzierung und Erziehung, d. h. die Entwicklung eines differenzierten Verständnisses für eigene und andere Befindlichkeit, halte ich für die wesentliche Herausforderung unserer Zeit. Inmitten weltweiter Konflikte und waffenstarrender Selbstbehauptung unterschiedlichster Völker und Kulturen haben wir schmerzlich lernen müssen, daß Bildung und Verwissenschaftlichung des Alltagsverstandes die emotionalen Abgründe des Menschen nicht überbrücken können. In die komplexe postmoderne Welt des neuen Jahrtausends wage ich eine These zu setzen: Wir werden uns mit den Emotionen des Menschen beschäftigen müssen, mit seinen Wünschen, Hoffnungen, untergründigen Motiven und Passionen, mit seinen Empfindlichkeiten und mit den Grenzen seiner Gefühlszustände, in denen sich jegliches Handeln vollzieht. Wir werden uns intensiv damit beschäftigen müssen, weltweit in Wissenschaft, Kunst, Technologie und im Alltag, oder wir werden einer kalten Selbstzerstörungslogik des Menschen zum Opfer fallen.

Christian Eggers

Beziehungsfähigkeit als Voraussetzung für Friedensfähigkeit von Kindern und Jugendlichen

Einleitung

Wir sind heute vor die entscheidende Frage gestellt, ob wir alle, die wir die *Gesellschaft* bilden, also jeder einzelne von uns, ganz persönlich die *Verantwortung* für die nächste und übernächste Generation zu übernehmen bereit sind. Hans Jonas sprach in dieser Hinsicht vom Archetyp aller Verantwortung.

Heute sind wir nur allzu gern bereit, die Verantwortung für unsere Probleme auf abstrakte Institutionen zu schieben: am liebsten auf die Gesellschaft, die Politik oder die Medien. Das hat den ungeheuren »Vorteil«, daß man dann selbst nichts mehr damit zu tun hat, seine Verantwortung los und aller Verpflichtungen ledig ist. Dies allerdings entspricht dem heutigen *Zeitgeist*, der sich das »Immer-gut-drauf-Sein« zum Motto gewählt hat.

Wir erleben zur Zeit eine zunehmende Gewalttätigkeit bei Kindern und Jugendlichen und einen stetigen Anstieg der Kinder- und Jugendkriminalität. Das Bedrohliche liegt auch darin, daß immer jüngere Kinder gewalttätig werden: In den letzten Jahren hat sich die Tatverdächtigen-Ziffer für Gewalthandlungen bei 12- bis 14jährigen Kindern verdreifacht. Im Jugendalter sind die Zahlen noch höher. Parallel dazu werden die Kinder, die Nikotin, Alkohol, Drogen und andere schädigende Substanzen konsumieren, immer jünger. Dies gilt auch für sexuelle Aktivitäten.

Außerdem verfolgen wir gerade eine unsägliche Diskussion über Maßnahmen gegen fremdenfeindliche Übergriffe und wegen der Anschläge auf Synagogen. Ausländische Mitbürger werden nicht selten auf grausamste Weise zu Tode gequält. Man ruft nach raschen Aktionen, die Tatkraft vorgaukeln sollen, aber am eigentlichen Problem vorbeigehen.

Es scheint so, daß die Öffentlichkeit, und das sind wir alle, die Brisanz dieser Entwicklung einfach nicht zur Kenntnis nehmen oder ganz schnell wieder verdrängen oder gar verleugnen will. Das *Wegsehen* geschieht wohl deshalb, weil der Abgrund, der sich bei genauerem Hinsehen öffnen würde, zu gefahrvoll und unerträglich wäre. So begnügt man sich lieber mit einer Symptombeseitigung und mit dem Zukleistern der wahren Probleme, anstatt sich mit den Ursachen von Gewalt, Ausländerhaß, Drogen- und Alkoholkonsum zu beschäftigen.

Dabei geht es wirklich um viel, viel mehr als um Parteienverbot oder Bekämpfung der Jugendarbeitslosigkeit, so ehrenwert diese Ziele auch sein mögen und sich wahrscheinlich auch positiv auf die Verteilung der Wählerstimmen auswirken werden.

Vielmehr ist dem Münsteraner Pädagogen Johannes Schwarte zuzustimmen, der in einem Vortrag feststellte: »Es steht der humane und zivilisatorische Standard unserer Gesellschaft und damit natürlich auch ihre Zukunftsfähigkeit auf dem Spiel.« Eine ähnliche Sicht vertreten Götz Eisenberg und Reiner Gronemeyer in ihrem Buch *Jugend und Gewalt* (1993), wenn sie feststellen: »wenn nichts geschieht, was den Gang der Dinge unterbricht, werden wir vermutlich in eine hochtechnisierte Barbarei hineinstolpern«, und: »Die Zermürbung der klassischen Sozialisationsinstanzen – der Familie, der Schule vor allem – öffnet die Tore für die Rückkehr der Gewalt in den Alltag der ›zivilisierten Gesellschaften‹. Die traditionelle Moral geht, und die neue Gewalt kommt.«

Erziehung versus Beziehung

Schwarte sieht die heutigen Probleme unserer Jugend als »Entzivilisierungsphänomene« an und führt sie auf eine »gesamtgesellschaftliche Erziehungsvergessenheit« zurück. Jeder, der mit Kindern und Jugendlichen in der Schule, in der kinderärztlichen oder jugendpsychiatrischen Praxis oder in einer Erziehungs- oder Familienberatungsstelle umgeht, wird dem sofort zustimmen.

Auch in früheren Zeiten war die Erziehungsfähigkeit Thema. So schrieb Immanuel Kant zum Ende des 18. Jahrhunderts in der von ihm herausgegebenen Zeitschrift *Über Pädagogik* bemerkenswerte Gedanken nieder, die ich kurz zitieren möchte:

»Zwei Erfindungen des Menschen kann man wohl als die schwersten ansehen: Die der Regierungs- und die der Erziehungskunst nämlich (...). Sich selbst besser machen, sich selbst kultivieren, und wenn er böse ist, Moralität bei sich hervorbringen, das soll der Mensch. Wenn man das aber reiflich überdenkt, so findet man, daß dieses sehr schwer sei. Daher ist die Erziehung das größte Problem und das schwerste, was dem Menschen kann aufgegeben werden. Denn Einsicht hängt von der Erziehung, und Erziehung hängt wieder von der Einsicht ab. (...) und nur dadurch, daß eine Generation ihre Erfahrung und Kenntnisse der folgenden überliefert, diese wieder etwas hinzutut und es so der folgenden übergibt, kann ein richtiger Begriff von der Erziehungskunst entspringen...«

Diese Gedanken enthalten sehr viel Modernes und bleibend Richtiges: Erziehung als »Kunst« verstanden, und eben nicht als das bloße Vermitteln starrer Prinzipien, das ist eine kluge Sichtweise.

Aus unserer Sicht würde man heute den Begriff »Erziehung« durch den Begriff »Beziehung« ersetzen oder diese Begriffe zumindest gleichwertig sehen. Das eine ist nicht ohne das andere möglich. Eine Pädagogik, die nicht von vornherein auf einer guten, vertrauensvollen, gefühlsmäßigen Beziehung zum Kind beruht, ist wirkungslos oder gar schädlich.

Die moderne Säuglings- und Bindungsforschung hat belegt, wie sehr die intuitive Reaktionsbereitschaft und Empathiefähigkeit der Bezugspersonen im ständigen emotionalen Austausch mit dem Säugling und dem Kleinkind bewirken, daß das junge Individuum »prototypische Repräsentanzen von affektbesetzten interaktiven Erfahrungen« ausbilden kann (Emde, 1999). Diese wiederum legen den Grundstein für die spätere Fähigkeit zum sozialen Austausch und für eine adäquate Auseinandersetzung mit der Realität.

Die Fähigkeit zur sozialen Perspektivenübernahme, das Einfühlungsvermögen in die jeweiligen Affekte, Absichten, emotionalen Gestimmtheiten und Wertvorstellungen des anderen werden schon in dieser frühen Entwicklungsphase grundlegend determiniert. Aufgrund ihrer fortgeschrittenen zentralnervösen Organisation sind das Neugeborene und der junge Säugling in der Lage, zu mehr als einer Person Kontakt aufzunehmen und Interaktionen mit ihrer unmittelbaren Umgebung zu beginnen und zu beenden. Dabei ist es wichtig, daß die unmittelbare Bezugsperson von Anfang an taktvoll auf diese Interaktions- und Kommunikationsbemühungen des Neugeborenen und jungen Säuglings reagiert, und daß der junge Säugling das Gefühl bekommt, daß er bei seinen relevanten Bezugspersonen für ihn adäquate, d. h. »richtige« Reaktionen auslösen kann. Auf diese Weise kann der junge Säugling bereits ein »Effektanzgefühl« entwickeln, d. h. er kann wahrnehmen, daß seine Gedanken, Gefühle und Aktionen zum Erfolg führen. Hier liegt schon ganz früh, nämlich bereits in den ersten Lebenstagen und -wochen, die Wurzel für spätere Ich-Stärke, Selbstvertrauen und ein gesundes Selbstwerterleben. Damit dies gelingt, kommt es entscheidend darauf an, daß interne Verhaltensbereitschaften des Säuglings und externe Förderung seitens der unmittelbaren Bezugspersonen sorgfältig aufeinander abgestimmt werden.

Frühe Austauschprozesse zwischen Mutter und Säugling

In der frühen Mutter-Baby-Beziehung entwickelt sich ein harmonisches Interaktionsmuster, welches dem Säugling das Gefühl vermittelt, daß zwischen seinen Intentionen und denen der Mutter kein Unterschied besteht, was wiederum darauf gründet, daß die Mutter die Signale ihres Säuglings nicht nur intuitiv versteht, sondern sie auch adäquat beantwortet, ein unbewußt ablaufender Austausch, der von Balint (1966) als »primäre Liebe« bezeichnet wurde. Diese Ansicht steht in Einklang mit der neueren Säuglingsforschung, die gezeigt hat, daß es bereits angeborene Prädispositionen für mentale Interaktionen beim Neugeborenen gibt in Form einer primären Intersubjektivität (Trevarthen, 1998). Diese primäre Intersubjektivität ist wiederum auf eine »ganz bestimmte Struktur der primären Erfahrungen in der Dyade angewiesen« (Bergmann-Mausfeld, 2000). So kann das Neugeborene schon vor dem Alter von 45 Minuten den mimischen Ausdruck seiner Bezugsperson teilen, d. h. es verfügt »über einen fest vorgegebenen Kommunikationscode, den es mit einem Gegenüber teilt und der für einen ersten emotionalen Kontakt mit seinem Gegenüber ausreicht, wodurch erst geteilte Erfahrungen in einem gemeinsamen Erlebnisraum möglich sind« (ebd.). Auch ist das Neugeborene bereits dazu prädestiniert, seine Aufmerksamkeit mit einem Gegenüber zu teilen und einen gemeinsamen Aufmerksamkeitsfokus zu bilden, eine Fähigkeit, die sich im Laufe der nächsten Monate weiter differenziert.

Voraussetzung für diese Fähigkeiten ist, daß die frühen Interaktionen und Austauschprozesse zwischen Bezugspersonen und dem jungen Säugling fein aufeinander abgestimmt sind im Sinne einer spezifischen Passung, wie dies z. B. durch mikroanalytische Videobeobachtungen für die frühesten vokalen und gestischen Interaktionen zwischen Mutter und Säugling nachgewiesen werden konnte. Wenn die Reaktionen der Mutter zwar mimisch und tonlich passend sind, aber zeitlich um nur wenige Sekunden verzögert erfolgen, wird die intersubjektive Abstimmung durchbrochen, und der Säugling »verliert den inneren Kontakt zur Mutter und wird apathisch« (Bergmann-Mausfeld, 2000). Die Passung der Mutter-Baby-Interaktion ist Voraussetzung dafür, daß die angeborene Prädisposition des Neugeborenen und jungen Säuglings, mit seiner Bezugsperson in einen mentalen Kontakt zu treten, zum Erfolg führt. Die Entwicklung einer primären Intersubjektivität hat also bestimmte, ganz spezifische Interaktionsmuster zur Voraussetzung. Die Mutter nimmt nicht nur die Reaktionen bzw. Aktionen ihres Säuglings wahr, sondern auch dessen innere mentale Zustände, die sie reflektiert, was wiederum Voraussetzung ist für die Entwicklung der psychischen Strukturen bzw. des psychischen (reflexiven) Selbst beim Säugling.

Schon nach drei Tagen unterscheiden Neugeborene das Gesicht der Mutter von einem fremden Gesicht. Sie sind bereits am zweiten Tag nach der Geburt in der Lage, eine fröhliche, traurige oder überraschte Miene nachzuahmen (Field, 1984). Sie imitieren auch Gesichtsbewegungen wie Herausstrecken der Zunge, Öffnen des Mundes, Bewegungen des

Kopfes (Meltzoff und Moore, 1989; Trevarthen, 1986). Das Neugeborene beachtet bevorzugt solche Stimuli, die eng an soziale Interaktionen gekoppelt sind, und sendet seinerseits entsprechende soziale Signale aus wie Schreien, Anschauen, Nachahmen, Anschmiegen. Diese kommunikationsähnlichen Interaktionen werden als »protosoziales Verhalten« bezeichnet. Dazu gehört auch das Interesse für Gesichter, für sprachliche Prosodik, Anschmiegen, Besänftigung.

Das Neugeborene und der junge Säugling antworten bevorzugt auf *weibliche* Stimmen mit einer höheren Frequenz im Vergleich zu männlichen, tieferen Stimmlagen. Intuitiv erhöht die sensible Mutter ihre Stimmlage, wenn sie sich dem Neugeborenen zuwendet. Sie kommt damit der Vorliebe des Neugeborenen für hohe Stimmlagen unbewußt entgegen. Mikroanalytische, videogestützte Mutter-Kind-Beobachtungen haben gezeigt, daß Neugeborene sich rhythmisch im Takt des mütterlichen Sprachduktus bewegen und so eine Art Tanz aufführen, auf den sich die Mutter einfühlsam einläßt und sich dem Rhythmus des Säuglings anpaßt (Papousek, 1994).

Bereits Neugeborene zeigen eine deutliche Vorliebe für gesichtsähnliche Konfigurationen. Wenn man Neugeborenen verschiedene Stimuluskonstellationen bestehend aus drei Elementen, zwei Augen und Mund, vorstellt, bevorzugen sie eindeutig die Konstellation mit einer ovalen Umrahmung. Außerdem folgen sie mit ihrem Blick häufiger einer Gesichtsattrappe in aufrechter Position als einer Attrappe in einer anderen Position oder mit durcheinandergewürfelten Gesichtsteilen.

Intuitives Elternverhalten

Im Alter von drei Monaten entwickelt der junge Säugling ein ganz bevorzugtes Interesse am Gesicht seines Gegenübers. Er zeigt ein intensives, auf das Gesicht des anderen gerichtetes Schauverhalten; man spricht auch vom »Schaukind«. Die Mimik der Bezugsperson wird zu einem wichtigen Objekt von Neugier und Beobachtungsverhalten beim Säugling. Er beginnt jetzt zu brabbeln und großes Interesse sowohl an den Mundbewegungen der Bezugsperson als auch an der Prosodie und Rhythmik des mütterlichen oder väterlichen Sprechens zu entfalten, wobei die Eltern intuitiv ihrerseits in einer verlangsamten, singenden, rhythmischen Sprechweise mit dem Säugling kommunizieren und auf diese Weise sich den spezifischen Reizverarbeitungsmöglichkeiten ihres Säuglings anpassen. Im Alter zwischen drei und vier Monaten differenzieren sich die Lallspiele zwischen Eltern und Säugling und bekommen zunehmend einen Dialogcharakter. Die Fähigkeit der Eltern, die Kommunikationssignale des Säuglings zu verstehen und adäquat darauf zu reagieren und die Interaktionsspiele, Fütterungs-, Wickel- und Baderituale für den Säugling entwicklungsangemessen zu gestalten, wird als »intuitive parenting« (Papousek und Papousek, 1984) bezeichnet. Das intuitive Elternverhalten ist von großer Bedeutung nicht nur für die sozial-kognitive, sondern auch für die emotionale Entwicklung des Kindes. Das elterliche Sprechen wird vom Säugling mit Lippen-, Zungen- und Handbewegungen begleitet, er zeigt Freude oder Ärger beim geglückten oder mißglückten »Zwiegespräch«.

Die Kommunikation zwischen dem Säugling und den entscheidenden Bezugspersonen findet also vorwiegend über den mimischen und lautlichen Gefühlsausdruck statt. Ab dem Alter von etwa sechs Monaten orientieren sich die Säuglinge an der Blickrichtung der Bezugsperson, um ihre eigene Aufmerksamkeit danach auszurichten (»joined attention«; Adolph et al., 1993).

Im Alter zwischen vier und neun Monaten reagieren Säuglinge auf einen fröhlichen oder ärgerlichen Gesichtsausdruck mit einer eigenen entsprechenden Emotion (»emotionale Resonanz«). Mit neun Monaten erkennen sie, ob eine Person fröhlich oder ängstlich-warnend oder ärgerlich auf ein bestimmtes Verhalten oder ein spezielles Vorhaben des Säuglings reagiert. Der Säugling kann in diesem Alter den Gesichtsausdruck der Bezugsperson als Hinweis nehmen, ob ein Ereignis oder eine Situation beunruhigend oder bedrohlich ist (soziales Rückversichern; Rauh, 1999).

Wenn man Kinder zwischen vier und zwölf Monaten beim Fütterungsverhalten beobachtet, so zeigt sich, daß die elterliche Responsivität von großer Bedeutung für die kindliche Entwicklung ist, insbesonders für die Entwicklung der Initiativefähigkeit, Aktionsfreude und Kreativität. Ermunternde Eltern werden diese Fähigkeiten bei ihrem Kind fördern, während restriktive Eltern im Gegenteil die Initiativefähigkeit ihrer Kinder eher behindern. Dies kann man gut beobachten, wenn Säuglinge zum ersten Mal feste Nahrung erhalten und mit dem Löffel umgehen, dabei nach ihrem eigenen Willen spielen und experimentieren oder auch herummatschen. Säuglinge zeigen in diesen Fütterungsinteraktionen Wünsche nach Akzeptanz und Ermunterung, Wünsche, die von responsiven Eltern feinfühlig wahrgenommen, verstanden und beantwortet werden. Eltern, die das Anerkennungsbedürfnis ihres Kindes wahrnehmen und befriedigen, fördern bei ihrem Säugling das »wahre Selbst« (Winnicott).

Die Forschung über die Interaktion zwischen Säuglingen und ihren Müttern konnte zeigen, daß das Zusammenspiel zwischen den beiden bereits im Alter von zwei bis drei Monaten reziprok ist und die verschiedenen Interaktionskomponenten (Mimik, Gestik, Lautieren, Erblicken) auf aktiven Anpassungs- und Koordinationsleistungen des Säuglings beruhen und nicht etwa nur Anpassungsvorgänge der Mutter oder des Säuglings darstellen (Dornes, 1999, S. 143 ff). Im weiteren Verlauf, etwa im Alter von neun Monaten, erweitert sich das Interaktionsverhalten des Säuglings, das sich nicht mehr auf einen reziproken Austausch averbaler Verhaltensweisen und Affekte und deren Anerkennung beschränkt, sondern ein gemeinsames Drittes miteinbezieht, das gemeinsam betrachtet oder herbeigeholt wird. Das Kind verweist auf etwas, was sein Interesse weckt, macht die Bezugsperson darauf aufmerksam oder bekundet durch entsprechende Gesten oder durch Brummen, Gurren oder Quietschen, daß es diesen Gegenstand gerne in Besitz nehmen möchte. Der Säugling erwartet, daß die Mutter dieses Etwas ebenfalls beachtet und gemeinsam mit ihm beschaut oder es ihm bringt. Wichtig ist, daß die Mutter teil hat an der Freude ihres Kindes, gespeist aus der Freude über den Erfolg, das Interesse der Mutter auf ein anziehendes Objekt gelenkt zu haben. Es ist auch eine Freude an der Teilhabe und Teilnahme des mütterlichen Objekts. Hier liegt der Ursprung für die Fähigkeit, gemeinsame Gefühlszustände zu teilen (»sharing of mental states«).

Qualität der Bindungsbeziehung

Kinder von Eltern, die ein inkonsistentes Interaktionsverhalten zeigen, sind unsicher-ambivalent gebunden. Sie können sich nicht auf die Haltefunktion der Eltern verlassen, also darauf, zum rechten Zeitpunkt in der rechten Weise getröstet, geschützt und gehalten zu werden. Aufgrund der Untersuchungen von Ainsworth und Mitarbeitern (1978) sowie Main (1995) kann davon ausgegangen werden, daß etwa 10 bis 25 Prozent der etwa ein- bis anderthalbjährigen Kinder ein ambivalentes Beziehungsmuster zeigen als Folge inkonsistenter Beziehungsstile seitens der Eltern bzw. der entscheidenden Bezugspersonen.

Die Bindungssicherheit erweist sich als relativ stabil über die Zeit hinweg. Darüber hinaus eignet sie sich zur prognostischen Vorhersage kindlichen Verhaltens im Vorschulalter: Sicher gebundene Kinder zeigen ein kompetenteres Sozialverhalten und sind weniger aggressiv als unsicher gebundene Kinder. Sie haben die Erfahrung gemacht, daß ihre Bezugspersonen verläßlich und haltgebend sind, und sie konnten ein positives Selbstbild entwickeln.

Die Qualität der Bindungsbeziehung hat also einen entscheidenden Anteil an der Art und Weise, welche Beziehung das Kind später zu sich selbst und zu seiner Umwelt unterhält, und ob es eher ein prosoziales oder eher ein aggressiv-destruktives Verhalten zeigt.

Die Qualität der Bindungsbeziehung wird wiederum ganz wesentlich bestimmt durch die Feinfühligkeit, Sensitivität und Empathiefähigkeit der Mutter sowie durch Konsistenz, Verläßlichkeit und Konstanz des mütterlichen Beziehungsverhaltens. Ein *unsicheres Bindungsverhalten* kann als *Risikofaktor* für spätere psychische und soziale Auffälligkeiten angesehen werden, vor allem wenn belastende Lebensereignisse hinzukommen wie z. B. zwischenelterliche Konflikte, Scheidung, körperliche oder emotionale Mißhandlung, körperliche oder seelische Erkrankung eines Elternteils.

In den ersten drei Monaten reagieren Mütter von sicher gebundenen Kindern rascher auf das Schreien ihres Kindes, zeigen ein aktiveres und liebevolleres Betreuungsverhalten, Mütter von unsicher-vermeidend gebundenen Kindern zeigen weniger Interaktionen, ihr Pflegeverhalten ist funktional, während Mütter von ambivalent gebundenen Kindern die Signale ihrer Säuglinge nur inkonsistent beachten und in ihrer Responsivität eingeschränkt und wenig verläßlich sind: Wenn ihr Kind gerade zufrieden spielt oder sich auch nur ausruhen will, überschütten sie es mit Kontaktangeboten, während sie es ignorieren, wenn das Kind traurig, ängstlich oder verzweifelt ist (vgl. Beiträge von Grossmann und Grossmann sowie von Brisch).

Schon sehr früh ist der junge Säugling in der Lage, Zielrichtung und Motivation elterlicher Aktionen zu verstehen, und er reagiert in subtiler Weise auf lust- oder unlustvolle Stimmungen der Mutter. Letztere hemmen seine Aktivität, er nimmt sich zurück, zeigt ein stark vermindertes oder gar kein Explorationsverhalten. Auch die Fähigkeit, den affektiven Gehalt von Erfahrungen (zunächst in Form von Lust und Unlust) wahrzunehmen, ist Teil der bereits postnatal verfügbaren Mitgift des jungen Säuglings. Sie ist eine wesentliche Basis für die Interaktionen zwischen dem Kind und seiner Bezugswelt. Im dritten Lebensmonat ist normalerweise die Fähigkeit entwickelt, Gefühle wie Freude, Wut, Furcht, Traurigkeit, Ekel, Überraschung, Neugier mimisch oder stimmlich zum Ausdruck zu bringen (Stern, 1996).

Aggressivität versus Friedensfähigkeit

Sicher gebundene Vorschulkinder gehen souverän mit Aggression innerhalb der Peer-group um. Sie verhalten sich im Kindergarten prosozial, halten Regeln ein und gehen kompetent mit entstehenden Gruppenkonflikten um, indem sie an der Entwicklung konstruktiver Konfliktlösestrategien beteiligt sind. Sie verteidigen sich in adäquater Weise oder halten Distanz, während unsicher gebundene Kinder Schwierigkeiten mit der Dosierung von Gewalt haben und auch leichter in die Opferrolle geraten.

Natürlich gibt es biologische, hirnorganische, hormonelle, biochemische und genetische Prädispositionen zu Aggression und Gewalt, es kommt aber darauf an, ob diese Prädispositionen bzw. Vulnerabilitäten auf eine empathische Bezugswelt treffen oder nicht, und erst das Zusammenwirken von biologischen, erbgenetischen und soziodynamischen Faktoren kann möglicherweise einen ätiologischen Hinweis auf die Gewalt-tätigkeit bei einem Kind bzw. Jugendlichen liefern.

Dies findet seine Bestätigung durch Separationsstudien an jungen Rhesusaffen: Auf kurzfristige Trennungen von ihren Müttern reagieren sie mit psychosozialen Streßreaktionen und depressivem Verhalten, die mit einem Anstieg der Streßhormone Kortisol und ACTH (adrenocorticotropes Hormon) und einen erhöhten Noradrenalin-Turnover einhergehen (Suomi, 1991). Hierbei handelt es sich um eine genetisch bedingte Vulnerabilität. Wenn allerdings die Primatenmütter ein intensives Pflegeverhalten zeigten, waren die Streß-Reaktionen der Affenbabys abgemildert oder blieben gänzlich aus, d. h. die angeborene Vulnerabilität für Trennungsstreß verschwand (Gabbard, 2000). Außerdem wurde bei Affenbabys von Müttern, bei denen man durch vorausgegangene Streßsituationen eine ängstliche Verhaltensbereitschaft erzeugt hatte, ein vermindertes soziales Neugier- und Kontaktverhalten beobachtet, das allerdings erst in der Adoleszenz auftrat; der Befund stimmt mit psychoanalytischen Auffassungen überein, daß Beeinträchtigungen der frühen emotionalen Entwicklung erst später im Jugend- oder frühen Erwachsenenalter durch psychische Auffälligkeiten in Erscheinung treten (Rosenblum und Andrews, 1994). Darüber hinaus hat sich in Tierversuchen gezeigt, daß elterliches Verhalten nicht nur die Entwicklung der Nachkommen beeinflußt, sondern auch genomunabhängig an die nächsten Generationen weitergegeben wird (Francis et al., 1999). Kinder von Rattenmüttern, die ein intensives und zärtliches Pflegeverhalten bei ihren Jungen praktizieren, zeigen weniger Angstreaktionen auf neue Reize und verminderte Reaktionen auf Streß (Francis et al., 1999).

Wir haben darauf verwiesen, daß unsicher gebundene Kinder sozial auffälliger und aggressiver sind als sicher gebundene Kinder, deren Eltern von Anfang an eine bejahende, empathische, haltgebende und fördernde Beziehung zu ihrem Kind unterhalten haben. Solche Kinder sind wiederum in der Lage, eine positive Beziehung zu ihrem eigenen Selbst zu unterhalten. Sie sind ebenso, wie bereits dargelegt, in der Lage, ein reflexives Selbst zu entwickeln (Fonagy, 1995). Sie sind infolgedessen befähigt, sowohl eine Selbstperspektive als auch die Perspektive des anderen zu etablieren, d. h. sich empathisch in die Gefühle, Wünsche und Gedanken des anderen hineinzuversetzen und die Welt aus dessen Perspektive zu sehen. Diese Fähigkeit gründet auf eigenen Erfahrungen, die das Kind von Geburt an mit seinen entscheidenden Bezugspersonen gemacht hat, nämlich »das gegenseitige und teilhabende Verständnis« der Bezugsperson für seine eigene mentale Welt: die hinreichend gute und einfühlsame Bezugsperson denkt über die mentalen Erfahrungen des Säuglings nach und »re-präsentiert sie ihm, übersetzt in eine Sprache physischer Handlungen, die er verstehen kann« (Fonagy et al., 1998). Dadurch stellt sie ihrem Kind einen »kreativen, sozialen Spiegel zur Verfügung«, der es ihm erlaubt, sukzessive ein eigenes Bild von sich und der sich immer mehr erweiternden Bezugswelt zu entwerfen.

Wenn der interaktionelle Mutter-Kind-Dialog nicht hinreichend gut, verläßlich und konsistent verläuft, und es immer wieder zu Unterbrechungen des Dialogs oder gar zu Zurückweisungen und groben Mißverständnissen kommt, wird die Beziehung des Kindes zum eigenen Selbst brüchig, fragil und ist entsprechend in seiner Existenz gefährdet.

Eine Möglichkeit, diese Gefahr zu bannen, ist die Entwicklung eines »falschen Selbst« (Winnicott), das sich submissiv allen Wünschen und Erwartungen der Umwelt unterwirft, keinen Raum für Eigenes mehr läßt und nicht zu einer wirklichen Reflexion in der Lage ist. Aus einer solch »massiven Hemmung des Selbstausdrucks« (Fonagy, 1995) kann sich eine aggressive oder antisoziale Tendenz entwickeln.

Es kann zur Entstehung eines destruktiven Selbsthasses kommen. Selbsthaß ist ein zeitlich überdauernder, aversiver, negativer Affekt gegen das eigene Selbst. Im Gegensatz zum Ärger oder episodischer, situationsgebundener Feindseligkeit stellt Haß eine intrapsychisch stabile affektive Gerichtetheit dar. Haß ist also ein Affekt, der durch Phantasien ausgelöst und ohne bestimmte äußere Anlässe mobilisiert und aufrechterhalten werden kann (Dornes 1999, S. 266ff.).

Destruktive Aggressivität steht zunächst paradoxer Weise im Dienste des Selbstschutzes, ist also eine Abwehr gegen den drohenden Zerfall des fragilen Selbst, denn aggressives Ausagieren ist eine Form der Schmerzvermeidung und -verleugnung.

Eltern, die aus ihrer eigenen Kindheit stammende Konflikte und die damit zusammenhängenden Emotionen von Trauer, Schmerz, Angst, Zorn und Verzweiflung nicht bewältigen konnten, sind auch nicht in der Lage, ihren eigenen Kindern bei der Bewältigung der Nöte, Ängste und Konflikte beizustehen. Solche Kinder werden auch aggressive Verhaltenstendenzen entwickeln, um mit den negativen Gefühlen von Schmerz, Angst, Wut und Verzweiflung fertig zu werden, und um ihr eigenes psychisches Selbst zu schützen.

Ein weitgehend vernachlässigter Affekt, der bei der Entstehung von Selbsthaß eine wichtige Rolle spielt, ist der Schamaffekt, die *Selbstscham*. Sie hat ihre Vorläufer, wie wir gesehen haben, bereits in den ersten Lebensstunden und -wochen, in denen der junge Säugling ein Gefühl eigener Wirkmächtigkeit, ein Effektanzgefühl, entwickelt, nämlich dadurch, daß er immer wieder erfährt, daß seine Signale, Intentionen, Gefühlszustände und Wünsche von seiner Bezugsperson reflektiert, richtig verstanden und adäquat beantwortet werden. Wenn die intensiven Bemühungen des Säuglings um befriedigende soziale Antworten auf seine Signale auch späterhin erfolglos bleiben oder nur bruchstückhaft, inkonsistent und mit nicht genügender Sicherheit und Empathie beantwortet werden, erlebt das junge Kind, daß seine Interaktionsbemühungen und Signale »falsch« sind: Es entsteht das Scham-Selbst anstelle eines autonomen Selbst.

Beredter mimischer Ausdruck der Selbstscham ist die *Blickvermeidung des Säuglings* und später des jungen Kleinkindes – nach dem Motto: Ich bin es nicht wert, angeblickt zu werden. Dies geht auch aus Beobachtungen und Untersuchungen an jungen Säuglingen hervor: Kinder von wenig einfühlsamen Eltern, die die Signale ihrer Kinder nicht beachten, zeigen im zweiten Lebensmonat Ärger, sie weinen und vermeiden Blickkontakt. Inkonsistenz elterlichen Verhaltens führt beim Kind zu Gefühlen der Enttäuschung und, daraus resultierend zu Resignation, Ärger und Wut. Dies wiederum führt zu einer negativen Einstellung gegenüber sich selbst.

Eltern, die selbst wenig einfühlsame Eltern gehabt und traumatisierende Enttäuschungen und Entbehrungen in ihrer eigenen Kindheit erfahren haben, verleugnen ihrerseits den damit verbundenen Schmerz und projizieren diese negativen Erfahrungen und Gefühle auf ihre Kinder. Sie bekämpfen ihre Gefühle der eigenen Wertlosigkeit, indem sie diese auf ihre Kinder projizieren. So entsteht die Gefahr der Vernachlässigung und Mißhandlung als Ausdruck vergeblicher Reparationsbemühungen, um das eigene verletzte Selbst wiederherzustellen. Kinder übernehmen nun die negativen Selbsteinstellung ihrer Eltern und verhalten sich selber depressiv, werden apathisch, lustlos, weinen oder ziehen sich zurück, denn sie erleben nicht die emotionale Verläßlichkeit, die sie brauchen, um ein intaktes, eigenes Selbst entwickeln zu können.

Selbstscham, Selbstablehnung und *Selbsthaß* sind eng miteinander verkoppelt bzw. bedingen einander. Diese Affekte sind sehr schmerzhaft und können nicht ausgehalten werden. Ein Mittel, Herr über die negativen Affekte zu werden, ist deren Verleugnung, Abspaltung und Projektion auf andere, Fremde, deren Anderssein und vermeintliche Schwäche die eigene Hilflosigkeit und Schwäche repräsentieren. Sie werden dort stellvertretend verfolgt und bekämpft, bis hin zu Brandschatzung und Mord: *Fremdenhaß* als Folge von Selbstablehnung und *Selbsthaß*.

Wenn das eigene Selbst nicht geachtet und wertgeschätzt werden kann, sondern als etwas Wertloses und sogar Gefährliches verleugnet und abgespalten werden muß, ist eine friedvolle Begegnung mit sich selbst und mit anderen nicht möglich. Das Eigene wird zum Fremden, das gehaßt und bekämpft werden muß (Gruen, 2000). Hier liegt die Wurzel der menschlichen Destruktivität und der Entfremdung. Positive Gefühle wie Empathie, Mitgefühl und Mitleidensfähigkeit können nicht entwickelt und als hemmende Kräfte gegen Gewalt und Terror eingesetzt werden.

Dies kommt auch sehr plastisch in den Selbstäußerungen jugendlicher fremdenfeindlicher Gewalttäter und Hooligans zum Ausdruck: So sagte der zweitjüngste der Solinger Brandstifter, Christian R., bereits als 9jähriger von sich: »Ich bin böse, deshalb wurde ich geschlagen, und deshalb muß ich schlagen«. Ein anderer gewalttätiger Skinhead und Hooligan, der ebenfalls von mir begutachtet worden ist und der u. a. einen ihm völlig unbekannten Rentner auf grausamste Weise zu Tode gequält hatte, schilderte die Leere, die aus der Verleugnung des Schmerzes in ihm entstanden ist, u. a. mit den Worten: »Ärger, Frust, Schmerz, Trauer, die dringen nicht in mein Inneres vor... einfach verdrängen, das ist am besten, *oder aber in eisigen Haß umwandeln!*«

Arno Gruen (2000) schreibt in seinem Buch *Der Fremde in uns*, daß es »*unser* Dilemma« sei, »wenn wir nicht glauben, daß eine solche Leere tatsächlich existiert, weil wir nicht in der Lage sind zu erkennen, daß es Menschen ohne Identität wirklich gibt. Wir können nur etwas für sie und für uns tun, wenn wir akzeptieren, daß solche Fehlentwicklungen vorkommen und daß sie sogar ausgesprochen häufig sind. Die heute so stark verbreitete Fixierung auf Image und Rollenspiel als Wirklichkeit ist im Grunde ein Indiz dafür, wieviele Menschen ohne eigene Identität es gibt, und daß unsere Kultur deren Existenz fördert.« (S. 181)

In der Tat, unsere Gesellschaft ist durch eine »fortschreitende Entväterlichung« und »Entmütterlichung« und eine entsprechend zunehmende »Infantilisierung« (Schwarte, 2000) gekennzeichnet. Mit Infantilisierung ist gemeint, die Weigerung des Menschen, wirklich Verantwortung zu übernehmen, für sich selbst und für den anderen. Dies ist, wie wir gesehen haben, entwicklungspsychologisch bedingt.

Einen weiteren wichtigen Grund für Ausländerhaß und Gewalt gegen Fremde sehen wir in der »Gesichtslosigkeit«, von der der französische Sozialphilosoph Baudrillard spricht. Die gegenwärtige Kultur ist dadurch gekennzeichnet, daß der Andere nicht mehr in seiner Eigentlichkeit, seinem eigenen, höchst individuellen Wesen wahrgenommen, anerkannt und wertgeschätzt wird. Statt dessen erfolgt die fetischistische Betrachtung des anderen nur als Produkt, das seines Wesens beraubt ist und kein Gesicht mehr hat. Der moderne Mensch produziert sich, prostituiert sich infolgedessen. Das bedeutet, daß die moderne Gesellschaft gesichtslos, also pornographisch geworden ist. Das große Interesse an der Pornographie, das in der Gegenwart vorherrschend ist, steht damit in Einklang. Dies ist ein Spiegel »einer Kultur des Zeigens, des Vorzeigens, der produktiven Monstrosität« (Baudrillard, 1992, S. 55). Kennzeichnend für die Gegenwart sei die »Ideologie des Konkreten, der Faktizität, des Nutzens, der Vorrangstellung des Gebrauchswertes, der materiellen Infrastruktur der Dinge, der materiellen Infrastruktur des Wunsches« (S. 53). Es ist eine hedonistische Gesellschaft, Lustgewinn hat einen hohen Stellenwert, der Erwerb materieller Güter wird von vielen zum Lebensinhalt erkoren, man berauscht sich am Konkreten der Lust.

Damit im Zusammenhang steht die Entindividualisierung, Selbstverdinglichung, Beliebigkeit, Austauschbarkeit und »Mctaphysiklosigkeit« (Möde, 2000), aber auch die Vereinsamung des heutigen Menschen, der der »merkantilen Freiheitsutopie der autonomen Markt- und Tauschgesellschaft mit all ihren latenten Zwängen und ihrem offenen Konkurrenzkampf« (Möde, 2000) verfallen ist und so unter einem zunehmend stärkeren Druck des Besser-Seins, des Besitz- und Machtstrebens und Mehrhabens steht.

Zusammenfassend ist festzustellen, daß die Weichen für die Entwicklung zur Friedensfähigkeit schon sehr früh, nämlich schon in den ersten Lebensstunden gestellt werden, d. h. eigentlich schon pränatal, denn wir wissen aus Untersuchungen an schwangeren Frauen, daß sie schon in der frühen, erst recht in der späteren Schwangerschaft mit ihrem heranwachsenden Kind gefühlsmäßig interagieren und kommunizieren und sich Vorstellungen über das heranwachsende Wesen machen. Sind diese positiv besetzt, so sind die Voraussetzungen günstig, daß die werdende Mutter in der Lage sein wird, die jeweils aktuelle Bedürftigkeit und Befindlichkeit ihres Kindes aus dessen Perspektive wahrzunehmen und nicht aus ihrer eigenen Perspektive heraus, und daß sie von ihrer jeweils eigenen Befindlichkeit abstrahieren und sich ganz in die Gefühlssituation des Kindes einfühlen und adäquat darauf reagieren kann.

Dies ist der Weg, und es gibt keinen anderen: von der ersten Lebensstunde an, und möglichst schon in der Schwangerschaft, Mutter und Kind zu fördern, damit die Entwicklung zu einem friedensfähigen, konstruktiven und autonomen Selbst möglich wird. Dies wird aber nur möglich sein, wenn es zu einer »sittlich-politischen Wandlung« (K. Jaspers) in unserem Denken kommt: statt Eigennutz, Machtstreben, Geltungsdrang, Besitz- und Konsumgier, steigender Tendenz zu Lustgewinn und zur Benutzung des Anderen zu eigenen egoistischen Zwecken und entsprechender Verdinglichung des Kindes bis hin zum sexuellen Mißbrauch wieder absolute

Wertschätzung des Kindes und der Familie. Werte wie mütterliche Gefühle, Gemüthaftigkeit, Empathie, Mitleidensfähigkeit, Schwäche, Verzweiflung, Trauer und Schmerz müssen wieder anerkannt und wertgeschätzt werden. Damit verbunden ist die Notwendigkeit, daß wir alle, die wir die Gesellschaft bilden, ganz besonders aber die von uns gewählten Politiker, die Verantwortung für die Zukunft unserer Kinder wieder ernst nehmen.

Zur Zeit erleben wir allerdings einen »Rückschritt des Denkens«: Neoliberalismus, Genetik und amerikanische Vorherrschaft bilden nach Paoli (2000) »ein einheitliches Wertesystem, dessen Feindbild der Mensch als soziales Wesen und frei bestimmendes Subjekt ist, für die Pfaffen der Ökonomie reduziert sich alles Bestehende auf das allgemeine Äquivalent des Geldes, für Apostel der Technologie auf Gene und Moleküle. In beiden Fällen gilt die Losung: Die Welt ist alles, was manipulierbar ist« (*FAZ*, 8. 8. 2000).

Manfred Cierpka

Zur Entstehung und Verhinderung von Gewalt in Familien

Gewalt ist ein Thema der Menschheitsgeschichte. Es ist nie ein neues, sondern immer ein aktualisiertes Thema. Vieles spricht dafür, daß sich das 20. Jahrhundert durch seine besondere Gewalttätigkeit charakterisieren läßt, die im Holocaust schreckliche Ausmaße annahm. Allerdings wurde wahrscheinlich auch in keinem Jahrhundert soviel über Maßnahmen gegen die Gewalt nachgedacht. Seit Ende der achtziger Jahre wird verstärkt über dieses Problem in den unterschiedlichen Bereichen der Öffentlichkeit diskutiert. Gemeinsame Aktionen gegen die Gewalt in all ihren Formen und an den unterschiedlichsten Orten ihres Auftretens werden inzwischen geplant und umgesetzt.

Mit dem Begriff »Gewalt« wird meistens die körperliche Aggression bezeichnet. Demnach versteht man unter Gewalt einen körperlichen Akt, der mit der Absicht ausgeführt wird, einen anderen zu verletzen (vgl. Bründel und Hurrelmann 1994, S. 23). Obwohl Gewalt sich im Vandalismus auch gegen Gegenstände richten kann, gilt die Gewalt meistens dem menschlichen Körper. »Weil er Leib ist, ist der Mensch Opfer der Gewalt«, so Wolfgang Sofsky (1996) in seinem Buch *Traktat über die Gewalt*. Durch seinen Leib ist der Mensch der Gewalt ausgeliefert, in den Worten Sofskys ist er gegenüber der Gewalt »verletzungsoffen«. Gewalt zwingt den Menschen dazu, sich selbst zu entwürdigen, weil der Körper der Pein ausgesetzt ist und der Mensch dem Körper nicht entfliehen kann. »Die inneren Grenzen, welche die Empfindungen des Körpers und die Kräfte der Seele einhegen, werden durchbrochen. Die Gewalt befreit den Täter, und sie zerreißt das Opfer. Während sich der Täter entfaltet, macht er das Opfer zunichte. Selbst wenn der Mensch überleben sollte, er wird nie mehr der sein, der er gewesen ist« (S. 70). Gewalt ist also nicht nur ein körperlicher Akt, der mit der Absicht ausgeführt wird, einen anderen zu verletzen. Gewalt ist ein Angriff auf das Menschsein eines Menschen.

Wesentlicher Auslöser der aktuell entbrannten Diskussion über Gewalt ist die Annahme, daß die Gewaltbereitschaft von Kindern und Jugendlichen in erheblichem Maße zugenommen hat. Die in der Öffentlichkeit diskutierte Zunahme der Delinquenz trifft natürlich nur auf einen sehr kleinen Teil der Kinder und Jugendlichen zu. Die Kriminalstatistik zeigt, daß die Kinder- und Jugendlichenkriminalität in den letzten Jahren um über ein Drittel zugenommen hat (Wetzels und Pfeiffer, 1997). Besonders besorgniserregend ist, daß die Täter immer jünger werden.

Die Zunahme der Gewaltbereitschaft zeigt sich aber nicht nur in der Kriminalstatistik. Es sprechen immer mehr Untersuchungen dafür, daß es an Deutschlands Schulen immer härter zugeht. Auch wenn 9 von 10 Jugendlichen nach wie vor Gewalt ablehnen und sich entsprechend verhalten, sind Kinder häufiger bereit, Gewalt anzuwenden. Für Olweus (1996) sprechen »mehrere *mittelbare* Anzeichen dafür«, daß gewaltbereites Verhalten bei Kindern und Jugendlichen in den letzten zwei Jahrzehnten zugenommen hat. Zu einem ähnlichen Ergebnis kommt auch Hurrelmann, der es für *wahrscheinlich* hält, »daß der insgesamt sehr kleine Teil von besonders starken und heftigen Aggressions- und Gewalthandlungen überdurchschnittlich stark zugenommen hat« (Hurrelmann, 1991, S. 106).

Gewalt in der Familie

Auch die Gewalt in Familien hat zugenommen. Die Dunkelziffern der Gewalthandlungen lassen allerdings genauere Angaben nicht zu. Gewalt in der Familie ist die verbreitetste Form. 85 Prozent aller Gewalttaten, die aktenkundig sind, werden innerhalb der Familie verübt (Schwindt et al., 1990). Gewalt innerhalb der Familie gehört entsprechend zu den wichtigsten Ursachen körperlicher und seelischer Verletzungen. Durch körperliche Mißhandlung werden mehr Frauen verletzt als durch Autounfälle, Vergewaltigungen und Überfälle zusammen. Gewalt ist auch ein Thema für die Kliniken und insbesondere für die chirurgischen Ambulanzen. Man schätzt, daß 21 Prozent aller Notoperationen an Frauen aufgrund von Verletzungen durch körperliche Mißhandlung erforderlich werden (van der Kolk et al., 1998).

Gewalt in der Familie kann zwischen den (Ehe-)Partnern (»Partnergewalt«), zwischen Eltern (bzw. Elternersatzpersonen) und Kindern (»Eltern-Kind-Gewalt«), zwischen den Geschwistern (»Geschwistergewalt«) oder von Kindern gegenüber Eltern (bzw. Elternersatzpersonen) (»Kind-Eltern-Gewalt«) erfolgen. Zu den häufigsten Formen familiärer Gewaltanwendung zählt die Gewalt gegen die (Ehe-)Frau. Die Form der »Eltern-Kind-Gewalt« entspricht dem übergeordneten Begriff der »Mißhandlung«. Damit sind die familiäre Vernachlässigung, emotionaler oder sexueller Mißbrauch und körperliche Mißhandlung gemeint. Kindesmißhandlung ist eine gewaltsame physische oder psychische Beeinträchtigung von Kindern durch Eltern oder Erziehungsberechtigte. Diese Beeinträchtigungen können durch elterliche Handlungen (wie bei körperlicher Mißhandlung, sexuellem Mißbrauch) oder Unterlassung (wie bei emotionalem Mißbrauch oder bei Vernachlässigung) zustande kommen. Die Mißhandlungen in der Familie haben für Kinder und Jugendliche oft traumatische Qualität. Die Gewalt zwischen Geschwistern oder die Gewalt gegen die Alten werden in der Forschung immer noch vernachlässigt. Der Entwicklung von aggressivem Verhalten bis hin zur Gewaltbereitschaft bei Kindern kommt zur Zeit mehr Aufmerksamkeit zu.

Gewalt hat in Familien oft eine mehr generationale Dynamik. Die Reinszenierung der eigenen Erfahrung als Opfer spielt bei Gewaltzyklen eine wichtige Rolle. Viele Studien belegen, daß Straftäter in ihrer Kindheit häufig selbst Opfer physischer Mißhandlungen oder sexuellen Mißbrauchs waren. Wenn Kinder sie in der Familie erleben, sind sie potentiell stärker gefährdet, als Erwachsene selbst Gewalt auszuüben. Bei Jungen, die Zeuge von Gewalttaten ihrer Väter wurden, liegt die Wahrscheinlichkeit, daß sie später ihre Partnerin mißhandeln, um das Zehnfache höher als bei Männern, die in ihrer Kindheit nicht Zeuge von ehelicher Gewalt wurden (van der Kolk et al., 1998). Allerdings kommt es aufgrund früher innerfamiliärer Gewalterfahrungen nicht regelhaft zu einem Umschlagen dieser Traumatisierung in gewalttätiges Handeln. Engfer (1996, S. 25) berichtet über verschiedene Untersuchungsergebnisse, wonach übereinstimmend etwa 30 Prozent ehemals mißhandelter Eltern die erlittene Gewalt an die Kinder weitergeben. Diese Zahlenangabe deckt sich etwa mit Untersuchungsergebnissen von Widom (1989 a), die in ihren Untersuchungen zu Gewaltkriminalität belegen, daß 26 Prozent der kindlichen Opfer von Mißhandlung, Mißbrauch und Vernachlässigung in der Adoleszenz zu kriminellen Tätern werden. Viele Untersuchungen zur familiären Gewalt ergaben eine direkte Beziehung zwischen dem Ausmaß der Kindesmißhandlung und der späteren Neigung, andere zu quälen (Widom, 1989 b).

Wichtig an diesen Ergebnissen ist, daß die Hypothese vom Gewaltzirkel insofern zutrifft, als erlittene Traumatisierungen durch Gewalt bei Kindern ein hohes Risiko für eigenes gewalttätiges Handeln erzeugen, daß es aber keinesfalls zwangsläufig dazu kommen muß. Etwa zwei Drittel dieser Kinder werden nicht zu Tätern. Ein Teil von ihnen hat schützende Lebensbedingungen, in denen die Traumatisierungen heilen können. Viele dieser traumatisierten Kinder entwickeln aber auch eine Opferdynamik. Wenn Menschen einmal traumatisiert wurden, werden sie auch später leicht wieder zum Opfer. Aus der Perspektive der erwachsenen Frau und des Opfers aus betrachtet, muß man davon ausgehen, daß zwischen 30 und 80 Prozent der Frauen, die von ihren Lebenspartnern körperlich mißhandelt wurden und ärztlich versorgt werden mußten, in ihrer Kindheit Gewalt zwischen ihren Eltern erlebt haben.

Kinder, die sich aggressiv verhalten und zu Gewalt neigen

Es ist keine alleinige Ursache auszumachen, die plausibel erklären könnte, warum Kinder- und Jugendaggressivität, insgesamt die Gewaltbereitschaft in den Familien, in den Kindergärten, in den Schulen und überhaupt im öffentlichen Raum zugenommen hat. Weder die gesellschaftlichen Veränderungen in den beiden Teilen Deutschlands und die damit einhergehenden Umbrüche noch die Arbeitslosigkeit und die zunehmende Armut, die zur Verschlechterung der Lebensqualität und damit zu einer größeren individuellen und familiären Verunsicherung führen, können die erhöhte Gewaltbereitschaft befriedigend und ausreichend erklären.

Zweifellos wird auch in einer Gesellschaft, die Pluralismus und Individualismus besonders hoch schätzt, die Integration für die Kinder und Jugendlichen und die Erziehung für die Eltern immer schwieriger. Es gibt neue Miterzieher wie die Medien, aber auch die Bedeutung der Gleichaltrigengruppe als Miterzieher scheint größer geworden zu sein. Schließlich muß noch die Verunsicherung in den Wert- und Normvorstellungen bei Kindern und Eltern angeführt werden, eine immer noch umstrittene Spätfolge der 68er Jahre.

In unserem Projekt »Kinder und Gewalt«, das vom Bundesfamilienministerium finanziert wurde, untersuchten wir genauer, was Kinder in Familien, in Kindergärten und Schulen aggressiv werden läßt. In diesem Projekt ging es zunächst weniger um die Opfererfahrungen von Kindern, sondern mehr um die Frage, was Kinder zu Tätern macht. Dabei ist uns durchaus bewußt, daß gerade kindliche Täter immer auch Opfer ihrer besonderen Verhältnisse sind.

Im Schwerpunkt Familientherapie der Universität Göttingen wurden uns Kinder vorgestellt, die im Kindergarten auffielen, weil sie plötzlich – scheinbar ohne jeden Grund – andere Kinder verletzten. Familien suchten unseren Rat, weil sich ein Kind nicht in die Klassengemeinschaft integrieren ließ, weil es bei der geringsten Kränkung »ausrastete«. Oder zu Hause war die Familienatmosphäre unerträglich, weil es immer wieder zwischen den Geschwistern zu heftigsten, auch mit Gewalt ausgetragenen Streitigkeiten kam.

Eine Familie bat um ein Gespräch in unserer Ambulanz wegen des aggressiven Verhaltens ihres Sohnes Markus, das in Verbindung mit seinem Desinteresse am Lernen zu erheblichen Schwierigkeiten in der Schule führte. Zu Hause gab es ständig Streit; die Rivalität zwischen Markus und seinen Geschwistern wurde von den Eltern als ein weiteres großes Problem geschildert. Im Erstgespräch erinnert sich die Mutter, wie sie die unerklärliche Aggressivität von Markus zum ersten Mal bemerkte. Die Mutter erzählte folgendes:

»Die Kontaktaufnahme mit Markus als kleinem Kind war schon schwierig. Als Markus anderthalb Jahre alt war, sind wir in einen Spielkreis, so hieß das glaube ich, gegangen. Und da saßen die Kinder im Kreis zusammen, die Mütter dahinter. Und da ist er einmal während des Singens einfach zu einem Mädchen rübergegangen, hat es sich angeschaut, und hat ihr plötzlich einen Tritt vors Schienbein gegeben, einfach so. Und da saß ich da, huh, und dachte, das war mir ganz komisch, weil er das bis dahin noch nie gemacht hatte. Im Kindergarten war das auch so, da war er sehr aggressiv.«

Die Mutter war über Markus' Tat erschrocken, für sie und wahrscheinlich auch für die anderen Mütter kam diese Aggressivität aus heiterem Himmel. Sie war nicht nachvollziehbar und nicht mitzuempfinden. In diesem und auch in anderen Fällen ist es die »Sinnlosigkeit« der Gewalt, der man Bedeutung verleihen muß, um den Entstehungsprozeß zu begreifen. Kinder sind nicht vom Tag ihrer Geburt an aggressiv, sondern sie zeigen in bestimmten Kontexten aggressives Verhalten. Mit einer solchen Perspektive werden gleichzeitig Zuschreibungs- und Stigmatisierungsprozesse vermieden, durch die »Gewaltkarrieren« entstehen können.

- Kinder, die aggressives Verhalten zeigen, fallen ihrer Umgebung dadurch auf, daß sie andere Menschen physisch oder psychisch verletzen, Verletzungen androhen, Gegenstände zerstören und/oder selbstverletzendes Verhalten zeigen.
- Aggressives Verhalten als »soziale Krankheit« entsteht aus der Wechselwirkung von individuellen, interpersonellen und sozialen/gesellschaftlichen Konflikten und zeigt sich in unterschiedlichen Kontexten (Familie, Kindergarten, Schule, Öffentlichkeit).
- Wichtig ist dabei, daß der Ursprungsort der Konflikte nicht immer mit dem Ort der Aggressionsäußerung identisch ist.
- Aggressives Verhalten wird als Möglichkeit zur Lösung dieser Konflikte eingesetzt oder als Ausdrucksmöglichkeit einer eskalierenden Situation, wenn keine anderen Kommunikationsformen zur Verfügung zu stehen scheinen.

Gewaltbereites Verhalten bei Kindern ist nicht nur in vielen Familien, sondern auch in Kindergärten und Schulen ein Problem. Der von Eltern, Lehrern und Erziehern formulierten Hilflosigkeit und Ohnmacht gegenüber aggressivem und gewaltbereitem kindlichen Verhalten entspricht der Wunsch, dieses Verhalten der Kinder zu verstehen, die Motive nachzuvollziehen, um Strategien zur Eindämmung und Verhinderung von gewalttätigem Verhalten entwickeln zu können. Da die Familie, der Kindergarten und die Schule eine Schlüsselrolle bei der Entstehung von aggressivem und gewaltbereitem Verhalten von Kindern spielen (Schwindt et al., 1990), ist es konsequent, Interventionsstrategien für Familienberatungsstellen, Kindergärten und Schulen zu erarbeiten.

In unserem Modellvorhaben gingen wir auf die Rat- und Hilflosigkeit der betroffenen Eltern, Erzieher und Lehrer ein. Da die Familie in unserer Gesellschaft nach wie vor die primäre Sozialisationsinstanz ist, bestand ein Ziel des Modellvorhabens darin, die Eltern von gewaltbereiten bzw. -orientierten Kindern bei der Lösung ihrer Probleme zu unterstützen. Außerdem sollten die betroffenen Mütter und Väter angeleitet werden, sich mit dem problematischen Verhalten ihrer Kinder auseinanderzusetzen und möglicherweise vorbeugend auf diese Einfluß zu nehmen.

Außerdem konnten wir im Projektzeitraum Konzepte für die beteiligten Institutionen erarbeiten (Cierpka, 1999). Wir entwickelten Kooperationsmodelle, um sämtliche Orte, die an der Entstehung von Gewalt beteiligt und die auch zu Veränderungen in der Lage sind, einzubinden. Grundlage für unsere Interventionsstrategien ist ein Modell für die Entstehung und Entwicklung von gewaltbereitem Verhalten bei Kindern, das in den letzten Jahren erarbeitet wurde.

Das Familien-Risiko – Modell für die Entwicklung von aggressivem Verhalten bei Kindern

Die Gewaltbereitschaft bei diesen Kindern hat oft eine längere Geschichte – meistens eine Familiengeschichte. In den Familiengesprächen zeigte es sich, daß die Entstehung des gewaltbereiten Verhaltens bei Kindern vor allem mit drei familiendynamisch relevanten Dimensionen zusammenhängt. Wir fanden:

- innerfamiliäre Konfliktlösemuster, in denen die Gewalt als Wahl der Problemlösung eine Rolle spielt,

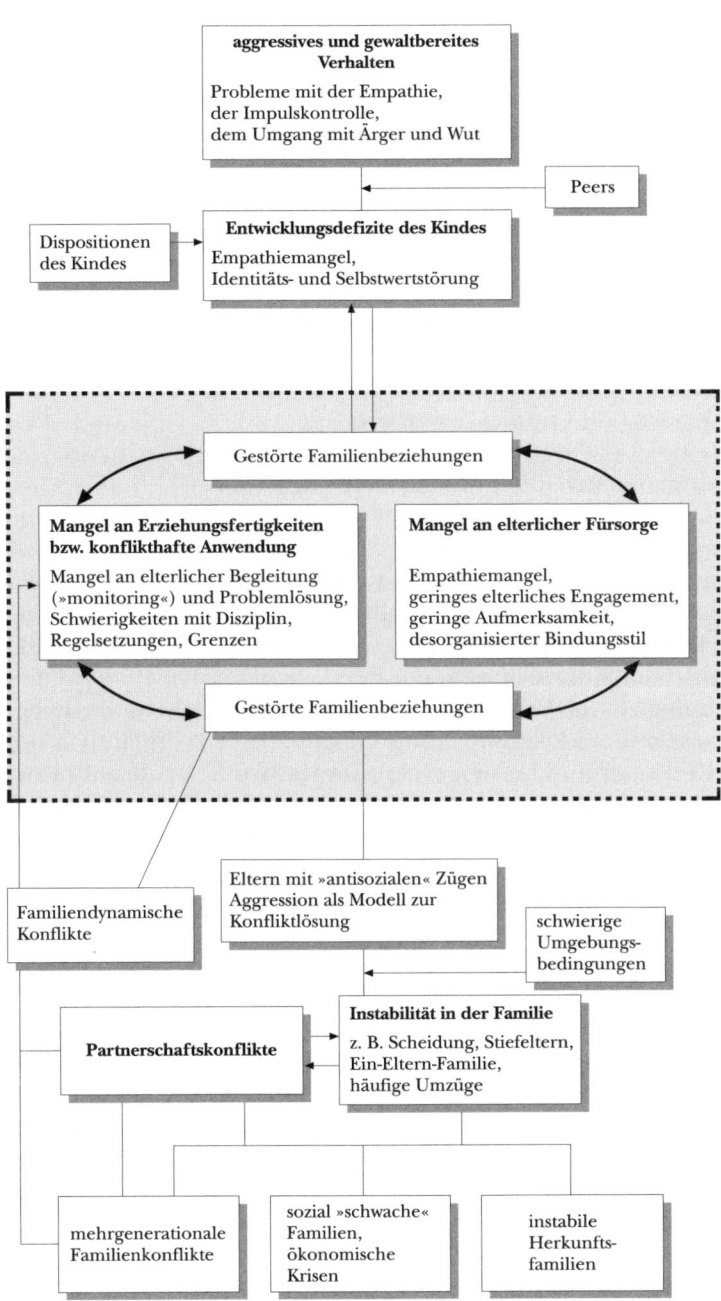

aggressives und gewaltbereites
Verhalten
Probleme mit der Empathie,
der Impulskontrolle,
dem Umgang mit Ärger und Wut

Peers

Dispositionen
des Kindes

Entwicklungsdefizite des Kindes
Empathiemangel,
Identitäts- und Selbstwertstörung

Gestörte Familienbeziehungen

**Mangel an Erziehungsfertigkeiten
bzw. konflikthafte Anwendung**
Mangel an elterlicher Begleitung
(»monitoring«) und Problemlösung,
Schwierigkeiten mit Disziplin,
Regelsetzungen, Grenzen

Mangel an elterlicher Fürsorge
Empathiemangel,
geringes elterliches Engagement,
geringe Aufmerksamkeit,
desorganisierter Bindungsstil

Gestörte Familienbeziehungen

Familiendynamische
Konflikte

Eltern mit »antisozialen« Zügen
Aggression als Modell zur
Konfliktlösung

schwierige
Umgebungs-
bedingungen

Partnerschaftskonflikte

Instabilität in der Familie
z. B. Scheidung, Stiefeltern,
Ein-Eltern-Familie,
häufige Umzüge

mehrgenerationale
Familienkonflikte

sozial »schwache«
Familien,
ökonomische
Krisen

instabile
Herkunfts-
familien

- unbefriedigende Partnerschaftsbeziehungen und
- eine Schwierigkeit im Umgang mit Grenzsetzungen.

Die Durchsicht der Literatur, die Erfahrungen aus der familientherapeutischen Arbeit mit Familien mit einem gewaltbereiten Kind und die Informationen, die wir über eine von unserem Projekt durchgeführte Delphi-Studie von den praktizierenden Familientherapeuten erhielten, führten zur Konzeption eines Entwicklungsmodells, das einerseits Erklärungen zur Entstehung für aggressives und gewaltbereites Verhalten bei Kindern bereithält und andererseits die Möglichkeit bietet, Indikationen für Interventionen daraus abzuleiten (Ratzke und Cierpka, 1999; 2000).

Es ist ein Entwicklungsmodell, weil man davon ausgehen kann, daß sich die Problematik des aggressiven Verhaltens bei einem Kind über eine längere Zeit entwickelt (Patterson, 1996). Meistens erstrecken sich diese Prozesse sogar über mehrere Generationen. Es ist ein kontextuelles Modell, weil sich die individuelle Entwicklung eines Kindes mit den familiären und sozialen Prozessen so verschränkt, daß die Ergebnisse der Entwicklung – die Persönlichkeit, die Beziehungsstrategien, das Verhalten etc. – stets aus einer Wechselwirkung zwischen Individuum und Umgebung zu erklären sind (Kreppner und Lerner, 1989). Dieses Modell ist auch als Risikomodell (Loeber, 1990) zu verstehen. Veränderungen in der Familienstruktur, z. B. nach einer Scheidung, können zu Instabilitäten im Familienleben und zu Brüchen in der Beziehungskontinuität führen, die bei manchen Kindern und Eltern das Risiko erhöhen, den Halt zu verlieren.

Familiendynamik und Erziehung in der Risikofamilie

Aggressives und gewaltbereites Verhalten entwickelt sich entlang sehr unterschiedlicher Entwicklungslinien. Manche Familien, die mit einem Kind zur Beratung kommen, berichten eine Entwicklungsgeschichte, die sowohl für die Familie als auch für das Kind von Krisen, Inkonsistenzen und Chaos gekennzeichnet ist. Die soziale Benachteiligung, die ökonomischen Krisen und die instabilen Herkunftsfamilien stellen

Faktoren dar, die auch zu Instabilität in der Gegenwartsfamilie beitragen. Andere Familien erscheinen auf den ersten Blick eher »intakt« und »vollständig«. Das aggressive und gewaltbereite Verhalten des Kindes ist zunächst wenig verständlich, die Gründe und Ursachen sind zu erschließen.

In *allen* Familien erschien uns die Erziehungspraxis problematisch. Das Erziehungsverhalten der Eltern gegenüber ihren Kindern war zum Schauplatz der innerfamiliären Konflikte und der ohnmächtigen Konfliktlöseversuche geworden. Unser Modell zeigt, wie ein Teufelskreis zwischen der ungenügenden und inadäquaten Erziehungspraxis und den gestörten zwischenmenschlichen Beziehungen in der Familie in Gang kommt.

Einerseits erlauben die gestörten zwischenmenschlichen Beziehungen in der Partnerschaft keine adäquate Erziehungspraxis, andererseits führen die Erziehungsschwierigkeiten ihrerseits zu erheblichen Konflikten und zu zunehmender innerfamiliärer Spannung, insbesondere zwischen den Eltern. Diese Verstärkung der innerfamiliären Konflikte und die damit verbundenen gestörten Beziehungen führen in einem positiven Feedbackprozeß zu einer Verschärfung der Familienprobleme. Widersprüchlicher Erziehungsstil oder mangelndes Einvernehmen der Eltern, was die Erziehungsziele anbetrifft, mangelnde Empathie gegenüber den Bedürfnissen eines Kindes oder gar mangelnde Fürsorge, garantieren in der Konsequenz dem Kind keine »genügend gute und fördernde familiäre Umwelt« (Winnicott, 1974) für seine psychosoziale Entwicklung. Der Teufelskreis wird durch provokatives und schwieriges Verhalten des Kindes in Gang gehalten. Vergebliche Erziehungsversuche steigern die Ohnmacht und die gegenseitige Isolierung von Eltern und Kind.

Die Erziehungsschwierigkeiten sind manchmal direkt auf erhebliche Familienkonflikte zurückzuführen. Die Erziehungsfertigkeiten der Eltern sind durchaus vorhanden; aber es gelingt ihnen nicht, sie dem Entwicklungsstand des Kindes und seinen Bedürfnissen angemessen einzusetzen. In anderen Fällen erscheinen diese Fertigkeiten bei den Eltern nur ungenügend ausgebildet; sie sind durch die Erziehungsaufgaben überfordert. Beide Ursache-Wirkungsketten führen am Ende in dasselbe Dilemma: Der Teufelskreis von Erziehungsproblemen und gestörten innerfamiliären Beziehungen eskaliert.

Erklärungen für die mangelnde Entwicklung der Erziehungsfertigkeiten

Ein größerer Teil der betroffenen Eltern, die über kein ausreichendes Handwerkszeug für die Kindererziehung verfügen, kommen aus den unteren sozialen Schichten, sie sind und fühlen sich auch sozial benachteiligt. Allerdings fördern erst die mangelnde soziale Integration und die Neigung zum sozialen Rückzug die Gewaltbereitschaft innerhalb der Familie (vgl. Schwindt et al., 1990; Wahl, 1990). Ökonomische Krisen, die z. B. durch die Arbeitslosigkeit des Vaters mitverursacht werden, können zur Armut und damit zum Familienproblem führen. Die Eltern selbst stammen gehäuft aus sogenannten »instabilen« Herkunftsfamilien, von denen sie keine Unterstützung erfahren.

Die Instabilität in der Herkunftsfamilie scheint durch die häufigen Veränderungen in der Familienstruktur gekennzeichnet zu sein (Rutter und Giller, 1983). So sind Scheidungen ein elementares Verlusterlebnis für das Kind, der Wechsel zur Stiefelternfamilie oder zur Einelternfamilie eine erneute Umstellung, die das Kind in seinen Bindungs- und Beziehungsmustern verunsichert. Erhebliche Partnerschaftskonflikte tragen ebenfalls dazu bei, daß Trennung und Verlust das affektive Familienklima stark beeinträchtigen. Gerade bei häufigen abrupten Veränderungen in einer Familie leiden, die elterliche Fürsorge und Konsistenz im Erziehungsverhalten.

Lahey et al. (1988) meinen, daß diese Kinder mit erhöhter Wahrscheinlichkeit Eltern haben, die schon vor den abrupten Wechseln in der Familienstruktur sogenannte antisoziale Züge aufwiesen. Männer und Frauen mit antisozialen Persönlichkeitszügen neigen ebenfalls zu häufigen abrupten Lebensveränderungen.

Viele Kinder, die aus solchen instabilen Familien kommen, entwickeln später als Jugendliche *kein* aggressives und gewaltbereites Verhalten. Ganz offensichtlich müssen noch einige weitere Entwicklungsbedingungen im Sinne von Risikofaktoren hinzukommen, die den Kindern keine anderen Alternativen lassen. So scheint eine schwierige Umgebung diese Familien zusätzlich zu labilisieren. Häufiger Wohnwechsel kann die soziale Desorganisation verstärken. Arbeitslosigkeit und Isolation in der sozialen Umgebung tragen dazu bei, daß keine neuen Ressourcen aus dem sozialen Unterstützungssystem geschöpft werden können. Wenn die Familiensituation noch schlechter wird, gestaltet sich der Überlebenskampf härter, die Aggression als Modell zur Konfliktlösung spiegelt die Auseinandersetzung der Familie mit der als feindlich erlebten Außenwelt. Tragisch ist, daß sich die Kinder in der Sozialisation mit diesem Modell der Konfliktlösung durch Gewalt identifizieren und sich auf diese Weise vom Opfer zum Täter verwandeln (Cierpka und Cierpka, 1997).

Wenn die Eltern vorwiegend mit ihrem eigenen Überleben und dem Überleben der Familie beschäftigt sind, stehen ihnen nur geringe Ressourcen für die Erziehung ihrer Kinder zur Verfügung. Dies wirkt sich vor allen Dingen in zweierlei Hinsicht aus:

1. Mangel an elterlicher Fürsorge. Dies zeigt sich oftmals schon rein äußerlich im geringen elterlichen Engagement für die Kinder. Die Aufmerksamkeit für die Kinder ist schwach. Diese sind sich oft allein überlassen, sie suchen früh Kontakt zu Gleichaltrigen auf der Straße. Viele Umstände können dazu beitragen, daß es zu einer unsicheren Bindung zwischen Mutter und Kind kommt, wenn das Kind z. B. nicht erwünscht war, vom Vater abgelehnt wurde, oder wenn es die Erwartungen der Eltern nicht erfüllt. Da die Eltern sehr stark mit ihrem eigenen emotionalen und sozialen Überleben beschäftigt sind, fällt es ihnen schwer, sich in die kindlichen Bedürfnisse ihrer Kinder einzufühlen.
2. Bei der Entwicklung prosozialer Fertigkeiten werden die Kinder von den Eltern nicht ausreichend begleitet. Da die elterliche Begleitung und die Stimulierung mit emotional vermitteltem Wissen mehr oder weniger fehlt, bekommen die Kinder in ihrem Verhalten und in ihren Affekten kein sicheres Gefühl für »richtig« oder »falsch«, auch nicht in den Regeln und Grenzsetzungen.

Die wichtigsten familiären Konflikte

In anderen Familien scheinen die Erziehungsfertigkeiten vorhanden, werden aber aufgrund von erheblichen innerpsychischen oder zwischenmenschlichen Konflikten der Eltern nicht genutzt und schränken deshalb die entwicklungsgerechte Erziehung des Kindes ein. Diese Familien leiden meistens nicht unter sozialer Benachteiligung. Sie erscheinen auf den ersten Blick eher unauffällig. Es liegen weniger abrupte Veränderungen in der Herkunfts- und Gegenwartsfamilie vor.

Bei diesen Familien kann man davon ausgehen, daß problematisches und konflikthaftes Erziehungsverhalten der Eltern auf dem Hintergrund einer Konfliktpathologie zu verstehen ist. Das Kind wird in die inneren Konflikte oder die Beziehungskonflikte der Eltern so einbezogen, daß ein neurotisches innerfamiliäres Beziehungsmuster entsteht und eine adäquate affektiv-kognitive Entwicklung des Kindes verhindert wird.

In der mehrgenerationalen Sichtweise können Delegationen die Kinder an die Eltern binden, wenn zum Beispiel das Kind etwas ausleben soll, das die Mutter oder der Vater selbst nicht durfte. Häufig werden Kinder bei Partnerschaftskonflikten zu Bundesgenossen für einen Elternteil. Um das Kind im Bündnis zu halten, setzt dieser Elternteil ansonsten selbstverständliche Regeln außer Kraft. Das Kind wird für seine »Treue« belohnt.

Welche Entwicklungsdefizite entstehen bei den Kindern?

Das Problem der Kinder, die aggressives Verhalten zeigen und zu Gewalt neigen, läßt sich als Selbstregulationsstörung beschreiben. Die eigene Gewaltausübung dient in den meisten Fällen der Erhaltung des Selbst im Sinne der »self-preservative violence« wie sie Mervin Glasser (1998) beschrieben hat. Der Akt der Gewalt ist ein ohnmächtiger Versuch, z. B. das Gefühl von vorangegangener Selbsterniedrigung auszugleichen. Es handelt sich nicht um die sadomasochistisch gefärbte Gewalt, die später bei manchen Jugendlichen oder Erwachsenen die Objektbeziehungen charakterisieren kann.

Diese gefährdeten Kinder weisen meistens Entwicklungs-
defizite auf, die auf der Verhaltensebene als mangelnde
Impulskontrolle, Schwierigkeiten im Umgang mit Ärger und
Wut und als Empathiemangel zu charakterisieren sind. Der
Empathiemangel der Kinder zeigt sich in der Schwierigkeit,
sich in die Gefühle, Ängste und auch die Schmerzen anderer
Kinder einfühlen zu können. Anderen Kindern Schmerz
zuzufügen oder Gewalt anzutun wird deshalb oft nicht als
»Schuld« erlebt. Dem Kind fehlt es dann an der Fähigkeit, die
Aristoteles schon so treffend beschrieb als Kompetenz,
»gegen die rechte Person im rechten Maß, zur rechten Zeit,
für den rechten Zweck und auf die rechte Weise zornig zu
sein«.

Die Verhaltensauffälligkeiten in der Empathie, in der
Impulskontrolle und im Umgang mit Ärger und Wut allein
verweisen nicht auf eine lineare Ursache-Wirkungs-Kette. Die
symptomatische Endstrecke erscheint wie ein Flaschenhals, in
dem sich die Entwicklungsdefizite in der Empathie, in der
Impulskontrolle und im Umgang mit Ärger und Wut ausbilden. In der Flasche selbst entwickeln sich zuvor jedoch ganz
unterschiedliche Gärungsprozesse, je nach dem, welche Faktoren in Wechselwirkung stehen und zur Entwicklung der
gestörten zwischenmenschlichen Familiendynamik beitragen
und welche Schutzmechanismen den Prozeß aufhalten (Lösel
und Bender, 1997).

Familienberatung bei aktueller Gewalt in der Familie

Betroffene Familien müssen die Möglichkeit erhalten, sich
mit ihren Problemen an eine Beratungsstelle zu wenden, die
für den Umgang mit Gewalt in Familien entsprechende famili-
entherapeutische Kompetenz hat. Darüber hinaus sollte eine
solche Beratungsstelle aber auch konkrete Hilfe und präventive Strategien für die Kindertagesstätten und Schulen anbieten
können.

- Wenn beispielsweise davon auszugehen ist, daß die Erziehungsfertigkeiten bei den Eltern in nicht genügendem
  Maße zur Verfügung stehen, sollte eine Intervention zur

Steigerung der elterlichen, erzieherischen Kompetenzen nicht fehlen. Dies kann ein Elterntraining sein, das während einer Paar- und Familientherapie oder auch in einer Gruppe durchgeführt wird.

- Wenn Partnerschaftskonflikte bestehen, sollte an eine Paarberatung oder -therapie gedacht werden. Bei einer Ablehnung einer Therapie durch die betroffenen Eltern oder bei getrennt lebenden Paaren kann der Fokus auf die Erziehungsprobleme oder die Regelungen im Zusammenhang mit der elterlichen Sorge gelegt werden.
- Wenn die familiären Konflikte im Vordergrund stehen, kommt eine Familientherapie in Frage. Überhaupt muß man bei familiären Krisen und Umbrüchen in der Familie an eine Familienberatung oder -therapie denken.
- Schwierige Umgebungsbedingungen für die Familie können auch durch Konflikte und Auseinandersetzungen der Kinder und Eltern mit einer Erzieherin oder einer Lehrerin entstehen. Dann kommen Interventionen im Kindergarten oder in der Schule in Frage, zum Beispiel als Gespräch mit allen beteiligten Personen.
- Sozialpädagogische Familienhilfe kommt bei desorganisierten Familien und chaotischen innerfamiliären Beziehungen in Frage. Wenn der familiäre Alltag z. B. nicht geregelt werden kann, benötigen diese Familien ganz konkrete Hilfestellungen, meist durch Haubesuche.
- Bei sozial schwachen Familien oder Familien in ökonomischen Krisen ist z. B. eine Entschuldungsberatung oder eine Betreuung über das Sozialamt meistens unumgänglich.

Viele dieser Familien erscheinen mit der Erziehung ihrer Kinder überfordert und relativ rasch am Ende ihrer Ressourcen. Aber wenn die Familien eine spezifische Unterstützung erhalten und Entwicklungsbedingungen ermöglicht werden, die den Kindern ein relativ normales und unauffälliges Heranreifen erlauben, dann werden sie auch weniger aggressives Verhalten zeigen. Interessant ist in diesem Zusammenhang, daß sich die Kriminalstatistik bei Kindern und Jugendlichen in den USA in den letzten Jahren günstiger entwickelt hat, nachdem sie sich über Jahre zuvor stetig verschlechterte. Viele Wissenschaftler führen dies darauf zurück, daß die Eltern durch die in den Medien angeprangerte erhöhte Gewaltbereitschaft für das Problem sensibilisiert wurden. Durch eine entsprechende Öffentlichkeitsarbeit gelang es, den Eltern den Wert und die Notwendigkeit von kindgerechter Erziehung vor Augen zu führen. Möglicherweise konnte ein solcher Einstellungswandel hin zu mehr und besserer Erziehung vieles zum Positiven verändern. Wir stehen in Deutschland zur Zeit wohl vor einer ähnlichen Aufgabe. Präventive Maßnahmen sind also gefordert.

Präventive Ansätze zur Stärkung von Familien

Schwierigste Kindheitsbedingungen können die spätere Entwicklung in vielfältigster Weise einschränken. So wird niemand bestreiten, daß Kinderarbeit oder früher die Kindersklaverei die Lebensbedingungen für die Kinder so drastisch veränderten, daß auch ihre Lebenserwartung verkürzt war. Trotzdem scheint es in der Öffentlichkeit und vor allem in der Politik immer noch sehr schwer vermittelbar, daß die Erfahrungen in der Kindheit mit dem Kompetenzerleben, dem Wohlbefinden und auch dem Gesundheitszustand im Erwachsenenalter eng zusammenhängen. In den letzten Jahren tritt weltweit ein Widerspruch immer deutlicher zutage: Die Verarmung von Kindern und Familien nimmt in den westlich industrialisierten, den sogenannten reichen Ländern zu, und die Bedingungen für viele Familien werden immer schwieriger, obwohl wir über immer mehr Studien mit gesicherten Ergebnissen verfügen, daß die Kindheitserfahrungen auf den Gesundheitszustand, das Wohlbefinden und den Erwerb von Kompetenzen tiefgreifende und langandauernde Auswirkungen haben.

Eine Fülle von Interventionsstudien, die in der post-neonatalen Phase, im Vorschulalter und im Schulalter durchgeführt wurden, beweisen eindrucksvoll, daß man durchaus einen sehr positiven Einfluß auf die kognitiven und sozial-emotionalen Entwicklungsbedingungen von Kindern nehmen kann, was sich wiederum positiv auf die Gesundheit, das Wohlbefinden und die Kompetenz auswirkt. In einem Übersichtsartikel von Hertzman und Wiens (1996) zeigen die Autoren, daß solche Interventionsstudien in der Kindheit wirksam sind und wie sie wirksam werden. Dabei zeichnen sich zwei Prinzipien ab: Zum einen ein »je früher, desto besser« und zum anderen ein »immer wieder«, also die Möglichkeit, Entwicklung auch in späteren Lebensphasen immer wieder anzustoßen.

Das »je früher, desto besser« gilt vor allem für die Neugeborenenzeit bis zum Vorschulalter. Das sogenannte »Latenz-Modell« scheint brauchbar zu sein, um die Vulnerabilität in dieser Zeit und die entsprechenden präventiven Maßnahmen beschreiben zu können. Phasen der Unterstimulierung, der Traumatisierung und der nachfolgenden Entwicklungsverzögerung scheinen »biologisch eingebettet« zu sein. Die Forschung zeigt, daß bei diesen früh – im Hinblick auf psychische Entwicklung – benachteiligten Kindern neurobiologische Auswirkungen zu beobachten sind. So konnte in einigen Langzeitstudien beobachtet werden, daß diese Kinder später lebenslang über größere Ängstlichkeit und geringere Abwehrkräfte verfügen, wenn sie in dieser frühen vulnerablen Phase traumatisiert wurden. Es besteht eine »latente Vulnerabilität«, die durch entsprechende Lebenskrisen aufbrechen kann. Als präventive Strategie empfiehlt sich eine Art »Impfprogramm«. Wenn man rechtzeitig kognitive und sozial emotionale Entwicklungsnachreifungen »verabreicht«, kann man diese »latente Vulnerabilität« abmildern.

Eine andere Vulnerabilität läßt sich mit dem sogenannten »Pfad-Modell« beschreiben. Im Verlauf des Lebens kommt es vor allem in den entwicklungsintensiveren Schwellensituationen zu Krisen, die mehr oder weniger gut – je nach Umgebungsbedingungen und den sozialen Ressourcen – bewältigt werden. Wesentlich ist nun, daß auch in den Schwellensituationen des Lebens interventive Strategien so wirksam werden, daß man auch diesen Kindern und später den Adoleszenten oder Erwachsenen normale Entwicklungsbedingungen verschaffen kann.

Präventive Programme, die auf die Aufrechterhaltung von körperlicher und psychischer Gesundheit ausgerichtet sind, konnten zeigen, daß man mit diesen frühen interventiven Maßnahmen destruktive Aggressivität, Kriminalität und Gewalt bei Jugendlichen und jungen Erwachsenen vermeiden kann (Lally et. al., 1988; Pepler und Rubin 1991; Weissberg und Greenberg, 1998).

Viele Beratungsstellen, wie z. B. »Pro Familia«, bilden ein Netzwerk sozialer Unterstützung für Familien in bestimmten Krisensituationen. Dagegen fehlen weitgehend systematisch erarbeitete und wissenschaftlich fundierte Präventionsmaßnahmen und die vorausschauende Konzeption von Programmen zur Bereitstellung von Ressourcen für die Familie, zum Beispiel vorbereitende Programme für Familien in bestimmten Schwellensituationen wie etwa Vorbereitungskurse für Ehepaare, für Hinterbliebene, für die Erziehung von schwierigen Kindern, zur Prävention von Gewalt und sexuellem Mißbrauch.

Die Entwicklung von FAUSTLOS

Diese Überlegungen bilden die Grundlage für die Entwicklung von FAUSTLOS, einem Curriculum zur Prävention von Gewalt (Cierpka, 2001). Das amerikanische Curriculum *Second Step* wurde übersetzt und in einem mehrjährigen Feedbackprozeß mit den Lehrern auf die deutschen Verhältnisse angepaßt (Krannich et al., 1998). FAUSTLOS wurde sowohl für die Grundschule als auch für den Kindergarten entwickelt. Für jede Alters- bzw. Klassenstufe ist ein spezieller Teil des Curriculums vorgesehen, damit man die Inhalte den Kindern jeweils altersgemäß vermitteln kann.

Die drei Einheiten von FAUSTLOS: »Entwicklung von Empathie, bessere Impulskontrolle und adäquater Umgang mit Ärger und Wut« werden in einzelnen, aufeinander aufbauenden Unterrichtseinheiten, den sogenannten Lektionen unterrichtet: Jede Lektion bezieht sich auf eine Fähigkeit, die die Kinder lernen sollen, und nimmt ca. 20 Minuten im Kindergarten, in der Schule zwischen 30 und 45 Minuten in Anspruch. Da jede Lektion mit den Fähigkeiten arbeitet, die in der letzten Lektion eingeführt wurden, sollen die Einheiten und Lektionen in der vorgegebenen Reihenfolge unterrichtet werden.

Für die Grundschulversion wurden 51 Lektionen erarbeitet. Wenn alle 14 Tage eine Lektion unterrichtet wird, kann man das Curriculum über drei Jahre ausdehnen. Alle Lektionen werden grundsätzlich nach dem gleichen Muster unterrichtet: Zu einer an die Leinwand projizierten Farbfolie wird eine Geschichte erzählt, werden Fragen gestellt, Meinungen diskutiert und daran anschließend werden Rollenspiele oder Übungen durchgeführt.

In den USA konnten Grossmann et al. (1997) in einer Längsschnittstudie zeigen, daß das Curriculum *Second Step* wirksam ist. FAUSTLOS wurde an 14 Grundschulen und 7 Kindergärten in einem Warteliste-Kontrollgruppendesign in Göttingen durchgeführt. Es zeigte sich, daß die prosozialen Fertigkeiten nach dem Curriculum zugenommen haben und daß in den Kindergärten von signifikant weniger Aggressivität berichtet wurde. Aufbauend auf diesen Ergebnissen wird FAUSTLOS z. Zt. in einer überarbeiteten Version im Auftrag des Ministeriums für Kultus, Jugend und Sport Baden-Württemberg über drei Jahre hinweg erprobt und evaluiert (Nov. 1998 – Dez. 2001). Insgesamt nehmen 23 Grundschulen bzw. 49 Klassen im Raum Heidelberg und Mannheim am Projekt teil. In 33 Klassen wird drei Jahre lang FAUSTLOS unterrichtet, die 16 übrigen Klassen dienen als Vergleichs-Gruppe. Eine engmaschige Betreuung der Teilnehmer u. a. durch regelmäßige Supervision ist gewährleistet. Im Rahmen der wissenschaftlichen Begleitung werden innerhalb des Projektzeitraumes an allen Schulen die Eltern, die Lehrer und die Kinder wiederholt befragt. Die Datenanalyse erfolgt über insgesamt vier Meßzeitpunkte und ermöglicht im Ergebnis eine längsschnittliche Darstellung von Veränderungen über drei Jahre hinweg.

FAUSTLOS soll in mehreren Schritten auf freiwilliger Basis an allen Grundschulen in Baden-Württemberg implementiert werden.

Schluß

Die Verhinderung von Gewalt ist ein Auftrag an die Gesellschaft, also an jeden von uns. Der Gewalttätigkeit muß man mit aller Macht entgegentreten. »Macht« verstanden im Sinne von Hannah Arendt (1970), die in ihrem Buch *Macht und*

Gewalt Macht so definiert, daß der menschlichen Fähigkeit entspricht, nicht nur zu handeln oder etwas zu tun. Man muß sich mit anderen zusammenschließen und im Einvernehmen mit ihnen handeln. Über Macht verfügt nach Hannah Arendt niemals ein einzelner; Macht ist im Besitz einer Gruppe und bleibt nur so lange existent, wie die Gruppe zusammenhält. Macht entsteht also immer, wenn Menschen sich zusammentun und gemeinsam handeln. Diese Macht muß man nutzen, um den verschiedensten Erscheinungsformen der Gewalt entgegenzutreten.

Ursula Neumann

Die unsichtbare Wirksamkeit emotionaler Beziehungen zwischen Kindern und ihren Erziehern

Über fünf Jahrzehnte habe ich die Veränderungen im Umgang vieler Eltern mit ihren Kindern hautnah miterleben können. Dabei habe ich sehr unterschiedliche Elterngenerationen kennengelernt. Wenn wir nur einen kurzen Blick auf die Gesellschaftsveränderungen in den letzten 50 Jahren werfen, wird sich diese Vielfalt leicht zuordnen lassen. Die verwirrenden Veränderungen während der letzten beiden Jahrzehnte und eine heute nicht mehr überschaubare Umstellung von traditionellen zu computergesteuerten Arbeitsfeldern verdienen es, in unserem Zusammenhang mit dem »ich-bezogenen Menschen« gesondert genannt zu werden. Wir sind nicht nur Kinder von Mutter und Vater, sondern zugleich Kinder unserer Zeit. Erich Fromm hat vom »Gesellschaftscharakter« gesprochen, der sich formend auf die Menschen auswirkt. Ich denke, wir müssen der Versuchung widerstehen, die heute angewachsenen neuartigen Gesellschaftsprobleme auf die erzieherische Frage zu reduzieren. Sie wird auf der Basis der gegenwärtigen Gesellschaft und der Erziehungswirklichkeit diskutiert werden müssen.

Hundert Jahre nach Sigmund Freud kann heute ungestraft über Gefühle gesprochen und von Neurologen gedruckt werden: »Ich fühle, also bin ich« (Damasio, 2000). Die jüngsten neurobiologischen Erkenntnisse machen das faszinierende Zusammenwirken von Körper und Seele transparent und damit zugleich die Eingebundenheit des einzelnen in die vielfältigen Beziehungsmuster seiner Kultur. Ich kann nur hoffen, daß sich auf dem wieder erweiterten Erkenntnisboden die »Machbarkeit« des Menschen verringern kann und daß wir ohne Einbuße an Selbstwert und Lebensbejahung lernen können, ein Teil der Natur zu sein. Wer das Leben lieben kann, dem werden die neuen Einblicke in die Natur des Menschen Herausforderung und Bereicherung sein können.

Kinder fühlen anders

Zur Ganzheitlichkeit des Kindes gehören auch seine unsichtbaren Gefühle. Ich habe erfahren können, daß der Respekt für die Existenz dieser unsichtbaren Wirklichkeit dazu führen kann, seine persönlichen erzieherischen Möglichkeiten nicht ständig zu überschätzen. Selbstverständlich muß es ein Märchen bleiben, etwa dem Lehrer abzuverlangen, das emotionale Gleichgewicht bei jedem Schüler als Voraussetzung für erfolgreiches Lernen aufzubauen.

Von »Lehrer-Eltern« habe ich gelernt, daß sie nur »durchkamen«, wenn sie ihre »Fiktion der Bildsamkeit« auch gegenüber den auffälligen Kindern nicht aufgaben. Für mich ist das unmittelbar einsichtig, weil ich denke, ein Kind kann am ehesten an sich glauben lernen, wenn ein anderer wichtiger Mensch an sein inneres Wachstum glaubt. »Machen« oder »voraussagen« kann man ein gewünschtes Wachstum nicht. Wir haben gar keine andere Wahl, als die Subjektivität schon des kleinen Kindes ein für alle mal anzuerkennen und ebenso anzuerkennen, daß uns seine Veränderbarkeit verschlossen bleibt.

Wer das Buch des Schweizer Lehrers J. Jegge (1976) gelesen hat, wird anhand seiner konkreten Beschreibungen aus dem Schulalltag erfahren haben, auf welche Weise Bildsamkeit gelingen kann. Sie gelingt nicht einfach deshalb, weil der Lehrer »trotz allem« innerlich seinen Schüler annimmt, sondern weil er ihm angemessene Lernangebote macht. Oder anders gesagt: Wer seinem Kind, seinem Schüler keine Erwartungen zumutet, bringt auch dessen Lernentwicklung nicht weiter. Ich meine, Pädagogik bei Schulkindern ist auf Geschichten aus dem Schulalltag angewiesen. Diese sind nicht etwas Literarisches, sie gehören zur Sache der Pädagogik hinzu, wie auch Psychotherapie auf Fallgeschichten angewiesen ist. Durch diese Geschichten oder Szenen kommt das wirkliche Leben zu seinem Recht, beachtet zu werden.

Viele soziale Auffälligkeiten werden von Lehrern häufig als »Lebensprobleme« wahrgenommen. Diese scheinen im Verhältnis zu Lernproblemen zuzunehmen. Ich meine, der Lehrer könnte dazu beitragen, eine stützende Beziehung auch zum auffälligen Schüler »trotz allem« durch seine Sprache auszudrücken, wenn es die augenblickliche Situation zuläßt und wenn – ja wenn er innerlich dazu bereit ist.

»Mama, Frau S. (Lehrerin) hat heute gesagt, sie macht auch noch Fehler und ist froh, wenn sie die merkt.« Dieser sechsjährige Erstkläßler verweigerte am folgenden Morgen nicht mehr ganz so rigoros den Gang zur Schule, auf dem ihn seine Mutter noch im fünften Schulmonat begleiten mußte. Noch drei weitere Sätze werde ich wörtlich zitieren, um eine stützende Sprache für junge Schulkinder anzudeuten. »Du hast heute keinen guten Tag – bestimmt kannst du einige Aufgaben lösen.« Diesen Satz hört ein Schüler, der als einziger seiner Klasse mit der Mathe-Arbeit noch nicht begonnen hat. Einen solchen Satz hört gewiß jeder Schüler mit einem anderen Ohr als etwa den kritischen Satz, »sich nun endlich zu konzentrieren, er sei ja hier nicht in einem Kindergarten«. Der erste Satz spricht den ganzen Schüler an, er wird ermutigt und nicht nur als »Noten-Bringer« eingestuft. Der zweite Satz appelliert an die fehlende Arbeitsbereitschaft, also an ein Minus, das ihn ohnehin quälen wird. Die unterschwellige Demütigung, der Schüler benehme sich wie ein kleines Kind, kann beim besten Willen keinen frohen Arbeitsbeginn hervorlokken. Eine Mutter verabschiedet am Morgen ihren Sohn: »Wenn du heute eine Note unter 3 nach Hause bringst, kannst du was erleben!« Wie wird die Leistung dieses Elfjährigen mit seiner Angst im Nacken heute ausfallen? Unsere Sprache zum Kind drückt immer etwas über die gegenwärtige Beziehung des Erwachsenen zu ihm aus. Und weil die Sprache vom Kind meist sehr viel sensibler, als wir Erwachsenen meinen, in bezug auf ihren Gefühlshintergrund erfaßt wird, kann sich eine positive Einstellung des Lehrers, wenn sie anhält, auch positiv auf einen auffälligen Schüler auswirken. Gerade der in einem Teufelskreis Gefangene hungert nach Anerkennung seiner Person. Frühe Kränkungen und Mißachtungen haben ein tiefes Mißtrauen anwachsen lassen.

Der Schulanfänger bringt seine sechsjährige Beziehungsgeschichte in seinem Lebensrucksack mit. Seine jeweiligen frühen »Lebenserfahrungen« haben zu einer bestimmten Einstellung, zu einem bestimmten Verhalten gegenüber dem Leben und der Welt geführt und prägen das Kind in seinem Fühlen und Denken. Erleben und Verhalten sind nicht angeboren. Sie sind das Ergebnis von unzählbaren Erfahrungen mit den Eltern, den Geschwistern und Großeltern, mit sich selbst, mit Beziehungen zu anderen Menschen und mit orientierenden oder desorientierenden Botschaften über das, was die Eltern für gut und für schlecht halten.

Ich sage nichts Neues, wenn ich hier einfüge: Schon im Kindergarten drängen viele Mütter darauf, ihre Kinder »schulreif machen« zu lassen. Schulreife wird immer noch weitgehend als Intelligenzsteigerung verstanden. Mit Beginn des Schulalters wollen viele Eltern ausgesprochen und unausgesprochen die Abiturfähigkeit ihres Kindes gesichert sehen. Der Kampf um Notenbruchteile hat sich verschärft. Wenn ein 36jähriger Vater von drei Kindern erkennt, daß seine gewohnte Arbeit sehr bald nicht mehr möglich sein wird und daß er auf Umlernen oder Neulernen angewiesen ist, muß dieser Erwachsene »um seine Weiterentwicklung kreisen«. Väterliche Energien für Kinder können ungewollt verlorengehen. »85 Prozent meiner Kräfte muß ich für meinen Berufsalltag einsetzen, 10 Prozent setze ich für die Familie ein und 5 Prozent für meine Entspannung«, eine offene Bilanzierung, die nachdenklich stimmen muß.

Mir sind viele Schüler bekannt geworden, die infolge ihrer Loyalitätskämpfe zwischen Eltern und Lehrer tief beunruhigt waren; weder konnten sie »richtig« lernen noch in der Nacht »durchschlafen«. Kann die Schule das Leben »draußen« weiter draußen lassen?

Die heutige Aufgabe der professionellen Pädagogen ist ohne ein Miteinander unter Kollegen und Zusammenarbeit mit Eltern nur schwer zu meistern; die Nöte bei Eltern, Kindern und Lehrern werden anwachsen. Das »Mehr« an Wissen wird immer eine Bereicherung sein. Zu diesem Wissen gehört heute auch, daß Beziehung die unauflösbare, wenn auch unsichtbare Grundlage für jede pädagogische Aktivität ist. Unser Handeln und unsere Sprache sind eingebettet in die jeweilige Beziehungsqualität zwischen Eltern, Erziehern und Kindern, zwischen Lehrern und Schülern. Wer sich in der Funktion des Lehrers lediglich als »Wissensvermittler« definiert, übergeht die Ganzheit des Menschen, die sich nicht aufteilen läßt. »Der Mensch kann nicht nichtkommunizieren« (P. Watzlawik). Wer sich diesem ganzheitlichen Blick auf den

Menschen öffnen kann, wird zumindest von seinem Inneren her ein Vertrautwerden mit seiner Gefühlslandschaft als Gewinn betrachten können. Denken und Fühlen sind auch dem Erwachsenen als »gleichwertige Komponenten« zu gönnen.

Das kindliche Hirn ist zu seiner Entwicklung auf emotionale Sicherheit angewiesen. Warum das so ist? Weil diese gefühlshafte Sicherheit als Basis zu werten ist für die Entwicklung der Motorik des Kindes, für seine Wahrnehmungsfähigkeit, seinen Erkundungs- und Wissensdrang sowie für seine soziale Beziehungsfähigkeit. Kurz gesagt: Ohne emotionale Sicherheit ist die ganzheitliche Entwicklung des Kindes gefährdet.

Dieses knapp zusammengefaßte Ergebnis am Beginn dieses neuen Jahrhunderts enthält ein neuartiges Menschenbild: Emotionen sind biologisch sinnvoll. Sie müssen nicht nur ertragen und erlitten werden, sie bilden den Grundstoff für menschliche Entwicklung. Emotionen sind zum Forschungsgegenstand der Naturwissenschaftler geworden. Ich denke, daß sich mit dieser Aufdeckung die Brücke zwischen Natur- und Geisteswissenschaften verbreitern wird. Aus meinen Erfahrungen – und dazu gehören natürlich auch Fehler – setze ich hinzu: Wenn neue Aufdeckungen die »vermeintliche Freiheit« des Menschen gefährden können, werden neue Ängste und deren Abwehrformen nicht ausbleiben. Die Vermittlung solcher »Enthüllungen«, welche zugleich Herausforderungen bedeuten, wird behutsam vor sich gehen müssen.

Daß es zu allen Zeiten mißachtete und vernachlässigte Kinder gegeben hat, hilft an dieser Stelle nicht weiter. Zu keiner Zeit ist so viel an Erkenntnissen und Erfahrungen über die menschliche Entwicklung angewachsen wie heute. Darum drängt sich die zentrale Frage auf: Wie kann man wissenschaftliche Erkenntnisse umsetzen? Daß dem Kind heute mehr als vor zwei oder drei Generationen »Selbstbestimmung« zugestanden wird, ist ohne Zweifel ein Ergebnis der neuen übernommenen Erkenntnisse. Das abstrakte Wort »Selbstbestimmung« läßt sich jedoch auf vielfache Weise verstehen, angefangen von der blinden Überforderung in bezug auf das Lebensalter bis hin zu einer Leben-hemmenden Verwöhnung. Weitergabe von Begriffen und von Wissen kann nicht zu einer Umstimmung im pädagogischen Alltag führen. Wir kommen an der Frage nicht vorbei: Auf welche Weise kann der einzelne von diesem Wissen berührt werden? »Erkennen« reicht für den pädagogischen Alltag nicht aus.

Das Hirn entwickelt sich ein Leben lang, wenn es für neue Herausforderungen genutzt wird. Das Hirn ist weniger ein Denkorgan als vielmehr ein Sozialorgan. Dieses Sozialorgan hat Carl-Friedrich von Weizsäcker wie folgt beschrieben: Für Kinder und Erwachsene ist die »elementare Welt eine Welt von Freunden und Feinden, Lockungen und Drohungen, Lust und Leid, Schönem und Häßlichem, Liebe und Haß«. Daß unser Hirn einem endokrinen System ähnelt oder daß Botenstoffe auf magische Weise von Rezeptoren angezogen werden, kann ich natürlich nicht verstehen. Das Gehirn wird mir wieder erneut zu einer geheimnisvollen Landschaft. Ich kann jedoch diese neuen Erkenntnisse »glauben«, weil sie meiner Suche nach Zusammenhängen im Werden und Wirken des Menschen entgegenkommen.

Die Lebenserfahrungen des Säuglings gehen von seiner sozialen Umgebung aus, von den Eltern und anderen ihm nahestehenden Personen; er lernt in Beziehungen. Auch dieser klare Satz läßt in seiner durchsichtigen Sprache den menschlichen Menschen als Individuum und Sozialwesen unmißverständlich erkennen. Das Wort »Erfahrung« hat auch in unserer dünn gewordenen Sprache, so meine ich, einen besonderen Wert. Und dieser besondere Wert wird mehr »erspürt« als »durchschaut«, wohl deshalb, weil jeder von uns »Erfahrungen« am eigenen Leib mit eigenen Gefühlen, als ganzer Mensch macht. Unsere »Wissensgesellschaft« kann heute »sichtbar« machen, daß das genetische Programm eines Kindes zu seiner Ausgestaltung auf Außenreize angewiesen ist. Mit dieser Ausgestaltung wird das heranwachsende Kind in der immer komplexer werdenden Welt zurechtkommen müssen. Schon der Säugling ist angewiesen auf einen Mitmenschen, der ihm die notwendigen anregenden Reize bietet. Wie lebenswichtig die Beziehungen sind, in denen das kleine Kind leben und lernen kann, wird kaum an anderer Stelle eindringlicher aufgezeigt werden können.

Ein zentraler Gewinn der jüngsten Erkenntnisse soll hier noch genannt sein. Nicht die Vermeidung von neuen und entwicklungsangepaßten Herausforderungen in den frühen Kinderjahren kann den Weg vom total abhängigen Säugling zum lernbereiten Schulkind möglich machen, sondern deren Überwindung. Diese Herausforderungen müssen für das kleine Kind kontrollierbar sein, damit es neue Reaktionen und Lösungen entwickeln kann. Die frühen Lernschritte werden nur im Schutz und in der Sicherheit seines Umfeldes möglich. Hirnreifung ohne psychosozialen Schutz läßt vorhandene Potenzen in der emotionalen Entwicklung und damit gleichzeitig im Hirn ungenutzt.

Abschließen möchte ich hier mit der Erkenntnis über die gleichzeitige Wirksamkeit von Körper und Seele. Sie führt dazu, unsere lang anhaltende Vorstellung von Körper und Seele als zwei voneinander getrennten Wesenheiten im Menschen aufzugeben. Wir werden den Menschen als Ganzheit erkennen und akzeptieren lernen. Über viele Jahrhunderte hat die dualistische Vorstellung unser Denken bestimmt. Sie spielt bis heute im Denken und deshalb auch im Fühlen und Handeln vieler Menschen eine große Rolle. Wie lange wird es dauern, bis dieses »anprogrammierte« Verständnis im jetzt begonnenen Jahrhundert aufgegeben werden kann? Wer Egon Friedell zustimmen kann, daß »jede neue Wahrheit als Irrtum auftritt, weil die Welt immer von gestern« sei, wird sich nicht beirren lassen können, daß sich die Anerkennung der menschlichen Gefühle allmählich einstellen und die Chance größer werden kann, mit den eigenen Gefühlen umgehen zu lernen.

Um all diese neuen Erkenntnisse in die erzieherische Praxis umzusetzen, müssen neue Formen der Zusammenarbeit zwischen Eltern, Erziehern und Kindern gefunden werden.

Elfie Schloter, Dipl. Psychologin und Familientherapeutin, hat 1995 ein »Institut für Zusammenarbeit im Erziehungsbereich« (IFZE) gegründet. Ihr langer Berufsweg als leitende Erziehungsberaterin hat sie ermutigt, die Zusammenarbeit zwischen Schule und Erziehungsberatung anzuregen und neue Lernformen eines Miteinander für Eltern, Erzieher und Lehrer zu entwickeln. Kinder werden heute nicht nur von ihren Eltern, sondern auch von Erziehern und Lehrern »erzogen«. Wie diese zusammenarbeiten, entscheidet über das Wohl der Kinder. Manche der beunruhigenden Loyalitätskonflikte der heranwachsenden Kinder können von vornherein vermieden werden. »Miteinander statt gegeneinander, damit es Kindern besser geht.« Der Initiatorin ist daran gelegen, standardisierte Projekte zu diesem neuen Miteinander zu entwickeln.

Kinder denken anders

»Ich sage meinem Kind so oft, so geduldig und wiederholt, so nachdrücklich…« Kein Zweifel, daß viele Erwachsene ihre Sätze immer wieder sagen, auch wenn ihre Erwartungen immer wieder enttäuscht werden. Und diese immer wieder eintretenden Enttäuschungen teilen sich selbstverständlich auch der Seelenlandschaft mit. Gefühle wie Ärger, Ungeduld und auch Ängste, ein »dummes« Kind zu haben, schleichen sich ein. Die »Sprache« wird zum Kampfmittel zwischen zwei Generationen, und die ältere von beiden nimmt für sich gern in Anspruch, die überlegene Position zu besitzen. »Kinder denken anders als die Erwachsenen«, so einfach ist der Tatbestand zu kennzeichnen, um den es hier geht. Jeder hat seine eigene Wirklichkeit. Die Physiker haben uns deutlich gemacht, daß es die »Realität an sich« nicht gibt. Der gleiche Baum wird von einem Maler anders erlebt als von einem Holzfachmann. Auch »Worte an sich« gibt es nicht. Die gleichen Worte eines Vaters an seine beiden Kinder werden von beiden Kindern anders »empfangen«. Wir Erwachsene haben es nur bedingt in unserer Hand, mit Worten direkt zu vermitteln, woran uns liegt. Je mehr wir bereit werden, die Sprache des Kindes ohne Korrektur anzuhören, sein Spiel und Gestalten als Ausdruck seines jeweiligen Weltbildes aufzunehmen, desto eher werden wir die Worte finden, mit denen es sich in seiner einmaligen Subjektivität verstanden fühlen kann. Darum ist Sprache mehr als Vermittlung von Inhalten.

Hierzu ein kleines Beispiel (aus Neumann, 1997):

Meine Sonne ist immer blau

Unsere Tochter ist jetzt bald fünf Jahre alt, und immer zeichnet sie die Sonne blau. Ich sage ihr so oft: »Sieh sie dir an, die ist doch gar nicht blau. Du hast doch auch goldene Farben in deinem Kasten.«

Annabell ist im Wartezimmer zurückgeblieben. Sie hat sich Malblock und Buntstifte erbeten. Sie weiß, daß sie jederzeit zur Mutter und mir kommen kann. »Was macht Ihnen bei den falschen Farben so viel Sorge?« »Wie soll das in der Schule werden, die Lehrerin muß sie doch für dumm halten. Manchmal denke ich sogar, unser Kind ist vielleicht farbenblind.« Noch knapp zwei Jahre hat dieses Kind bis zum Schulbeginn Zeit. Schon sitzt das Schulgespenst der Mutter im Nacken. Durch unsere extreme Leistungsauflagen verkürzt sich offensichtlich die Kindheit immer mehr.

Annabell kommt ins Zimmer, sie bewegt sich anmutig und hat einen heiteren Gesichtsausdruck. Wie zu erwarten, hat sie ein Bild mit einer blauen Sonne gemalt. Mir fällt auf, daß sie dieses Bild zunächst der Mutter zeigt, die ja genügend blaue Sonnenbilder gesehen hat und über die falsche Farbauswahl Bescheid weiß. Und natürlich weiß auch die kleine Tochter Bescheid, daß jetzt die lange Rede von der falschen Farbwahl folgen wird. Mir kommt es so vor, als spiele sie mit ihrem Bild eine Trumpfkarte aus, etwas, das die Mutter ärgern wird. Kinder finden schnell heraus, an welchen Stellen sie Eltern ärgern oder milde stimmen können.

Ich sehe mir in Ruhe das Bild an und überlege, wie ich wohl das Motiv zur blauen Sonne ergründe. »Mir gefällt sie gut, die blaue Farbe. Ich kenne einen Maler, der hat blaue Pferde gemalt. Ich hätte gern von ihm gewußt, warum er sie blau gemalt hat. Pferde sehen doch braun oder schwarz aus.« »Der hat die blauen Pferde bestimmt gern gehabt.« »Das kann gut stimmen. Kannst du schon sagen, was dir an der blauen Farbe so gut gefällt?« »Die mag mein Papa am liebsten.«

Meine Vermutung hat sich bestätigt. Kleine Töchter lieben manchmal ihre Väter in der Altersstufe von Annabell besonders heftig. Sie möchten auch wie ihre Mütter einen Mann haben, und deshalb können sie ihnen gegenüber recht kritisch sein. Auch diese Mutter reagiert fast eifersüchtig: »Und warum hast du mir das nicht gesagt?« Eine Antwort möchte ich der kleinen Liebenden nicht zumuten. »Manchmal ist es gar nicht einfach zu sagen, was da für Wünsche in einem drin sind. Vielleicht ist es der Mama auch schon so ergangen?«

Kindheitserinnerungen sind ein Zugang zu frühen Beziehungserfahrungen

Das Wort Beziehung wird heute immer selbstverständlicher gebraucht. Beziehung ist das, was zwischen den Menschen vor sich geht und daher »unsichtbare Wirklichkeit« genannt wird. Wer sich als Erwachsener Zeit nimmt, frühe Lebenserfahrungen ans Tageslicht zu holen, wird sich vermutlich an Mutter und Vater erinnern, wie sie miteinander und mit ihm als Kind umgegangen sind. In einem Gruppengespräch mit Eltern haben solche Rückerinnerungen einen fühlbaren Zugang zu der elementaren Kraft von Beziehung und Bindung für eine gesunde seelische Entwicklung gebracht und zu einem wieder neuen Verständnis ihres Kindes führen können.

Ich war als Kind gerne krank, an Schmerzen erinnere ich mich nicht. Aber sehr genau daran, daß die Mutter – wohl immer für die Stunden, in denen sie mich trostbedürftig empfand – sich zu mir ins Bett legte. Ich denke heute, es waren die selbstverständliche Gemeinsamkeit quasi in Notzeiten und ihre unmittelbare Körpernähe, die mich dann ganz durchwärmten. Ich glaubte damals fest, nicht die Medizin, sondern die Mutter hat mich gesund gemacht.

Es lohnt sich gewiß für den Leser, hier eine kleine Pause einzulegen und sich in das kranke Kind und seine Beziehung zur Mutter einzufühlen. In Notzeiten war die Mutter selbstverständlich zum Anfassen nah. Ihre Nähe durchwärmte das Kind. Es glaubte, daß nicht die Hilfe von außen, sondern die Mutter es gesund macht. Wir hören von einem Kind, das im Schutz der Mutter auch noch das Kranksein genießen kann. Mit einer solchen Gefühlserfahrung kann man das Leben und das heißt in den frühen Jahren die eigene Person bejahen und auch Unbehagen auf sich nehmen. Auf diese Weise entwickelt sich ein Vertrauen in die Welt, das im körperlichen Wohlbefinden leibhaftig aufgehoben ist. Der Weg des Menschen ist immer auch seine Leibgeschichte. Die Mystikerin Hildegard von Bingen hat im 12. Jahrhundert geschrieben: »Oben und unten, außen und innen, überall existiert der Mensch als Leiblichkeit. Das ist das Wesen des Menschen.«

153

Eine zweite Kindheitserinnerung wird seine ganz andere Beziehungsqualität zwischen Kind und Eltern sichtbar machen:

Wenn meine Eltern Streit hatten – sie hatten ihn oft – sprachen sie überlaut miteinander. Regelmäßig überhörten sie meine klagend und sicher jämmerlich vorgebrachten Bitten, mit dem Schreien doch aufzuhören. Vater und Mutter ließen mich kein Wort darüber wissen, worum es ging. Ich hielt mir die Ohren zu und dachte, es geht bestimmt um mich. Meine kindliche Logik war damals die, daß Mann und Frau sich eben anschreien müssen, und deshalb beschloß ich bereits vor Schulbeginn, nie zu heiraten. Ich traute mir einfach nicht zu, mich später gegen eine schreiende Frau zu wehren.

Wie erlebt sich dieses Kind in seiner Beziehung zu Mutter und Vater? Wir haben gehört: »Heftigen Streit gab es oft.« Ist es ein übersehenes Kind? Ist dieses Kind es nicht wert, entlastende Informationen zu bekommen? Warum läßt man es ins Leere sprechen? Offensichtlich reicht die elterliche Kapazität nicht immer aus, das Kind als Teil der Familie einzubeziehen. Seinen frühen Verzicht auf eine spätere Ehe verstehe ich als schöpferischen Ausweg aus der erlebten Notsituation. Die beängstigende Gegenwart ist für dieses Kind im Augenblick nur mit einem Blick auf später, auf die Zukunft hin, auszuhalten. Was kann ein kleines Kind tun, das weder in der Mutter noch im Vater einen einigermaßen gesicherten Hafen für seine Ängste und Irritationen ansteuern kann? Wenn es keine Aussicht hat, den einen oder anderen innerlich zu erreichen?

In dieser zweiten Kindheitserinnerung hören wir von einer isolierenden Beziehungsnot eines kleinen Kindes. Eine solche Beziehungsnot ist oft der Anfang von Verhaltensauffälligkeiten. Es wird einfühlbar sein, daß das Klima in einer Streitfamilie die Lebensfreude von Kindern einschränken muß. Sie fühlen sich minderwertig und vielfach auch schuldig. »Es geht bestimmt um mich!« Aus der Biographie dieses Kindes ergänze ich, daß es schon vor Schulbeginn eine Sprachstörung entwickelte und den Kontakt zu Gleichaltrigen bis zum 16. Lebensjahr gemieden hat.

Vermutlich werden diese knappen Berichte aus der Kindheit deutlich gemacht haben, daß nicht erst bewußte Aktionen von Erwachsenen Einfluß auf ihre Kinder nehmen. Vom ersten Lebenstag an sind es die »unsichtbaren Wirklichkeiten«, die wir Beziehung nennen und die entscheidenden Einfluß auf kindliches Fühlen und Denken, auf sein Erleben und Verhalten haben (vgl. Neumann, 1998).

Beziehungen entwickeln sich im »Zwischen«

Es wird verständlich sein, daß für Personen, die lebensgeschichtlich aufeinander bezogen sind wie in einer Partnerschaft oder einer Familie, Beziehung eine besonders große Rolle spielt. Wir beginnen nach und nach, uns mit dieser zwischenmenschlichen Wirklichkeit vertraut zu machen und konstruktiv mit ihr umzugehen. Die Beziehungsqualität bestimmt sehr viel nachhaltiger als Sachinformationen die Entwicklung des kleinen Kindes als bisher angenommen. Natürlich haben wir schon immer gemerkt, wie wir zu einem anderen Menschen stehen oder er zu uns, oder genauer gesagt, wir glauben, es zu merken. Wir trauen unserem subjektiven Gefühl zu, die »wahre« Beziehung zu erspüren. Wenn zwei Partner in eine Beziehungskrise geraten, sind häufig beide subjektiv der Meinung, genau zu wissen, wer an dieser Krise »schuld« ist. Wir kommen dann leicht in lange Diskussionen, in Verteidigung und Anklage. Eine solche gegenseitige Aufrechnung kann dazu führen, in einen Dauerstreit zu geraten. Wer will schon seine subjektive Sichtweise aufgeben? Sie stimmt ja mit seinem Gefühl überein. Wenn nun beide beharrlich darauf bestehen, die »Wahrheit« gefunden zu haben, geht der Dauerstreit in einen Dauerkrieg über. Kriege lösen keine Krisen auf, sie sind auf Sieg und Niederlage ausgerichtet (Neumann, 1994).

In den folgenden drei Auszügen werden die Leser erkennen, daß die Sprache zum Kind – wie selbstverständlich auch die Sprache zwischen Erwachsenen – immer auch etwas von der augenblicklichen Beziehung zwischen Sender und Empfänger aussagt. Beziehungen sind wie alles Lebendige auch veränderbar. In einer befriedigenden Beziehung ist nicht nur die »Mutter« beteiligt. Noch immer neigen wir dazu, sie für alles und jedes zur Verantwortung zu ziehen. »Beziehungen« gehen jeden an jedem Tag an.

1. Eine Fünfjährige sagt zu ihrer Mutter nach ihrem ersten Kindergartentag, die Gruppenleiterin könne sie nicht leiden. Die Mutter läßt diesen persönlichen Eindruck zunächst stehen. Sie tröstet das Kind nicht über die Enttäuschung hinweg und geht auch nicht mit Vernunftgründen dagegen an. Sie tut damit etwas sehr Sinnvolles und pädagogisch Konstruktives. Wenn man einen Satz nicht gleich verstehen kann, sollte man ihm mit Fragen nachgehen. Auf diese Weise kann der »Empfänger« sicherer werden, was der Sender gemeint hat. »Hat Frau S. dir gesagt, daß sie dich nicht leiden kann?« »Nein – Mama, so nicht.« »Woran hast du es gemerkt?« Die Tochter berichtet sehr erregt, Frau S. habe kein einziges Mal mit ihr allein gespielt und auch nicht gesprochen – immer seien andere Kinder dabei gewesen. »Und du hast gedacht, im Kindergarten ist es genauso wie zu Hause. Jetzt bin ich neugierig, was du nach einer Woche über Frau S. erzählst. Sie sieht mir gar nicht aus, als könne sie Kinder nicht leiden.«
Vielen Lesern wird zugänglich sein, daß sich diese Mutter einfühlsam auf ihr Kind einstellen kann. Ihr Kind darf empfinden, was es empfindet. Diese Mutter erwartet nicht, daß es die neue Situation »sachgerecht« am ersten Tag aufnehmen kann. Sie vermittelt ihm auf der Beziehungsebene, du brauchst keine Angst zu haben, du wirst nicht übersehen werden. Und diese Zuversicht der Mutter stärkt sein Selbstwertgefühl. Kinder spüren mit Wohlbehagen, wenn man ihnen etwas zutraut.

2. »Dieses Schuljahr wird für mich schlecht«, so meint ein Neunjähriger. Seine neue Lehrerin habe ihn gleich am ersten Tag gefragt, ob er auch so vorlaut wie seine Schwester sei. Der Junge hat sensibel die Worte der Lehrerin »empfangen«, nämlich daß ihre Frage gar keine richtige Frage ist, sondern ein Appell an ihn, ihr keine Schwierigkeiten zu machen. Er muß gleichsam für die Schwester büßen. Wer könnte mit einer solchen Last freudig dem neuen Schuljahr entgegensehen? Auch in diesem kleinen

Satz wird deutlich zu erkennen sein, daß unsere Sprache nicht nur Informationen sendet, sondern zugleich etwas darüber, wie die Worte verstanden werden wollen.

3. Ich werde versuchen, die Beziehung zweier Brüder im Stadium einer Veränderung ihrer Qualität zu beschreiben. Die Leser werden gewiß nachempfinden können, auf welchem Hintergrund aus den kooperierenden Brüdern zwei Gegner geworden sind. Das zu beschreibende Zwillingspaar war mir wegen anhaltender Zankereien und Schlägereien vorgestellt worden. Beide Brüder waren nicht bereit, gemeinsam zu einem ersten Kontakt zu kommen.

Alexander kommt als erster herein. »Wir können überhaupt nicht mehr miteinander spielen, abends im Bett keine Geschichten erzählen, Blödsinn ausdenken, und klauen uns gegenseitig unsere Süßigkeiten weg. Dabei hat Peter allen Grund, freundlich zu mir zu sein. Ich lasse ihn nämlich jetzt im Gymnasium von mir abschreiben.« Ich erfahre, daß Alexander schon immer schneller im Denken als Peter war, der Bruder schneller im Handeln. Die Eltern fänden es gut, daß er den Bruder nicht im Stich lasse. Im ersten Kontakt mit Peter kamen folgende Sätze: »Ich bin jetzt der Versager der Familie, Alexander bildet sich jede Menge ein, weil ich abhängig von ihm geworden bin.« Schon längst hätte er das Abschreiben aufgegeben, wenn die Eltern nicht so viel Wert auf Noten legten. »So wegen der Karriere später.« Er war fest überzeugt, er werde nun den »Stempel des Dummen« sein Leben lang behalten. Als »Rache« dafür habe er sich bereits jetzt vorgenommen, später seine eigenen Kinder, wenn sie Zwillinge wären, vom ersten Schuljahr an in verschiedene Schulen zu schikken.

Dieser knappe Einblick in die Seelenhaushalte der beiden Brüder wird deutlich machen, daß die einst kooperative Beziehung nun keinen gemeinsamen Boden, kein übereinstimmendes Beziehungsverständnis mehr hat. Der eine ist zum Helfer und Spender geworden, der andere zum Verlierer, zum Abhängigen von seinem gleichaltrigen Bruder. Die Beziehung der beiden hat sich seit der Oberschulzeit entscheidend verändert. Für ihr bisheriges Beziehungsverständnis galt: »Was dir gefällt, gefällt auch mir.«

Davon kann nun keine Rede mehr sein. Der eine hat die Helferrolle übernommen, der andere ist zum Hilfsbedürftigen geworden. Für diese veränderte Beziehungsqualität gilt im Verständnis von Alexander: »Für mich ist Honig, was für dich Mist ist.« Peter würde sie so beschreiben: »Ich bin der Versager – du bist der gelobte Befreier.« Mit solchen unterschiedlichen Beziehungsdefinitionen läßt sich natürlich nicht gut auskommen, der Dauerstreit ist vorprogrammiert.

Die Brüder habe ich damals gemeinsam verabschiedet und mit der Auflage entlassen, in einer Woche eine Lösung zu finden, die beide bejahen können. Ich sagte ihnen, ich sei sicher, daß sie die Lösung finden, zumal einer von beiden sie bereits bei mir ausgesprochen hat. Zu einem weiteren Termin sei ich jedoch nur bereit, wenn sie gemeinsam mit den Eltern kämen – die Lösung beträfe die ganze Familie. Sie kamen als Familie, und nach mutiger Auseinandersetzung zwischen den vier Beteiligten willigten sie ein, daß die Jungen zunächst für ein Jahr in verschiedene Klassen gingen. Wir waren uns darüber einig, daß nicht nur schnell Denkende, sondern auch schnell Handelnde, wie hier Peter, zu »klugen« Lösungen kommen können.

Diese Skizzen, so möchte ich hoffen, werden den Lesern deutlich machen können, daß viele Mißverständnisse unter uns Menschen nicht auf den Inhalt der gesprochenen Sätze, sondern auf den zugleich mitgelieferten Beziehungsaspekt zurückgehen. Mit Nachdruck will ich hervorheben, daß Sender *und* Empfänger am Mißverständnis beteiligt sind. Hier abschließend nehme ich die Frage auf: Was ist Beziehung?

Beziehung ist etwas Überpersönliches

Warum ist es so schwer, gleichsam als Teilhaber einer Beziehungskrise nicht das Ganze der Beziehung, also auch das »Zwischen« zu sehen, das über die beiden Personen hinausgeht? Jeder Leser wird wissen, daß es ihm nicht gelingen kann, seinen eigenen Körper als Ganzheit wahrzunehmen. Seine Augen, die Organe für diese Wahrnehmung, sind Teil des wahrzunehmenden Körpers, und diese wahrnehmenden Teile, die Augen, können eben nicht zugleich wahrnehmen und wahrgenommen werden, sie fallen daher aus der Beobachtung heraus. Vielleicht kann ich durch diesen Vergleich ein wenig verständlicher machen, daß Beziehung mehr ist als die Summe der Eigenschaften zweier Menschen. Beziehung geht über die beiden hinaus, sie ist etwas Überpersönliches. Als Eingebundene in eine Beziehung kann ich nur über meine subjektive Sichtweise aussagen, jedoch meine Beziehung nicht von außen betrachten. Ich bin ja Teil dessen, um das es geht. Man bezeichnet Beziehung deshalb als eine Art »Neubildung«, analog dem Wasser, das mehr und eben etwas anderes ist als die Summe der Eigenschaften von Wasserstoff und Sauerstoff.

Vermutlich leben wir mit sehr vielen Unsichtbarkeiten auf dieser kleinen und großen Erde. Auch in diesem Beschreibungsversuch bleibt Beziehung in ihrer Wirksamkeit unsichtbar.

Denken und Fühlen sind nicht voneinander zu trennen

Erzieherinnen haben seit etwa zehn Jahren zur Auflage bekommen, umfassendere Zusammenarbeit mit den Eltern einzuplanen. Von meinen Erfahrungen her kann ich eine solche breitere Kontaktnahme sehr empfehlen, weil ich oft erlebt habe, wie hilfreich es für ein Kind sein kann, wenn sich die Eltern mit den Repräsentanten des ersten »öffentlichen« Umfeldes verständigen können. Verständigung braucht Zeit.

Aber nicht nur Zeit. Jede Erzieherin tut gut daran, in sich hineinzuhorchen und sich über ihre innere Bereitschaft für die neue Aufgabe »Elternarbeit« klarzuwerden. Die Haltung vieler junger Eltern gegenüber ihren Kindern hat sich verändert. Das hängt u. a. damit zusammen, daß Eltern – wie wir alle – nicht nur Kinder von Mutter und Vater, sondern zugleich auch Kinder ihrer Zeit sind. Wie stark das gesellschaftspolitische Drehbuch unser Denken, Fühlen und Handeln mitbestimmt, wird immer mehr wahrzunehmen sein. Unsere heutige Zeit ist sich u. a. durch Hetze, Zeitnot, Tempo, Technisierung und ein Überangebot an Machbarkeiten gekennzeichnet. So ist es nicht verwunderlich, daß Technisierung und Machbarkeitsanspruch auch die heutigen Erziehungsformen beeinflussen.

Natürlich macht dieser Trend vielen Erzieherinnen zu schaffen. Sie erleben Unbehagen und auch Abwehr gegen eine zunehmende Überforderung. In ihnen drängt sich die Frage auf: »Werden wir die vielen unruhigen, umtriebigen oder Kontakt vermeidenden Kinder innerlich erreichen können?« In einer Gruppe von 25 Kindern? Deren Mütter melden nicht selten »Riesenansprüche« an eine auf das eigene Kind abgestimmte *Förderung* an. Und diese Förderung dreht sich meist um die ausgesprochene oder auch unausgesprochene Forderung nach Stimulierung der intellektuellen Fähigkeiten, und das schon, wenn die Einschulung erst in zwei Jahren stattfindet. Noch immer wird Intelligenz als der wichtigste Baustein für die kommende Schulbewährung empfunden. Auch an dieser Stelle ist daher unschwer zu beobachten, wie sich die Kindheit verkürzt. Sie scheint in den Bereich von Machbarkeit hineinzugleiten.

So – auf dem Hintergrund der heute bevorzugten Werte von Aufstieg, Karriere und Reichtum und zwar in Abhängigkeit von dem oben genannten gesellschaftspolitischen Drehbuch – kann es nicht ausbleiben, daß die emotionalen Fühler für das kleine Kind verlorengehen (Neumann, 2000).

Hier teile ich nun die Erfahrungen aus einer Balintgruppe mit, in der es den Erzieherinnen darum ging, ihre persönliche Einstellung den Eltern »ihrer« Kinder gegenüber genauer kennenzulernen und damit vielleicht auch zu verändern. Die damals festgehaltenen Sätze werden wörtlich wiedergegeben.

- »Frau B. wird wohl nie begreifen, wie sehr ihre Tochter durch den unregelmäßigen Besuch des Kindergartens leidet. Demnächst will ich es ihr einmal direkt sagen!«
- »Also so etwas wie Nachhilfe bekommt Peter bei uns nicht. Warum soll ausgerechnet er schon vor der Schule lesen können?«

160

- »Ingrid hat wieder nicht richtig geschlafen, das sehe ich ihren Augen an. Wie kann nur eine Mutter ihr Kind abends allein zu Hause lassen?«
- »Mit Frau G. werde ich nie mehr allein sprechen, die dreht einem das Wort im Munde um und findet kein Ende.«
- »Einmal möchte ich erleben, daß Frau S. mich beim Begrüßen ansieht. Für die habe ich einen minderen Beruf.«

Die Leser werden fühlen können, daß es einer Erzieherin nicht recht sein kann, wenn ein Kind die Gruppe nur unregelmäßig besucht oder wenn sich jemand davor schützen will, einer Dauerrednerin ausgeliefert zu sein, die ohnehin ihre Argumente nicht aufzunehmen vermag. Wer sich als Erzieherin abgewertet fühlt, kann nur schwer eine unbefangene Beziehung aufbauen. Manche Erzieherin nimmt es sehr gegen eine Mutter ein, wenn diese ihr Kind abends allein einschlafen läßt.

In der erwähnten Balintgruppe war uns damals aufgefallen, daß jeder von uns es relativ leicht hatte, die Gefühlslage des anderen aus seinen Worten heraus zu hören, dagegen nur schwer diejenige in der eigenen Formulierung. Das ist insofern nicht verwunderlich, als in unsere Sprache immer auch unbewußte Gefühle und Motive hineinwirken. So wie uns die eigene Stimme fremd erscheint, wenn wir sie erstmals vom Tonband hören, kann uns zunächst auch fremd bleiben, welche Gefühle sich in den eigenen Worten verbergen. In der Balintgruppe waren uns damals die gesprochene Sprache und die Stimmlage ausdrucksstarke Signale für die jeweilige innere Einstellung. Kinder merken meist sehr schnell an der Stimme, in welcher Verfassung die Erwachsenen sind.

Nun – was können die Leser an innerer Einstellung der hier zitierten Erzieher zu den Eltern herauslesen? Was macht es diesen aus, daß sie sich in der von ihnen als »nicht richtig« erlebten Weise verhalten haben?

- Ingrid sollte jeden Tag in den Kindergarten gebracht werden. – Könnte es sein, daß sich die Erzieherin selbst durch die Unregelmäßigkeit gekränkt fühlte?
- Dem Vater steht es nicht zu, Extrahilfen zu verlangen. – Könnte sich die Erzieherin in ihrer pädagogischen Qualität mißachtet gefühlt haben?

- Eine Mutter sollte jeden Abend bei ihrem Kind bleiben. – Könnte es sein, daß die Erzieherin der in diesem Fall alleinerziehenden Mutter nur schwer einen Kontakt außerhalb der Wohnung zubilligen konnte?
- Frau G. sollte ihre Mittelpunktstellung aufgeben und die Argumente der Erziehern aufnehmen. – Könnte es sein, daß sich diese Erzieherin weder in ihrer Person noch in ihrem Fachwissen genügend anerkannt fühlte?

Die Antwort auf die geäußerten Vermutungen kann nur jeder für sich selbst herausfinden. Auf sie kommt es hier nicht an. Ich möchte auf die Sprache in ihrer Vielseitigkeit aufmerksam machen, auf das, was sie neben dem Inhalt auch über unsere begleitenden Gefühle, Wertungen und Erwartungen aussagt. Diese unsichtbaren Ausdrucksformen unserer Sprache machen die Beziehungen zum jeweiligen anderen aus. Kleine Kinder können das Unsichtbare unserer Sprache erspüren. Sie sind dem Erwachsenen darin meist überlegen. Die »freundliche« Aufforderung z. B. an ein Kind, zum Spielen in sein Zimmer zu gehen, kann für es heißen: »Geh weg von mir, ich möchte allein sein.«

Vielleicht erscheint die ungewohnte Aufmerksamkeit auf wörtliche Sätze mancher Erzieherin überspitzt. »Man kann doch nicht jeden Satz dreimal überlegen!« Nein – das kann man nicht und sollte es auch nicht tun. Es lohnt sich jedoch, wenigstens einen Satz genauer anzusehen, um einen neuen Zugang zu seinen gegenwärtigen Gefühlen und damit eine Klärung der Beziehung zu erreichen.

Erzieherinnen treffen heute häufig auf unruhige und sozial auffällige Kinder, die viele flüchtige Kontakte aufnehmen oder nur immer mit einem und demselben Kind zusammen sein wollen. Diese Kinder »übernehmen sich« in ihrer Kontaktsuche oder »rutschen zurück« in eine frühe Entwicklungsstufe. Die Veränderungen im sozialen Verhalten hängen oft damit zusammen, daß solche Kinder sich innerlich nicht sicher fühlen können, ob ihre Eltern wirklich zu ihnen stehen, ob sie verläßlich sind. Das so andere Zeitmaß von kleinen Kindern, in dem sie in die unbekannte Welt hineinwachsen, wird heute in unserer »gehetzten« Zeit vielfach gar nicht mehr wahrgenommen. Deshalb drängen auch Eltern ihre Kinder gewollt oder ungewollt dazu, möglichst schnell groß zu werden. Kinder haben einen tiefen Respekt vor dem Einvernehmen mit ihren Eltern, darum wollen sie der Mama und dem Papa »zuliebe« eben auch groß werden. Und dieser Respekt hängt wiederum mit dem »Zentralprinzip aller Lebewesen« zusammen, das in der »funktionellen Angepaßtheit« besteht (N. Tinbergen).

Mein Plädoyer für kleine Kinder und ihre Erzieher beschließe ich mit einigen Fragen an vier »ungeschulte« Kinder, die noch vier Monate Zeit bis zum ersten Schultag vor sich haben. Bei einem »Fragespiel« mit ihnen »durfte« ich ihre Antworten aufschreiben.

Was ist ein Kind?

1. »Ja mei, das ist halt auch ein Mensch, nur die Füße wachsen langsam.« (Frühgeborenes Kind)
2. »Der Maxi ist ein Baby, der schreit und dann schläft er und manchmal trinkt er auch. Mir hört er gar nicht zu.«
3. »Kinder brauchen die Mama, die können ja noch nicht Auto fahren und einkaufen.«
4. »Wenn Mama und Papa in einem Bett schlafen, dann kommt ein Kind.«

Was ist eine Mama?

1. »Die paßt auf, daß die Kinder keine Angst haben müssen.«
2. »Meine Mama hat mich am liebsten, die ist nicht die richtige Mama von Maximilian (zweijähriger Halbbruder).«
3. »Meine Mama ist mein Papa. Der tröstet mich, wenn ich traurig bin. Nachher in der Schule hilft mir die Mama, die ist Lehrerin.«
4. »Ich will keine Mama werden, das ist so stressig mit Kindern.«

Was ist ein Papa?

1. »Der hat die Mama geheiratet, und dann sind wir lebendig geworden.«
2. »Wenn Weihnachten ist, hat mein Papa immer Zeit.«

3. »Der redet immer beim Essen, ich muß immer still sein.«
4. »Mein Papa ist ein Super-Fußballer, der sagt mir, wie ich boxen kann.«

Wer weiß schon den Beruf für später?

1. »Ich werde Astronaut und fliege auf den Mars. Da müssen die Menschen nicht arbeiten und haben immer Zeit.«
2. »Ich will eine Mama werden und dann vier Kinder haben.«
3. »Wenn ich gute Noten kriege, nennt mir der Papa einen Beruf und dann kann ich viel Geld verdienen.«
4. »Ich werde eine Zauberin, dann mache ich Opa wieder lebendig.« (Opa vor einem Monat gestorben)

Was ist Mitleid?

1. »Wenn man mit anderen mitdenken kann.«
2. »Wenn die Reichen den Armen helfen.«
3. »Wenn ich mitweine, wenn meine Schwester weint.«
4. »Wenn die Kinder in Afrika verhungern müssen, da sehe ich beim Fernsehen immer weg.«

Sammeln Sie wörtliche Fragen und Antworten von kleinen Kindern, dann werden Sie ihre Weltbilder kennen lernen, ihr Fühlen und Denken. Das wird Ihnen manches Buch ersparen können!

Adresse: Verein zur Förderung der Zusammenarbeit im Erziehungsbereich e. V.
Elfie Schloter, Tel. 0 81 51/58 50 (Mo. – Fr. 8.00 – 9.00 Uhr)
    Fax: 0 81 51/5 01 20
    Anschrift: IFZE, Seeburgstraße 18,
    82335 Berg

Karl Gebauer
Kinder auf der Suche nach Geborgenheit in einer Welt brüchiger Beziehungen

Vorwort

Wir leben in einer Zeit, in der nicht nur die Beziehungen zwischen Lebenspartnern schwierig geworden sind, sondern vor allem zwischen vielen Eltern und ihren Kindern. Gemeint sind Beziehungen, in denen Kinder keine ausreichende emotionale Sicherheit erfahren und nicht genügend Anregungen für die Entwicklung ihrer Persönlichkeit erhalten. Kinder finden in der heutigen Zeit wenig Verständnis für ihre elementaren Bedürfnisse. Oft mangelt es an den erforderlichen Rahmenbedingungen, an emotionaler Zuwendung, an vielfältigen Anregungen und an einer angemessenen Grenzsetzung.

Da sich viele Kinder von den Erwachsenen nicht verstanden fühlen, müssen sie zu immer stärkeren Mitteln der Darstellung ihrer emotionalen Unsicherheit greifen. Auf der Bühne des häuslichen Wohnzimmers, auf der Straße, im Kindergarten oder im Klassenzimmer agieren sie ihr Bedürfnis nach emotionaler Sicherheit immer stärker aus. Oft geraten diese Kinder bei ihrer Suche nach Zuwendung in einen immer stärkeren Sog der Ablehnung. Schon in sehr jungen Jahren empfinden sie Streß, resignieren oder werden aggressiv.

Damit Persönlichkeitsentwicklung überhaupt möglich wird, müssen Eltern von ihren Kindern als eigenständige Personen wahrgenommen und anerkannt werden, die sich den Kindern nicht unterordnen, sondern Erziehungsverantwortung für sie übernehmen. Wir leben mitten in einer Erziehungskrise, in der viele Kinder auf sich allein angewiesen sind – auf der Suche nach Geborgenheit finden sie oft nicht den richtigen Weg.

Arbeits- und Erfahrungshintergrund

Seit mehr als 22 Jahren arbeite ich als Schulleiter der Leineberg-Grundschule zusammen mit meinen Kolleginnen und
Kollegen in der Schulpraxis. Im Zentrum unserer Arbeit steht
die wöchentliche Teamsitzung. Hier werden die Probleme, die
wir bei unserer Arbeit wahrnehmen, thematisiert und nach
jeweils angemessenen Methoden bearbeitet. Viele Methoden
haben wir im Verlauf der Jahre selbst entwickelt, manche sind
Modifizierungen bekannter gruppendynamischer Arbeitsformen. Immer dann, wenn wir nicht weiterwußten, haben wir
Experten aus Nachbarbereichen zu uns eingeladen.

Die deutlichen Veränderungen der Verhaltensweisen unserer Schüler und Schülerinnen, die wir zu Beginn der 90er Jahre feststellten, haben zu einer intensiven Auseinandersetzung
und zu einer Erweiterung unserer pädagogischen Konzeption
geführt. Es waren vor allem die gewalttätigen Auseinandersetzungen unter unseren Schülerinnen und Schülern, die uns zu
schaffen machten. Nach der Analyse von vielen Gewaltsituationen, wie sie in der Schule auftreten, können wir feststellen,
daß es in der Mehrzahl aller Fälle um den untauglichen Versuch geht, über Gewaltanwendung und Demütigung von Mitschülern emotionale Stabilität zu erreichen. Das Muster kann
man sich so vorstellen: Wenn ich einen anderen Menschen
schlage oder demütige, dann kann ich mich für eine Weile
groß und mächtig fühlen. Lange hält dieses Gefühl nicht an.
Dann muß erneut gedemütigt und geschlagen werden. Es ist
oft die Suche nach Sicherheit, Anerkennung und Geborgenheit. Heute bereiten uns vor allem Kinder Probleme, die sich
nicht mehr angemessen auf Lerninhalte konzentrieren können.

Zur gegenwärtigen Situation

Mit einem Mosaik von Zahlen aus dem Jahr 2000 möchte ich
den aktuellen Erziehungshintergrund ausleuchten. Diese
Zahlen aus unterschiedlichen Untersuchungen verweisen
darauf, daß in der Erziehung der Gegenwart wichtige Elemente verlorengegangen sind:

40 Prozent der zwölfjährigen Kinder haben nach einer Untersuchung Kreislaufprobleme, 33 Prozent der untersuchten Population haben Haltungsprobleme, bei 50 Prozent liegt eine Muskelschwäche vor (FR, 1. 2. 00). Bis zu 25 Prozent der Schüler weisen Probleme beim Lesen und Schreiben auf (FAZ, 31. 8. 00). Fast jeder fünfte Schüler in Deutschland kann nicht mehr richtig sprechen (FR, 6. 10. 00). Eine andere Untersuchung kommt zu dem Ergebnis, daß 33 Prozent der Kinder nachmittags alleine zu Hause sind (FR, 15. 12. 99). Bis zu 30 Prozent der deutschen Schüler leiden an Beschwerden, über die auch Manager klagen könnten: Schlafstörungen, Konzentrationsschwäche, Kopf- und Magenschmerzen (Die Zeit, 19. 4. 00). Jedes Jahr unternehmen in Deutschland 30000 Kinder und Jugendliche einen Suizidversuch, davon enden 1000 tödlich (Göttinger Tageblatt, 7. 10. 00). Vor allem Vernachlässigung und Einsamkeit im Elternhaus sowie sexueller Mißbrauch führen oft zu einer Lebenskrise, aus der manche keinen anderen Ausweg mehr wissen.

Jugendämter müssen immer mehr Kinder in ihre Obhut nehmen. Die Gründe sind: Überforderung der Eltern, Beziehungsprobleme in den Familien, Mißhandlung, sexueller Mißbrauch. Oft sind Alkoholismus und Drogensucht beteiligt, wenn sich die Eltern nicht mehr genügend um ihre Kinder kümmern (Bruchsaler Nachr., 3. 11. 00).

Neuere Untersuchungen befassen sich mit den Folgen der Armut auf das Lern- und Sozialverhalten von Kindern. In allen relevanten Bereichen wie Grundversorgung, Sprach-, Spiel- und Sozialverhalten schneiden die Kinder aus armen Familien wesentlich schlechter ab als Kinder aus nichtarmen Familien.

Neben einer ausreichenden materiellen Sicherheit der Familien erweisen sich insbesondere ein gutes Familienklima und regelmäßige gemeinsame familiäre Aktivitäten als bedeutsam für das Wohlergehen und für die Zukunftschancen eines Kindes. Die ungünstigste Konstellation liegt dann vor, wenn materielle Defizite mit geringer Zuwendung einhergehen (FR, 28. 10. 00).

Werfen wir einen Blick auf die umfassende Shell-Jugendstudie (FR, 27. 3. 00), die im Juni 2000 vorgelegt wurde. Danach beurteilt die Hälfte aller Jugendlichen ihre persönliche Zukunft »eher zuversichtlich«. Gut vorbereitet fühlen sich

Heranwachsende, die über gute Voraussetzungen (Bildung, Unterstützung durch die Eltern, klare Lebensplanung und Persönlichkeitsressourcen wie Selbstvertrauen) verfügen. »Die Familie wird als Ressource, als emotionaler Rückhalt, als Ort von Verläßlichkeit, Treue, Häuslichkeit und Partnerschaft verstanden. Elterliches Zutrauen begünstigt jene Persönlichkeitsressourcen, die gute Voraussetzungen für eine gelingende Lebensbewältigung bieten.«

Bleibt die Frage, wie sich die andere Hälfte der Kinder und Jugendlichen entwickelt.

Man kann davon auszugehen, daß das Gehirn der Kinder aufgrund erzieherischer Vernachlässigung in den Familien nicht genügend angeregt und herausgefordert wird. Die Folgen: Inhalte werden nicht oder nur unzureichend aufgenommen, sie werden nicht oder nicht richtig gespeichert, nicht angemessen erinnert und stehen somit auch nicht für die Bearbeitung künftiger Aufgaben zur Verfügung. Geborgenheit, emotionale Sicherheit ist ein wichtiger Faktor bei der Entwicklung der kindlichen Persönlichkeit.

Ergebnisse eigener Untersuchungen

Jedes Jahr im November vergewissern wir uns, welche Schüler und Schülerinnen Verhaltens- oder Lernprobleme haben. Die inhaltliche Definition ist über einen Diskurs erfolgt. Seit 1990 gilt diese Beschreibung. So haben wir u. a. die Möglichkeit festzustellen, ob und was sich im Verlauf der Jahre geändert hat.

Schüler und Schülerinnen mit Lernschwierigkeiten sind solche, die über das normale Maß des Erklärens und der individuellen Hilfe persönliche Zuwendung durch die Lehrerin benötigen. Ein Fundament in den Bereichen Lesen, Schreiben und Mathematik kann nur gelegt werden, wenn sich die Lehrerin in Ruhe über einen längeren Zeitraum von jeweils 10 bis 15 Minuten dem einzelnen Kind oder einer Kleingruppe zuwenden kann.

Schüler und Schülerinnen mit Verhaltensauffälligkeiten sind solche, die ihr soziales Verhalten oft nicht steuern können. Sie provozieren häufig Konflikte, sind aber nur wenig bereit und in der Lage, zu einer angemessenen Konfliktregelung beizutragen. Im Erkennen sozialer Beziehungsgefüge sind sie wenig geübt und können Ergebnisse aus Erörterungssituationen nicht oder nur kurzfristig in ihr Verhalten übernehmen. Zur Gruppe der im sozialen Bereich auffälligen Kinder gehören auch Schülerinnen und Schüler, die ein stark introvertiertes Verhalten zeigen. Sie wirken überangepaßt, kontaktscheu, kontaktarm, verschlossen, passiv, desinteressiert. In diese Gruppe gehören auch Kinder mit einem starken Selbstbezug. Sie nehmen nur wenig Anregungen von außen auf. In den Lernbereichen folgen sie weitgehend ihren Vorstellungen. Es fällt ihnen schwer, neue Strategien aufzunehmen und anzuwenden. Anweisungen der Lehrkräfte ignorieren sie oft.

Hier sind die quantitativen Ergebnisse unserer Untersuchung für die Klassen 1 bis 4 im November 2000. Danach haben Schüler Probleme in folgenden Bereichen:

Lesen	20 %
Schreiben	29 %
Mathematik	26 %
Motorik	32 %
Sprache	24 %
Sozialverhalten	35 %
Selbstbezogenheit	17 %

Bei den Kindern der Vorklasse (Fünfjährige) sehen die Zahlen so aus:

Motorik	62 %
Sprache	54 %
Sozialverhalten	9 %
Kognitiver Bereich	46 %

115 von 162 Kindern der Vorklasse und der Klassen 1 bis 4 haben mindestens in einem Bereich, manche in mehreren Bereichen Probleme. Das sind 71 Prozent der gesamten Schülerschaft.

Betrachten wir nun das Verhältnis von Jungen (J) und Mädchen (M) bei den Kindern der Klassen 1 bis 4:

Lesen	J 24 %	M 14 %
Schreiben	J 38 %	M 19 %
Mathematik	J 19 %	M 33 %
Sprache	J 23 %	M 23 %
Soz. Verhalten	J 49 %	M 19 %
Selbstbezogenheit	J 23 %	M 11 %
Motorik	J 30 %	M 26 %

Interpretation der Daten:

Die Zahlen für die Klassen 2 bis 4 können als gesichert betrachtet werden. Diese Kinder konnten wir über einen langen Zeitraum fördern und beobachten. Die Zahlen für die Vorklasse und die 1. Klassen muß man vorsichtiger beurteilen, weil wir diese Kinder zum Teil erst wenige Wochen kennen. Dennoch haben wir hier bei der Beurteilung eine deutliche Zurückhaltung an den Tag gelegt, wenn uns ein Verhalten als auffällig erschien. Das heißt, die Zahlen sind eher höher als niedriger in der Tendenz anzusehen.

Es wird deutlich, daß wir mit unserer Arbeit im Verlauf der Grundschule durchaus Erfolge erzielen, wenn man sich z. B. das Verhältnis von Vorklasse zu den übrigen Klassen ansieht.

Hervorzuheben ist die hohe Zahl der Kinder, die ein Problem oder mehrere Probleme haben: 71 Prozent. Dies muß jeden aufhorchen lassen, der mit Erziehung zu tun hat.

Hellhörig muß das Ergebnis der Jungen und Mädchen im Vergleich machen. In nur einem Bereich, Mathematik, schneiden die Mädchen schlechter ab als die Jungen. Aber die Jungen stehen insgesamt nicht gut da. Das müßte Konsequenzen in der familiären Erziehung ebenso wie in der Erziehung im Kindergarten und in der Schule haben.

Betrachten wir die Ergebnisse zur Selbstbezogenheit etwas genauer: Von den 61 Kindern, die als sozial auffällig gelten (38 Prozent der Gesamtschülerschaft), fallen 26 Schüler unter die Bezeichnung: Selbstbezogenheit, d. h. 43 Prozent der sozial auffälligen Kinder sind nur schwer von uns zu erreichen. Von den 26 Kindern sind 18 Jungen (69 Prozent) und 8 Mädchen (31 Prozent).

Was lösen diese Zahlen in uns aus?

Vor diesem Arbeits- und Erfahrungshintergrund zitiere ich die Bemerkung einer Kollegin im Anschluß an die Auswertung unserer diesjährigen Erhebung:»In den Zahlen spiegelt sich die Realität. Die ist hart. Dennoch arbeite ich gern in meiner Klasse, weil ich weiß, was dahintersteckt.« Kopfnicken in der pädagogischen Gesprächsrunde. Hier gewinnen wir Sicherheit in der Analyse und in der Einordnung unserer Ergebnisse in andere Untersuchungen. Die Gefahr, daß man den desolaten Zustand auf sich allein bezieht und sozusagen bei sich selbst die Schuld sucht, besteht nicht. Die Gruppe gibt Stabilität und z. B. die Gelassenheit, diese Zahlen und ihre Interpretation zu veröffentlichen und sie auch im Rahmen von Elternarbeit zu diskutieren. In der isolierten Situation, wäre dies alles nicht lange auszuhalten.

Pädagogische Konzeption / Emotionale Kompetenz

Wie kann ein Kollegium konstruktiv mit dieser Situation umgehen?
Voraussetzung für das Gelingen ist neben der Kompetenz in inhaltlichen und methodischen Fragen eine grundlegende emotionale Kompetenz. Sie zeichnet sich durch die Aspekte Bedeutsamkeit, Verstehbarkeit und Handlungsfähigkeit aus.

Bedeutsamkeit meint, daß alle Verhaltensweisen eines Menschen – auch dann, wenn uns diese nicht passen – in seiner »Selbstkonstruktion« eine Bedeutung haben. Voraussetzung für das Erkennen dieser Zusammenhänge ist ein Wissen, das Lehrer und Lehrerinnen sich zusätzlich zu ihrem bisherigen Studium aneignen müssen. Fundgruben zur Wissenserweiterung gibt es vor allem in den Nachbardisziplinen, in der Psychologie, Psychoanalyse, Psychotherapie und Neurologie.
Verstehbarkeit meint, daß sich Lehrer und Lehrerinnen in der Interpretation bestimmter Schülerverhaltensweisen üben müssen. Sie sollten auch lernen, die emotionale Dynamik, die in einer Klasse herrscht, zu verstehen. Eine wichtige Grundlage für die konstruktive Bearbeitung von belastenden Situatio-

nen ist eine hinreichende Interpretationskompetenz. Lehrerinnen und Lehrer bemühen sich bei der Lösung von Konflikten oft deswegen so erfolglos, weil das Gesamtgeschehen falsch oder unzureichend interpretiert wird. Es ist wichtig, die Handlungsweisen der einzelnen Schüler, die in Konflikte verwickelt sind, zu verstehen. Für ihre Selbstentwicklung hat ihr Handeln eine Bedeutung. Um diese verstehen zu können, bedarf es der sachgerechten Interpretation. Dabei kann Teamkompetenz eine große Hilfe sein.

Handlungsfähigkeit: Bei Fortbildungsveranstaltungen sagen immer wieder Kolleginnen und Kollegen, daß sie sich angesichts permanenter Störungen durch Schüler, durch sich wiederholende Inszenierungen oder durch Gewaltsituationen hilflos und ohnmächtig fühlen. Über 90 Prozent der Befragten geben an, daß sie mit den Verhaltensweisen vieler Kinder nicht mehr zurechtkommen. Hier sehen sie in ihrem beruflichen Bereich den Streßfaktor Nummer 1. Diese Einschätzung wird auch durch unterschiedliche wissenschaftliche Untersuchungen belegt.

Vor diesem Hintergrund haben wir das Schulkonzept der Dreispurpädagogik entwickelt. Neben der fachorientierten Lernspur beachten wir immer auch die Beziehungs- und die Selbst-Entwicklungs-Spur eines Kindes.

So haben *Klärungsdialoge* im Anschluß an Konflikte einen gleichrangigen Platz neben anderen Unterrichtsereignissen. Sie finden parallel dazu statt. Dieses Verfahren setzt eine flexible Unterrichtsorganisation voraus, bei der Schüler und Schülerinnen mit selbständigen Arbeitsformen vertraut sind. Gerade diese Klärungsdialoge führen über den Aufbau einer tragenden Beziehung zu emotionaler Sicherheit. Wenn bei der Konfliktklärung auch die emotionalen Anteile Beachtung finden, dann haben die betroffenen Kinder nach erfolgreicher Klärung ein Gefühl von Erleichterung. Die Hilfe, die sie erfahren haben, führt zu Dankbarkeit gegenüber der helfenden Person. Dankbarkeit ist die Grundlage für Vertrauen. Dieses ist wiederum elementarer Bestandteil einer tragenden Beziehung. Damit schließt sich der Kreis.

Ich halte diese Form für das wichtigste Element unserer pädagogischen Arbeit. Gerade Gewaltsituationen machen es erforderlich, immer wieder die inneren und äußeren Abläufe miteinander in Beziehung zu setzen. Meistens werden diese Dialoge nur mit den beteiligten Kindern im Gruppenraum, auf dem Flur, in der Sitzecke des Klassenraumes geführt. Der Lehrer befindet sich mit ihnen auf der Klärungsspur, während sich die übrigen Kinder der Klasse auf der Inhaltsspur befinden, indem sie z. B. Mathematik machen. Hier sind natürlich offene Formen des Unterrichts, bei denen die Kinder Selbstständigkeit und Selbstverantwortung gelernt haben, eine wichtige Grundlage. So können unterschiedliche Tätigkeiten gleichzeitig nebeneinander herlaufen, ohne daß dies als etwas Besonderes angesehen wird. Innerhalb der Klärungsdialoge ist es wichtig, daß die erwachsene Person eine gefühlsmäßige Nähe zu den Erlebnissen der Kinder hat. Sie sollte nach- und mitfühlen können und sich gleichzeitig davor hüten, ihre eigenen Affekte unkontrolliert gegen ihre Kinder zu richten. Lehrerinnen und Lehrer, die nach Gewaltsituation nicht mit Ärger, Wut oder Hilflosigkeit reagieren, sondern aus einer reflektierten Perspektive handeln, haben eine große Chance, den beteiligten Schülern zu helfen, selbst ihre inneren Turbulenzen unter Kontrolle zu bringen.

Das neue pädagogische Handeln findet seine Begründung in grundlegenden Modellen, wie sie in den Konzepten der systemischen Psychologie beschrieben werden. Im Vordergrund steht immer die aktuelle Situation. Die Problematik, die in ihr zutage tritt, wird über die Rekonstruktion der äußeren Abläufe (Interaktionen) und über die symbolische Darstellung innerer Wahrnehmungen bearbeitet. Gefühle wie Ärger, Wut, Zorn werden in »Meßbechern für Gefühle« dargestellt. So lernen Schüler und Schülerinnen, konstruktiv mit ihren inneren Turbulenzen umzugehen. Für das Handeln im Außen werden Formen des erfolgreichen Miteinander erprobt und praktiziert. Klärungsdialoge, die auch die emotionale Ebene einbeziehen, sind in besonderer Weise geeignet, emotionale Sicherheit zu fördern.

Weitere Aspekte sind:
- **Körpererfahrung**
Als Alternative zu den oft abrupt ausbrechenden Gewalttätigkeiten ermöglichen wir unseren Schülerinnen und Schülern

möglichst einmal in der Woche Ringkämpfe nach Regeln. Gekämpft wird auf einem Weichboden in einem dafür einge- richteten Flur. Die Kinder sollen sich in ihrer Kraft, ihrer nachlassenden Kraft und schließlich auch in ihrer Schwäche erleben. Auch den Gegner können sie so erleben. Ihnen wird nicht die für unser Überleben so dringend erforderliche Aggression wegtrainiert, sondern es geht um Selbstwahrneh- mung und um Wahrnehmung des anderen. Es werden Nähe- Erfahrungen gemacht, körperliche Erfahrung kann zur sozia- len Erfahrung werden. Ringkämpfe in der Schule ermögli- chen Stärke- und Schwäche-Erfahrungen mit der gesamten Skala der Emotionen.

- **Aufsuchen außerschulischer Lernorte** (Feld, Wald, umlie- gende Dörfer)

Einmal im Monat fahren wir nach Möglichkeit mit unseren Schülerinnen und Schülern in den Wald. Keine Wetterlage hält uns davon ab. Wenn wir – wie in einigen Märchen – die Kinder mit dem Hinweis in den Wald schicken, sie dürften sich von uns entfernen, müßten allerdings immer zu uns zurückfinden können, dann bleiben die Kinder, die uns in der Schule durch ihre Gewalttätigkeit auffallen, meistens ganz in unserer Nähe. Einmal faßte ein Junge nach meiner Hand und fragt besorgt, ob ich denn jemals wieder aus diesem großen Wald herausfinden würde. Angst und Unsicherheit sind oft die Ursachen für Gewalt, das wird hier sehr augenfällig.

- **Arbeit in Jungengruppen mit einem Mann, in Mädchen- gruppen mit einer Frau**

Für Jungen und Mädchen ist diese Arbeit, die wir in einigen Klassen einmal in der Woche anbieten, in gleicher Weise wich- tig. Die Gespräche in den Jungengruppen drehen sich um Vertrauen, Angst, Alpträume, Liebe, Sex, Umweltzerstörung, Krieg.

Die konkrete Arbeit in allen Jungengruppen führte immer dann, wenn es um sexuelle Identität ging, zu großer Unruhe. Danach wurde regelmäßig von den Jungen die Vertrauens- frage gestellt, Vertrauen untereinander und zu ihren Lehrern. Erst wenn die Vertrauensfrage geklärt war, waren sie auch bereit, über ihre innersten Anliegen zu sprechen. Nach eini- gen Monaten zeigte sich eine deutliche Kompetenzerweite- rung in ihrem Sozialverhalten. Bezogen auf Gewaltprävention bei Jungen heißt das: Zuwendung und Zumutung, die Jungen von einer erwachsenen Person in Stärke- und Schwächesituationen erleben, sind für Veränderungen sozialer Verhaltensdispositionen besonders wichtig. Gewalttätige Auseinandersetzungen nahmen erkennbar ab, und die Bereitschaft, in Klärungsgesprächen nach Lösungen zu suchen, wurde stärker. Die Jungen verstanden es immer besser, sich von den Mädchen abzugrenzen. Erst auf der Grundlage neu erworbener Selbstsicherheit suchten sie neue Kontakte zu den Mädchen.

- **Szenisches Verstehen oder: Der Lehrer als Regisseur, die Lehrerin als Regisseurin**

Wenn uns Kinder in ihrem Verhalten auffallen, wenn wir von Verhaltensauffälligkeiten sprechen, schwingt oft ein negativer Unterton mit. Das ist in vielen Fällen auch nachvollziehbar, denn es ist nicht einfach, wenn in einer Klasse mit 24 Schülern sechs in ihrem Verhalten auffällig sind. Psychologen und Ärzte sprechen gern von Symptomen, die hier sichtbar werden. Ich spreche von »Szenen« der Kinder. Damit meine ich, daß sie wichtige Teile aus ihrem Leben immer wieder inszenieren. Wenn wir uns nicht in ihre Inszenierungen verstricken lassen, sondern als Regisseure aktiv werden, dann helfen wir ihnen bei der Entwicklung ihres Selbst und ihrer sozialen Kompetenz. Unsere Aufgabe besteht darin, genau wahrzunehmen, was sie in Szene setzen, ihre Handlungen zu interpretieren und selbst Ideen einzubringen.

Die Veränderungsprozesse, die wir bei unseren Schülerinnen und Schülern wahrnahmen, bleiben nicht ohne Wirkung auf uns. Oft wurden wir von den Ereignissen überrascht und hatten das Gefühl, emotionalen Regungen ungeschützt ausgesetzt zu sein. In der Folgezeit entwickelten wir ein Netz von Methoden, die uns nicht nur halfen, die Verhaltensweisen unserer Schüler und Schülerinnen besser zu verstehen, sondern auch unsere Emotionen, die die Schüler durch ihr Verhalten in uns auslösten. Unsere Entwicklungs- und Arbeitsprozesse habe ich ausführlich in meinen Buchveröffentlichungen dargelegt – besonders in »Streß bei Lehrern«.

Beispiele aus der Schule

Jana und Lisa kommen in Mathematik nicht von der Stelle. Wir befinden uns am Beginn des 3. Schuljahres. Sie rechnen immer noch im Zahlenbereich bis 20. Geht es darüber hinaus, verlieren sie den kleinen Rest an Sicherheit, den sie sich erarbeitet haben. Nur begrenzt und für kurze Zeit können sie mit Hilfe der Rechenmaschine Aufgaben lösen. Dann bricht die Motivation zusammen. Die Grundlage des Rechensystems: Einer und Zehner werden nicht erkannt. Auch der Einsatz von unterschiedlichem Material zur Veranschaulichung führt nicht zu einer Verankerung im Gehirn. Die Abstraktionsfähigkeit gelingt nicht. Ihr Muster ist das lineare Zählen. Zusammenhänge unter den Zahlen erkennen sie nicht. Strategien wie Verdoppeln, Halbieren können sie nicht verstehen und daher nicht einsetzen. Es fällt ihnen sogar schwer, Nachbarzahlen zu erkennen. Trotz individueller Förderung kommen sie nicht von der Stelle. Im Bild gesprochen sind es Kinder, die einen Berg besteigen wollen, aber immer wieder am Fuß des Berges ihre Kreise ziehen. Sie sind in einem sehr begrenzten Muster aktiv, neues nehmen sie nicht auf.

Beide Mädchen leben in Familien, die unter die Armutsgrenze fallen. Sie haben mehrere Geschwister. In dem einen Fall kommt eine Aufenthaltsunsicherheit hinzu. Sie leben in beengten Wohnverhältnissen, können nicht in Ruhe ihre Hausaufgaben machen. Die Mütter sind mit der Situation überfordert. In einem Fall ist eine Familienhelferin in der Familie tätig. Der Vater des einen Mädchens ist als gewalttätig bekannt. Hinzu kommt der Anfangsverdacht eines sexuellen Mißbrauchs. Beide Mädchen sind liebenswürdig. Zwischen ihnen und uns, den Lehrerinnen und Lehrern, besteht ein Verhältnis des Vertrauens. Aber helfen können wir ihnen nur sehr begrenzt. Wir können ihnen auf der Beziehungsebene emotionale Sicherheit anbieten. Aber wir können ihnen nur begrenzt helfen, mit ihren Lernproblemen zurechtzukommen. So arbeiten sie im Stoff des 1. Schuljahres, müssen miterleben, wie Mitschüler Fortschritte machen und wie sie selbst immer auf der Stelle treten.

Natürlich haben wir Gespräche mit den Eltern geführt. Diese verstehen zwar, was wir sagen, sind aber nicht in der

Lage, an der Situation etwas zu ändern. Sie haben keine Möglichkeit, ihren Kindern bei den Hausaufgaben zu helfen. Sie achten nicht einmal darauf, daß sie diese überhaupt machen.

»Hab keine Lust!«

Während einer Hospitation bei meiner Kollegin im 1. Schuljahr beobachte ich folgende Situation: Die Kinder üben die Schreibweise des Buchstabens T. Sven hat die Aufgabe schnell erledigt. Dabei sind ihm Fehler unterlaufen. Seine Lehrerin weist ihn darauf hin und bittet ihn, die Aufgabe noch einmal zu machen. »Nee, mach ich nicht, hab keine Lust«, so ist seine Reaktion. Als ihm die Lehrerin sagt, seine Arbeit sei nicht in Ordnung, sie erwarte, daß er einen zweiten Versuch mache, packt er seine Sachen ein. Er ist nicht bereit, den Korrekturhinweis zu berücksichtigen. Nun beginnt er zunächst leise, dann lauter werdend mit dem Singsang: »Au, au, au, du blöde Sau.« Er steht von seinem Platz auf, geht in der Klasse herum, beugt sich zu einzelnen Kindern und singt ihnen dies mitten ins Gesicht. Zurück auf seinem Platz schreit er laut in die Klasse: »Wann gibt's Essen?« Er wird unruhig, zappelt, ruft jetzt viermal hintereinander den Namen seiner Lehrerin und fügt an: »Wann essen wir?« Die Lehrerin fordert ihn auf, seine Aufgaben zu erledigen. Sven singt leise vor sich hin: »Au, au, au, du blöde Sau.« Schließlich will die Lehrerin seine Arbeit kontrollieren. »Ich hab keine gemacht, will keine machen.« »Ich möchte jetzt dein Heft sehen«, sagt die Lehrerin deutlich. Nun holt er sein Heft aus der Tasche. »Ich erwarte, daß du jetzt deine Aufgaben erledigst, danach frühstücken wir gemeinsam«, sagt die Lehrerin. Widerwillig beginnt er mit seiner Arbeit. Die meisten anderen Kinder sind bereits fertig. Als es darum geht, die Hausaufgaben für den nächsten Tag zu besprechen, sagt er kurz und knapp: »Ich will keine Hausaufgaben machen. Fertig!«

Das Frühstück wird gemeinsam eingenommen. Wenn alle Kinder ihren Frühstückstisch vorbereitet haben, beginnt das Essen. Sven hält sich nicht an die Regel. Er packt aus, fängt an zu essen. Dabei ruft er laut in die Klasse: »Ich hab 'ne Tomate.«

Diesen Satz variiert er, bis er zu dem folgenden Ergebnis kommt: »Ich hab 'ne Tomate, mein Pimmel kann Karate.« Zwischen durch hat er seinem Tischnachbarn sein Getränk madig gemacht: »Ihh, wenn du das trinkst, gehst du tot.« In der Klasse herrscht sonst eine schöne Atmosphäre.

Dieser Junge fordert seine Lehrerin ständig heraus. Wie sieht der familiäre Hintergrund aus? Der Junge wurde über Jahre von seiner Mutter allein erzogen. Als die Mutter schwer krank wurde, betreuten unterschiedliche Personen das Kind über ein Jahr lang. »Ich habe versucht, Versäumtes wiedergutzumachen. Ich habe ihm alle Wünsche erfüllt. Ich weiß heute, daß ich zu viel habe durchgehen lassen«, sagt die Mutter in einem Gespräch.

»Ist mir doch egal!«

Frau D. kommt aufgeregt in mein Zimmer. Steffen (4. Klasse) verhalte sich so merkwürdig, daß man denken könne, er sei nicht normal. »Er ißt Kreide«, sagt sie fassungslos. »Er macht, was er will.« Frau D. bittet mich, bei ihr zu hospitieren. Inhaltlich geht es um die Vorbereitung des Besuchs bei der Feuerwehr. Steffen beteiligt sich wie die anderen Schüler am Gespräch. Es fällt allerdings auf, daß er ständig an etwas kaut oder nuckelt (Hände, Stift, Lineal). Er macht den Eindruck, als wolle er ein orales Bedürfnis befriedigen, das zu einer ganz anderen Zeit hätte befriedigt werden müssen.

Sein Verhalten kippt schlagartig um, als die Kinder einen Text abschreiben sollen, der das Verhalten im Brandfalle darstellt. Während die übrigen Kinder sehr schnell und sicher den kurzen Sachtext abgeschrieben haben, kommt er nicht von der Stelle. Er fängt an zu kritzeln, sagt u. a.: »112 wählen, sagen, wo der Arsch brennt.« Das spricht er für alle hörbar. Kurz davor hat er leise vor sich hin gesagt: »Was hab ich jetzt bloß wieder falsch gemacht. Ich will das nicht.«

Dann wird er plötzlich laut, stößt Töne und unverständliche Wörter aus, nimmt das Lineal und greift damit andere Kinder an, ohne sie jedoch zu treffen. Der Hinweis der Klassenlehrerin, daß man nun kurz Feuermelder in der Schule suchen wolle, daß man aber noch vor Schulschluß in die

Klasse zurückkomme, führt dazu, daß er einpackt, den Stuhl hochstellt und seinen Ranzen mitnehmen will. »Die Sachen bleiben hier, die Stühle bleiben unten«, sagt die Lehrerin laut. Steffen kommentiert dies mit der lauten Bemerkung: »Scheiße!«

In der Vergangenheit war Steffen auch mehrmals von der Schule nach Hause gerannt. In einem Gespräch mit dem Vater wird deutlich, daß dieser das Verhalten seines Sohnes deckt. Die Ursachen lägen in der Schule (Projektion). Wir erfahren auch, daß sein Sohn stundenlang Nintendo und Playstation spielt.

Es sei ein kleiner Exkurs gestattet: In einem 1. Schuljahr sprach ich mit den Kindern über ihr Lieblingsspielzeug und bat sie, dieses zu malen. Zu meiner großen Freude entstanden bunte und kraftvolle Bilder, auf denen man Kinder sieht, die Musikinstrumente spielen, mit ihrem Lieblingstier zu sehen sind, Ball- und Hüpfspiele spielen, mit ihrem Fahrrad oder Roller unterwegs sind. Es waren auch einige Bilder darunter, die zeigten Kinder, die am liebsten mit ihrem Computer spielen. Diese Bilder zeigten ein schwarzes, jedenfalls ein einfarbiges Etwas ohne jegliche Konturen. Ein Kind war nicht zu erkennen. In einem Fall sah es so aus, als sei das Kind vom Gerät verschluckt worden.

Zurück zu Steffen. Seine Störungen halten an. Es folgt ein Gespräch mit seinen Eltern.

Sie wirken bedrückt, erzählen aber sehr offen. Steffen habe Ängste, er könne abends nicht einschlafen, in letzter Zeit habe er häufig Wutausbrüche. Auch gegenüber seinem jüngeren Bruder werde er oft ungeduldig. Neulich habe er dessen Spielkarten zerrissen. Sie wohnten sehr beengt, beide Kinder müßten sich ein Zimmer teilen. Der Kleine würde Steffen oft stören. Sie schlafen selten vor 22.30 Uhr ein. Morgens seien sie sehr müde. Steffen sei auch eifersüchtig auf den kleinen Bruder. Je älter Steffen werde, desto schlimmer sei sein Verhalten. Er erzähle selten etwas aus der Schule. Er wirke traurig. Neulich habe er geweint, was sie gar nicht von ihm gewöhnt seien. Unvermittelt habe er gesagt, er hätte eine solche Wut und wisse gar nicht, warum. Auf Anraten eines Arztes besuche er jetzt einen Judo-Kurs. Er habe Freunde, sitze aber mit ihnen ständig vor den Computerspielen. Das hätten sie nach dem letzten Gespräch in der Schule unterbunden. Zunächst habe er protestiert, es dann aber erstaunlich gut akzeptiert. Sie sei in der Vergangenheit sehr nachgiebig gewesen, berichtet die Mutter. Eine Freundin habe ihr ein Buch empfohlen und ihr geraten, deutlicher Grenzen zu setzen. Damit sei sie schon ein Stück weitergekommen. Sie müsse sehr an sich selbst arbeiten, das wisse sie nun. Vor einigen Jahren seien beide Eltern berufstätig gewesen; während dieser Zeit habe eine Tante Steffen betreut. Sie habe ihn sehr mit Süßigkeiten verwöhnt. »Er hat von ihr alles gekriegt, was er nur haben wollte.« Die Eltern berichten von einem Ferienaufenthalt in einem Hotel. Auf den Tischen standen Zuckerstreuer. Beide Kinder langten zu, lutschten den Zucker aus den Gefäßen. Sie hätten sie nicht zurückhalten können. Sie hätten überlegt, ob sie überhaupt mit ihnen zum Essen gehen könnten.

Die Mutter erwähnt, daß sie und ihr Mann in Erziehungsfragen nicht einig seien. Sie wendet sich direkt an ihren Mann und sagt: »Laß es uns doch einmal versuchen, ob wir es nicht zusammen packen.« Der Mann weist ihr Anliegen zurück. Wenn er um 16 Uhr von der Arbeit komme, sei doch schon alles gelaufen. Erziehung sei Frauensache. Die Frau sagt: »Wenn er mich nicht unterstützt, habe ich keine Chance. Wenn ich zum Beispiel den Kleinen abends hingelegt habe und er schreit, dann legt sich mein Mann zu ihm, auch wenn ich gesagt habe, daß unser Sohn es allein versuchen soll. Wir haben beide Kinder oft zu uns ins Bett genommen. Aber nun wird es zuviel. Wir bekommen selbst keine Ruhe mehr, sind unruhig, unzufrieden, unausgeglichen.« »Wenn die Kinder abends nicht einschlafen können, dürfen sie noch Kassette hören«, sagt der Vater, »wenn dann die eine Seite der Kassette abgelaufen ist, ruft Steffen, daß ich sie umdrehen soll. Da kriegt man einfach keine Ruhe. Der Jüngste ist noch schlimmer.«

Auf unsere Frage, wie sie die Gesamtsituation erleben, sagt die Mutter, daß sie sehr darunter leide. Es mache ihr Kummer, daß sich ihr Sohn nicht mehr von ihr in den Arm nehmen lassen wolle. Zu ihm komme er erst gar nicht, sagt der Vater. Er habe kein gutes Verhältnis zu seinem großen Sohn. Wörtlich sagt er: »Wenn der nicht auf seine Mutter hört, dann kriegt er von mir gesagt, wo's langgeht.« Der Vater ist Alkoholiker.

Wir sprechen mit den Eltern über mögliche Konsequenzen. Die Mutter zuckt zusammen, als sie hört, daß eine Konsequenz der Ausschluß von der Schule sein könnte. Der Vater reagiert darauf mit Angriff. Das werde er sich nicht gefallen lassen.

Die Mutter erzählt, daß sie auf Anraten ihrer Freundin eine Spieltherapie erreichen möchte. Bei ihrem bisherigen Bemühen um eine Therapie fand sie sich nicht ausreichend unterstützt. Ein Arzt habe eine Legasthenie-Therapie empfohlen, obwohl doch klar sei, daß das Problem viel umfassender sei. Ein anderer habe bei ihrem Bemühen um eine psychomotorische Therapie lediglich dazu geraten, daß ihr Sohn Sport treiben solle, was er jetzt auch tue. Wir empfehlen eine systemische Therapie. Die Mutter versteht uns, aber der Vater meint, wenn sie eine größere Wohnung hätten, würde alles besser. Jungen in diesem Alter seien eben manchmal auch frech.

Interpretation:
- Sichtbar wird ein unterschiedliches erzieherisches Verhalten der Eltern.
- Während die Mutter auch eigene Anteile am Verhalten ihres Sohnes formuliert, weist der Vater dies ab.
- Er sucht eine Lösung im Außen, er möchte auch bestimmte Verhaltensweisen nicht wahrhaben, oder er interpretiert sie als normal für Jungen dieses Alters.
- Die Mutter leidet unter der Situation. Es bedrückt sie, daß ihr Sohn die körperliche Nähe zu ihr nicht mehr mag.
- Die Frau wünscht vom ihrem Mann, daß sie eine gemeinsame Linie der Erziehung finden. »Laß uns doch an einem Strang ziehen.«
- Der Mann scheint überfordert. Er kann oder will die komplexen Zusammenhänge nicht sehen.
- Es hat eine Umkehr der Eltern-Kind-Rolle stattgefunden. Die Eltern müssen ihre Erziehungskompetenz zurückgewinnen. Die Mutter ist auf dem Weg.
- Eine Perspektive sehen wir in der beginnenden Stärke der Mutter.

In der gemeinsamen Reflexion erkennt die Klassenlehrerin, daß sie von Steffen immer wieder herausgefordert wird. Er inszeniert sein Muster der Rollenumkehr in der Schule. Diese Interpretation wird von der Lehrerin als hilfreich für künftige Handlungsfähigkeit gewertet. Sie habe immer zu sehr Rücksicht auf ihn genommen

Steffens Mitschüler leiden unter seinen Störungen, wie auch seine Mutter drunter leidet. Hier hat die Lehrerin eine doppelte Aufgabe: Sie muß einerseits die übrigen Schüler vor den Attacken und Störungen von Steffen schützen, und sie muß Steffen deutlich zeigen, daß sie die Chefin des Unterrichtsgeschehens ist. Nur so kann er lernen, sein Verhalten zu ändern.

Seine Äußerungen und Verhaltensweisen müssen Folgen für ihn haben, sonst wird er seine Rolle als destruktiver Boß ausbauen.

Perspektiven: Beim Stand dieser Erkenntnis vereinbaren alle Lehrkräfte, die in der Klasse unterrichten, einen Termin, bei dem sie Steffen die Regeln des schulischen Lebens erklären und daß er, wenn er sich nicht daran halte, mit Konsequenzen zu rechnen habe, z. B. mit einer Umsetzung in die Parallelklasse. Darüber hinaus macht jede Lehrkraft deutlich, daß sie seine Störungen und seine Beleidigungen nicht mehr dulden werde (Grenzsetzung).

Während der Ringkämpfe in der Jungengruppe kommt es doch wieder zu Störungen von Steffens Seite. Er erhält die rote Karte. »Ist mir doch egal«, so reagiert er. Als er zusammen mit einem anderer Schüler weiter stört, breche ich die Ringkämpfe ab und verlange eine Entschuldigung für das bisherige Verhalten. Der andere Schüler tut dies. Steffen druckst herum. Dann sagt er leise: »Ich weiß gar nicht, wie Entschuldigen geht.« In mir steigt Mitleid auf. Ich erkläre ihm das Ritual, dann entschuldigt er sich bei mir.

Durch die konsequente Haltung der Lehrkräfte beginnt eine Verhaltensänderung. Natürlich kommt es immer wieder zu Störungen, aber es ist ganz deutlich, daß Steffen mehr und mehr in der Lage ist, differenziertere Handlungsmuster aufzubauen.

»Ich liebe Schläge.«

Ich war als Fachlehrer neu in die 3. Klasse gekommen. Noch kannte ich die einzelnen Kinder nicht mit Namen, da wurde ich schon mit den ersten Konflikten konfrontiert. Es hatte während der Pause eine heftige Auseinandersetzung zwischen einigen Jungen gegeben. Innerhalb des Klärungsgesprächs machte ein Junge mit Formulierungen auf sich aufmerksam. Ich nenne ihn Robert. »Ich kriege häufig Wutanfälle«, sagte er, »dann schlage ich zu. Ich liebe Schläge.« Die beteiligten Jungen sagten noch: »Das hat er schon im ersten Schuljahr gemacht.« Das wollte Robert nicht mehr hören. Er hielt sich die Ohren zu. Am nächsten Tag gingen die Auseinandersetzungen weiter. Er stieß einen Mitschüler von den Stelzen.

Seine Klassenlehrerin erzählte mir, Roberts Eltern hätten sich getrennt. Es habe große familiäre Konflikte gegeben. Robert setze überwiegend Gewalt ein, um seine Wünsche und Vorstellungen durchzusetzen.

Zu meinem großen Erstaunen kommt Robert am nächsten Tag zu mir, legte mir Mathematikaufgaben vor, die weit über dem Stoff dieser Klasse liegen. Er bittet mich, diese Aufgaben zu kontrollieren. Robert sucht also meine Anerkennung und Bestätigung auf der Sachebene.

Weitere Beobachtungen ergeben, daß Robert aus der Klassengemeinschaft ausgeschlossen ist. Als ich dies thematisiere, sucht er zunächst die Situation zu überspielen. Er habe die anderen überhaupt nicht nötig, sagt er lauthals. Er habe seine eigenen Freunde, brauche niemanden aus der Klasse. Dann weint er.

Seine reale und emotionale Situation ist nun sichtbar und erlebbar.

Robert berichtet, daß er besonders gern Roboter-Bilder male. Seine Roboter-Zeichnungen werden Anknüpfungspunkte für unsere Kommunikation. Hier öffnete er ein Fenster. Ich bekomme Einblick in seine Erlebens- und Handlungsmuster.

Er erzählt: »Dieser hier wird durch Sonnenenergie gespeist und stellt Raketen her. Es ist ein Schutzroboter. Dieser sammelt Sonnenenergie und macht um Menschen eine Rüstung. Und somit wird er ein Polizist. Er achtet auf die, die was falsch machen. Hier oben im Roboter ist der Boß. Der eine zeichnet auf, was der Boß denkt. Links ist ein Kampfgefährt. Rechts hat der Roboter vier Hände. Oben ist eine Atombombe. Wenn einer den Roboter klauen will, fällt die Bombe. Die Energie geht in den Kopf. Der kann alle abschießen. Batsch! Tot! Der eine saugt Gehirn ab. Sein Herz ist eine Bombe, mit der er die ganze Welt sprengen kann. Aber im Grunde ist er ein Mensch, hat Gefühle wie ein Mensch, ist halb Mensch und halb Roboter. Er hat Liebe, Wissen und kann sich erinnern. Er hat Liebe!«

Ich: »Du hast gesagt, daß Roboter auch Gefühle haben können.«

Robert: »Ja, Halbroboter, die haben Gefühle wie Liebe, die können sich auch erinnern.«

Ich: »Ein Roboter auf deinem Bild hat eine Atombombe in seinem Herzen. Das finde ich . . .«

Robert: ». . . brutal, das ist sehr brutal, aber noch brutaler wäre es, wenn er die Macht hätte, einem andern Menschen die Gefühle zu rauben. Das wäre sehr brutal.«

Etwa zwei Monate später legt Robert mir wieder eine seiner Roboter-Zeichnungen vor. Am Bug ist eine Figur zu sehen, die eine Zeitbombe ins Meer wirft. Sie zielt auf ein Monster. Dieses Monster wird auch von zwei Unterwasserfahrzeugen mit Giftbomben angegriffen. Die Figur auf dem Schiff bezeichnet er als Roboter mit menschlichen Zügen. Ich: »Ich bin gespannt, wann du einen Menschen malst.« Robert: »Sofort.« Zu sehen ist ein kampfbereiter Roboter. In der einen Hand hält er eine Zeitbombe, in der anderen einen Laser-Strahl. Im Bauch des Roboters ist eine Figur mit Augen, Mund, Händen und Beinen zu erkennen. »Das Männchen ist der Roboter, der Roboter ist das Männchen«, sagt Robert. Es gibt eine unlösbare Verbindung. Die Figur braucht die schützende Umhüllung und steuert diese gleichzeitig.

Aus der ersten Phase seiner Roboterzeichnungen stammt ein Roboter, der nach außen hin total abgeschlossen ist. Dort ist auch keine Figur zu erkennen. Dieser Roboter ist eine reine Kampfmaschine. Der neue Robotertyp hat eine integrierte Figur. Hier ist ein Fortschritt zu erkennen. Innerhalb der Verpanzerung erscheint eine Figur, die den Roboter steuert, aber noch nicht aus ihm heraustreten kann.

Ich: »Ich bin gespannt, wann das Männchen heraustreten kann.«

Robert: »Das kann er. Hier ist eine Stelle, da kann er heraus.« (Er zeigt auf eine Stelle.)

Ich: »Kann er wirklich?«

Robert: »Ja, er hat noch in dieser Hand eine Waffe und auch in dieser.«

Ich: »Also, er kann noch nicht ohne Waffe sein. Ich bin gespannt, wann die Männchen, die deine Roboter steuern, aus ihnen hervortreten.«

Robert: »Jederzeit.«

Einige Zeit später bitte ich ihn, ein Bild von seiner Familie zu malen.

Familienbild: »Das ist meine Mutter, mein Bruder, mein häßlicher Vater, meine Oma. Und das bin ich. Ich habe mich deshalb so klein gemalt, weil ich nicht mehr hinpaßte.«

Kurze Zeit später schenkt er mir ein Bild, auf dem ein Haus zu sehen ist. Im Fenster steht eine Blume. Auf dem Balkon eine Figur mit weit nach oben gestreckten Armen. Ein Kind spielt Basketball und ein Auto fährt weg. Neben der Tür sind Namensschilder mit Klingeln zu erkennen. Hier läßt es sich offensichtlich leben.

Robert hat inzwischen unsere Schule verlassen. Er lernte es, immer besser mit seinen Konflikten umzugehen. In der Folge wurde er auch von seinen Mitschülern akzeptiert. Neben den Konfliktgesprächen war es vor allem das Fußballspiel, das eine Integration ermöglichte. Natürlich gab es immer wieder Einbrüche, z. B. gab es Phasen, in denen er seine Hausaufgaben nicht mehr machte. Vater und Mutter sahen keine Möglichkeit, sich um eine Therapie für ihren Sohn zu kümmern. So ist es uns in diesem konkreten Fall gelungen, eine Beziehung zu dem Jungen aufzubauen – auch mit seiner Hilfe. Wir hoffen, daß wir durch unsere Arbeit ein Fundament gelegt haben, das auch in den weiterführenden Schulen trägt.

Ursachen und Perspektiven

Die Ursachen für die auch über die Beispiele dargestellte Situation sind in einem komplexen Zusammenspiel mehrerer Faktoren zu suchen. Einige seien ohne Wertung aufgezählt.

- Beziehungsproblematiken in den Familien.
- Abwesenheit der Väter oder ihr Desinteresse an den Erziehungsprozessen ihrer Kinder.
- Unklare Beziehungssituation in der Familie. Oft fehlt das richtige Maß an Zuwendung und Grenzsetzung.
- Weil eine zunehmende Zahl von Eltern nicht bereit oder in der Lage ist, die elementaren Erziehungsaufgaben wahrzunehmen, kehrt sich die Eltern-Kind-Rolle um. Damit sind die Kinder natürlich überfordert.
- Selbstlosigkeit der Mütter kann ebenso wie übermäßige Autorität der Väter dazu führen, daß Kinder in ihrem sozialen Verhalten auffällig werden und Lernprobleme entwickeln.
- Erfahrene Gewalt führt zu Minderwertigkeitsgefühlen. Ein Muster zur Überwindung der erlittenen Demütigung und zur Tilgung der dabei empfundenen Scham führt zu Gewalttätigkeiten gegenüber Schwächeren oder Außenseitern.
- In einer vernachlässigenden oder verwöhnenden Erziehung werden Frustrationen nicht angemessen erlebt und bearbeitet.
- In der Erziehung der Gegenwart stehen manche Eltern der Entwicklung ihrer Kinder gleichgültig gegenüber.

Wir befinden uns mitten in einer Erziehungskrise. Die Folgen haben nicht nur die betroffenen Kinder zu tragen. Der Verfall von Erziehungswissen im Zusammenhang mit einem unzureichenden Erziehungshandeln wird in alle gesellschaftlichen Bereiche ausstrahlen. Damit Erziehung gelingt, braucht es mindestens drei Wurzeln: Geborgenheit, Anregungen und Grenzsetzungen. Was dies konkret für das familiäre Leben, für die Arbeit in Kindergärten, Tagesstätten und Schulen bedeutet, müßte bezogen auf die Inhalte und die Rahmenbedingungen von Erziehung intensiv diskutiert werden.

Eltern, Lehrer, Bildungs- und Familienpolitiker, Aus- und

Fortbildungsinstitutionen sollten darüber einen konstruktiven Diskurs führen.

Die konkreten Aufgaben, die es dann zu benennen und anzupacken gilt, werden sich aus den Denk- und Gesprächsprozessen entwickeln. Notwendig wäre ein philosophischer Diskurs: Überprüfung des eigenen Selbstbildes, Klarheit in der Analyse, Offenheit in der Debatte, Ernsthaftigkeit bei der Annahme der Probleme, Zurückweisen von Floskeln, eine von Pioniergeist getragene Suche nach Lösungen.

Auf dieser Grundlage könnte eine Vernetzung der Gedanken und Entwürfe entstehen. Sie wäre getragen vom Geist der Selbstachtung und der Verantwortung für die Zukunft der jungen Menschen.

Karl Gebauer/Gerald Hüther

Schlußbemerkung:
Unsere Kinder sind unsere
Zukunft

Der Boden, auf dem Erziehung und Bildung gedeihen können, ist beschrieben worden. Dabei ist deutlich geworden, daß die gegenwärtigen gesellschaftlichen Verhältnisse für eine gelingende kindliche Entwicklung keine optimalen Voraussetzungen bieten. Das ist keine neue und zunächst auch keine allzu beunruhigende Erkenntnis. Wann und wo haben Kinder im Verlauf der bisherigen Menschheitsgeschichte tatsächlich optimale Entwicklungsbedingungen vorgefunden? Gab es je Verhältnisse, die sie nicht in der einen oder anderen Weise an der Entfaltung ihrer Möglichkeiten, an der allseitigen Nutzung und komplexen Ausformung ihres Gehirns, an der Entwicklung zu umsichtigen, kompetenten und verantwortungsbewußten Persönlichkeiten behindert haben? Gab es nicht Zeiten, in denen die nachwachsende Generation in viel zu enge emotionale Bindungen hineingedrängt wurde und jede eigenständige Entwicklung, Entdeckerfreude und Neugier, auch ihr kritischer Verstand durch unlösbare Bindungen an die Familie, die dörfliche Gemeinschaft, die Religionsgemeinschaft oder gar die »Nation« unterdrückt wurden? Und gibt es nicht selbst in unserer heutigen Welt noch genug Kinder, die ihren Wissensdurst nicht befriedigen können, denen nicht einmal die Gelegenheit gegeben wird, lesen und schreiben zu lernen? Und gab es nicht zu allen Zeiten, selbst unter den ungünstigsten Voraussetzungen, nicht immer wieder hinreichend viele Kinder, denen es dennoch gelang, feste, sichere Bindungen zu entwickeln, sich vielfältige Fähigkeiten und Fertigkeiten anzueignen und zu autonomen, verantwortungsvollen Persönlichkeiten heranzureifen?
   Ist es angesichts all der Unzulänglichkeiten, all der Not und all des Elends, die die Entwicklung von Kindern in so vielen Regionen dieser Erde noch heute bestimmen, überhaupt gerechtfertigt, auf Defizite hinzuweisen, die ausgerechnet

dort auftreten, wo alles im Überfluß vorhanden ist, wo kaum noch ein Kind an Hunger und Wissensdurst leiden und in bitterer Not um sein Überleben kämpfen muß? Und das ist die eigentliche, erschütternde Botschaft, die durch alle Beiträge dieses Buches dringt: In dieser, von uns geschaffenen Welt des Überflusses und der unbegrenzten Möglichkeiten beginnt sich ein Mangel auszubreiten, der die Entwicklung von Kindern zu eigenständigen, verantwortungsbewußten Persönlichkeiten zumindest ebenso, wenn nicht gar noch nachhaltiger bedroht als ein unzureichendes Nahrungs- oder Bindungsangebot: der Mangel an emotionaler Sicherheit und Geborgenheit.

Ebenso wie die Bedeutung einer ausgewogenen Ernährung oder einer umfassenden Bildung erst dann zu Tage tritt, wenn das eine oder das andere fehlt, wird auch die Bedeutung sicherer Bindungen erst dann in ihrem ganzen Ausmaß und ihrer Tragweite sichtbar, wenn diese Bindungen zu zerfallen beginnen. Und wenn die Welt sozialer Beziehungen, in die Kinder hineinwachsen, immer kälter wird, dann sind ihre Entwicklungsbedingungen eben nicht nur einfach suboptimal, sondern katastrophal.

Noch nie gab es im Verlauf der bisherigen Menschheitsgeschichte über mehrere Generationen hinweg genug oder gar zu viel an allem, was an äußeren Faktoren für eine gesunde und gelingende Kindheit erforderlich ist, genug oder gar zu viel zu essen, Hygiene, medizinische Versorgung, Anregungen, Abwechslung, Bildungs-, Beschäftigungs- und Lernangebote, und – nicht zuletzt – so viel Bequemlichkeit. Und überall auf der Erde wirkte bisher der tatsächlich vorhandene oder subjektiv empfundene Mangel (auch in Form der Bedrohung des bisher Geschaffenen) als entscheidende Kraft, die die Menschen zusammenhielt, in Familien, in Vereinen und Verbänden, in sozialen Zweckgemeinschaften. Erstmals in der Menschheitsgeschichte hat es nun ein Teil dieser Menschen (auf Kosten eines anderen Teils) in einer gemeinsamen Anstrengung geschafft, diese reale oder eingebildete Not zu überwinden. Zwangsläufig beginnt nun auch in dieser Gesellschaft all das auseinanderzufallen, was nicht irgendwie durch andere, innere Kräfte, also durch emotionale Bindungen, zusammengehalten wird. Nicht nur weil er für uns neu ist, wird dieser Zerfall emotionaler Bindungen zu einer Bedrohung für die Stabilität unserer Gesellschaft. Er wird auch nicht überall sichtbar. Man bemerkt seine Folgen zunächst nur dort, wo die emotionalen Bindungen eine ganz besondere Bedeutung besitzen: in der Beziehung zu unseren Kindern und (aber das wäre Gegenstand eines anderen Buches) zu den Alten, Behinderten und den »Fremden« in unserer Gesellschaft.

Kinder, die ohne sichere emotionale Bindungen in einer sozialen Gemeinschaft groß werden, entwickeln keine Wurzeln, mit denen sie in dieser Gemeinschaft verankert sind. Sie eignen sich deshalb auch die ethischen Normen und das moralische Wertesystem dieser Gesellschaft nicht freiwillig an. »...Aber ohne eine Solidarität schaffende und Orientierung bietende Ethik wird die Gesellschaft auf Dauer nicht bestehen können. Denn jede Gesellschaft braucht Bindungen, ohne Spielregeln, ohne Traditionen, ohne einen ethischen Minimalkonsens wird unser Gemeinwesen eines Tages zusammenbrechen«, konstatiert Marion Gräfin Dönhoff in ihrem Buch *Zivilisiert den Kapitalismus. Grenzen der Freiheit.*

Jeder Mensch kann Fehler machen, auch eine ganze Gesellschaft kann Fehler machen. Wem keine Fehler mehr unterlaufen, der kann auch nicht aus diesen Fehlern lernen, sich ändern und sich entsprechend weiterentwickeln. Wenn Kinder auffällig werden, so ist das zunächst nur ein Zeichen dafür, daß bei ihrer Erziehung Fehler gemacht worden sind. Diese Fehler zu erkennen und sie zu korrigieren ist nicht die Aufgabe der Kinder, sondern der Erwachsenen, die die Rahmenbedingungen für die Entwicklung dieser Kinder gestalten. Und das sind niemals nur die Eltern oder die Erzieher dieser Kinder, sondern das sind immer alle Menschen, die direkt oder indirekt an der Gestaltung der Entwicklungsbedingungen für die jeweils nachwachsende Generation in einer Gesellschaft mitwirken, sei es innerhalb einer Familie, innerhalb einer dörflichen oder städtischen Gemeinschaft, in Kindergärten, Schulen und Sportvereinen, oder auch, wie in unserer heutigen, durch neue Kommunikationsmedien bestimmten Lebenswelt, in Funk, Film, Fernsehen und Internet. All diese Menschen sind heutzutage in viel stärkerem Maß als früher Mitgestalter der Entwicklungsbedingungen für unsere Kinder und damit in einem erweitertem Sinne Lehrer und Erzieher. Viele dieser Erwachsenen sind sich dieser Aufgabe nicht bewußt, sie stehen in keiner emotionalen Beziehung zu den Kindern, deren Entwicklung sie unbewußt gestalten und beeinflussen. Sie sind daher als Lehrer und Erzieher denkbar ungeeignet.

Die primären Bezugspersonen, also Eltern und engere Verwandte, haben eine existentielle Beziehung zu ihren Kindern, die normalerweise auch zum Aufbau sicherer Bindungen führt. Über diese Bindungen werden dann auch die Haltungen, die ethischen und moralischen Orientierungen dieser primären Bezugsperson übernommen. Die Übernahme des in der Gesellschaft vorhandenen und im späteren Leben notwendigen Wissens wird durch Lehrer und Erzieher vermittelt. Dieser Transfer gelingt um so besser, je freiwilliger er von den Kindern angenommen werden kann, d. h., je besser es den Lehrern und Erziehern gelingt, eine emotional sichere Beziehung mit diesen Kindern einzugehen. Ohne derartige emotionale Beziehungen ist nur solches Wissen vermittelbar, das für die Kinder eine eigene, unmittelbare Attraktivität besitzt. Solches Wissen, das der eigenen Bedürfnisbefriedigung dient und daher im Grunde in erster Linie selbstbezogenes Wissen darstellt, ist auch ohne Bindungen, ohne direkte emotionale Beziehungen zu anderen Menschen vermittelbar. Dieser Form der Wissensvermittlung sind Kinder in unserer heutigen, von den Medien bestimmten Informations- und Leistungsgesellschaft um so hilfloser ausgesetzt, je weniger emotionale Bindungen sie im Lauf ihrer bisherigen Entwicklung ausbilden und zur Übernahme bestimmter Orientierungen nutzen konnten. Je mehr derart orientierungslose Menschen in einer Gesellschaft sind, desto größer wird für diese ganze Gesellschaft die Gefahr, die Orientierung zu verlieren. Immer mehr Eltern verlieren dann die Fähigkeit, selbstbestimmte gemeinsame Ziele und Sinngebungen an ihre Kinder weiterzugeben.

In den Beiträgen dieses Buches haben alle Autorinnen und Autoren Perspektiven angedeutet, die einen Ausweg aus dieser Gefahr zeigen. Die PERSONAL QUALITIES NEEDED FOR DEVELOPMENT OF A CHILD sollten als allgemeine Ziele angesehen werden. Sie wurden als »Göttinger Aufruf« im Rahmen des Kongresses »Im Teufelskreis der Selbstbezogenheit«,

GÖTTINGER AUFRUF

zur Schaffung von Entwicklungsbedingungen für Kinder und
Jugendliche, die ihnen die Entwicklung zu eigenständigen und sozial
verantwortlichen Persönlichkeiten ermöglichen

anläßlich des Kongresses

IM TEUFELSKREIS DER SELBSTBEZOGENHEIT –
KINDER OHNE ENTWICKLUNGSCHANCEN?

*In einer außergewöhnlichen Region (Darjeeling, Indien), in einer besonderen Institution
(Himalayan Mountaineering Institute, Mount Everest Museum), wo all die Schlafsäcke,
Sauerstoffgeräte, die Eispickel und Kompasse ausgestellt sind, die bei den Erstbesteigungen des höchsten Berges dieser Erde, des Mount Everest, eine Rolle gespielt haben, dort
hängt auch eine Wandtafel, eher unauffällig, die überschrieben ist mit:* »PERSONAL
QUALITIES NEEDED FOR DEVELOPMENT OF A CHILD«.

Frei übersetzt steht da, daß es für die Persönlichkeitsentwicklung von Kindern
förderlich ist, wenn Sie unter Bedingungen aufwachsen, die es ihnen ermöglichen,

... sich selbst zu entdecken und sich selbst zu verwirklichen;
... Verantwortung zu übernehmen und den Nutzen von Disziplin zu erfahren;
... Selbstbewusstsein zu entwickeln und Einsatzbereitschaft zeigen zu dürfen;
... aufrichtig zu leben, bescheiden zu sein und sich in harter Arbeit erproben zu dürfen;
... eigenen Initiativen zu folgen, die natürlichen Lebensgrundlagen zu
schützen und sich der Welt, in der sie aufwachsen zugehörig zu fühlen;
... Entschlusskraft zu entwickeln, die dazu notwendige Umsicht und
Anpassungsfähigkeit unter Beweis zu stellen und sich schwierigen Aufgaben mit Aufmerksamkeit zu widmen;
... sich und andere Menschen zu begeistern und mit kreativem Weitblick
zu überraschen
... scharfsinnig denken zu lernen, ihre Zeit bewusst eintzueilen und
Rechenschaft abzulegen
... den Sinn in ihrer Arbeit zu erkennen und Entschlüsse fassen zu können;
... Werte zu achten und den ‚common sense' zu verstehen;
... sich selbst und anderen Achtung entgegenzubringen;
... ein Gespür für Sprache, Musik, Naturwissenschaften, Kunst und
Geschichte entfalten zu können;
... sich in ihrer Körperkraft messen und ihre geistige Wachheit trainieren
zu können;
... ihrer Lust nach Abenteuern nachgeben und nachgehen zu dürfen,
... sich in Zusammenarbeit zu üben und sich auf ihr Selbst verlassen zu
können;
... die eigene Nation zu verstehen lernen und internationales Bewusstsein
auszubilden.

*»Mit Respekt vor dem Originaltext – der Blick schweift von diesem Original auf die faszinierende Bergkette der Achttausender in ewigem Schnee und Eis -will ich nichts anfügen,
nichts relativieren, nichts kritisieren,« sagt Otto Herz, der diese Tafel am Fuß des Himalaya gefunden hat, »was hier gesagt ist, macht schon Sinn. Wer freilich etwas vermisst, der
möge frei sich fühlen, dies auf seine Agenda noch zusätzlich zu setzen. Wer aber etwas streichen will, der möge – vor dem Streichen – dies erst einmal genau begründen. . . «*

der am 23./24. 11. 2000 stattfand, von über 1 000 Personen unterzeichnet und an die Kultusministerien der Länder verschickt.

Die Reaktion der verantwortlichen Politikerinnen und Politiker auf diesen Aufruf war sehr verhalten. Es gab nur wenige Rückmeldungen. Man war allgemein der Meinung, daß die jeweiligen Gesetze und Erlasse diese grundlegenden Ziele bereits enthielten. Den Autorinnen und Autoren dieses Buches ist daran gelegen, daß eine breite Diskussion über die Realisierung dieser allgemeinen Ziele in der Praxis geführt wird. Neben der schonungslosen und kritischen Betrachtung der Rahmenbedingungen, unter denen Erziehung in der heutigen Zeit geschieht, wird es darauf ankommen, darüber zu reden, wie Eltern, Erzieherinnen und Lehrer in den konkreten Handlungssituationen mit Kinder umgehen.

So soll zum Schluß noch einmal die Frage ganz gezielt gestellt werden, was vor allem Eltern tun könnten, damit sich ihre Kinder zu eigenständigen und sozial verantwortlichen Persönlichkeiten entwickeln können. Zunächst und vor allem kommt es darauf an, daß sie ihren Kindern eine tragfähige emotionale Sicherheit vermitteln. Dies geschieht dadurch, daß sie sich ihren Kindern zuwenden und Anregungen geben. Kinder brauchen auch Grenzen und müssen lernen, angemessen mit Frustrationen umzugehen. Gleichzeitig ist es wichtig, daß Eltern die Gefühle ihrer Kinder wahrnehmen und achten. Zur Förderung des Selbstbewußtseins ihrer Kinder tragen Eltern dann bei, wenn sie sich überhaupt für deren Entwicklung interessieren. Lob ist wichtig, aber nur dann hilfreich, wenn es sich auf reale und nachvollziehbare Lernleistungen oder Verhaltensweisen bezieht.

Erziehung ist Arbeit. Damit sie gelingt, bedarf es immer wieder der Auseinandersetzung auf unterschiedlichen Ebenen mit möglichst vielen Personen. Wenn wir verhindern wollen, daß Kinder in einen Teufelskreis der Selbstbezogenheit geraten, müssen wir prüfen, ob wir selbst genügend Offenheit in Erziehungsfragen haben. Diese Öffnung beginnt bei einem allgemeinen Interesse an Fragen der Erziehung. Über informelle Gespräche im Bekannten- und Verwandtenkreis sind Diskussionen im Kindergarten und in der Schule über die jeweiligen Erziehungskonzepte notwendig. In vielen Fällen kann es hilfreich sein, sich einer Gruppe anzuschließen oder sich einen vertrauten Kreis von interessierten Personen zu schaffen, in dem es um Fragen der Erziehung geht. Wenn Eltern merken, daß sie in der Erziehung ihres Kindes an Grenzen stoßen, sollten sie sich nicht scheuen, die Angebote der Erziehungsberatung anzunehmen. So kann man es vermeiden, daß sich einseitige Strukturen im Umgang mit den eigenen Kindern ausbilden.

Anzustreben ist vor allem ein lebendiger Prozeß des Austauschs über Erziehungs- und Bildungsziele in der Schule. Dabei darf es nicht bei einer Diskussion über die Leistungen der Schüler in den Sachbereichen bleiben. Das gemeinsame Interesse von Eltern und Lehrern muß sich vor allem auf die Selbst- und Sozialentwicklung der Kinder richten. Für das Gelingen von Bildung und Erziehung darf der Blick auf die Entwicklung der Persönlichkeit nicht vernachlässigt werden. Denn ein sicheres und emotional gestütztes Selbstbewußtsein ist die grundlegende Voraussetzung dafür, daß wir (Kinder, Eltern, Erzieher, Politiker) die Komplexität des Weltgeschehens überhaupt wahrnehmen können, verstehen lernen und in einem verantwortungsbewußten Handeln zu beeinflussen suchen.

»Die Entwicklung der Innenwelt ist im Moment gesellschaftlich kaum ein Thema. Es geht um Funktionieren, um Effektivität und Effizienz. Damit begeben wir uns in eine gefährliche Einseitigkeit«, bemerkt Vera Kaust in ihrem Buch *Vom Interesse und dem Sinn der Langeweile.*

Die Entwicklung der Persönlichkeit ist von größter Bedeutung im Zusammenhang mit der Aufrechterhaltung von Interesse an der eigenen Lebensgestaltung und am Aufbau und Erhalt einer humanen Gesellschaft. Das ist der rote Faden, der sich durch das ganze Buch zieht.

Literatur

Adolph, K. E.; Eppler, M. A. und Gibson, E. J. (1993): Development of perception of affordances. In: C. Rovee-Collier und L. C. Lipsitt (Hrsg.): *Advances of infancy research* 8. Norwood, NJ, Ablex, S. 51–98.

Ainsworth, M. D. S.; Bell, S. M. und Stayton, D. J. (1974): Infant-mother attachment and social development. »Socialization« as a product of reciprocal responsiveness to signals. In: P. M. Richards (Hrsg.): *The integration of a child into a social world.* Cambridge, Cambridge University Press, S. 99–135.

Ainsworth, M. D. S. (1977): Feinfühligkeit versus Unempfindlichkeit gegenüber Signalen des Babys. In: K. E. Grossmann (Hrsg.): *Entwicklung der Lernfähigkeit in der sozialen Umwelt.* München, Kindler, S. 98–107.

Ainsworth, M. D. S. u. a. (1978): *Patterns of attachment. A psychological study of the strange situation.* Hillsdale, NJ, Lawrence Erlbaum Associates.

Ainsworth, M. D. S. (1985): Attachment across the life span. In: *Bulletin of the New York Academy of Medicine* 61 (9), S. 792–812.

Arendt, H. (1970): *Macht und Gewalt.* Piper, München.

Augé, M. (1994): Die Sinnkrise der Gegenwart. In: A. Kuhlmann (Hrsg.): *Philosophische Ansichten der Kultur der Moderne.* Frankfurt a. M., Fischer Taschenbuch-Verlag, S. 33–47.

Aviezer, O. und Sagi, A. (1999): The rise and fall of collective sleeping and its impact on the relationships of kibbutz children and parents. In: W. Fölling und M. Fölling-Albers (Hrsg.): *The transformation of collective education in the kibbutz. The end of utopia?* Frankfurt, Peter Lang, S. 192–211.

Balint, M. (1966): *Die Urformen der Liebe und die Technik der Psychoanalyse.* Stuttgart, Klett-Cotta, 2. Aufl. 1997.

Barthelmes, J. (1999): *Fernsehen und Computern in der Familie. Für einen kreativen Umgang mit Medien.* München, Kösel.

Baudrillard, J. (1992): *Von der Verführung.* München, Matthes und Seitz.

Bergmann-Mausfeld, G. (2000): Empathie und Resonanz. In: *Forum der Psychoanalyse* 16, S. 204–213.

Billmann-Mahecha, E. (1997): Werteverfall der Jugend – Analyse eines Deutungsmusters. In: *Zeitschrift für Individualpsychologie* 22, S. 79–90.

Bion, W. R. (1992): *Lernen durch Erfahrung.* Frankfurt, Suhrkamp.

Bittner, G. (1996): *Problemkinder. Zur Psychoanalyse kindlicher und jugendlicher Verhaltensauffälligkeiten.* Göttingen, Vandenhoeck & Ruprecht, 2. Aufl.

Bowlby, J. (1958): Über das Wesen der Mutter-Kind-Bindung. In: *Psyche* 13, S. 415–456.

Bowlby, J. (1960): Die Trennungsangst. In *Psyche* 15, S. 411–464.

Bowlby, J. (1972): *Mutterliebe und kindliche Entwicklung.* München, Reinhardt (Beiträge zur Kinderpsychotherapie 13)

Bowlby, J. (1973): *Mütterliche Zuwendung und geistige Gesundheit.* München, Kindler (Orig.: *Maternal care and mental health.* 1951).

Bowlby, J. (1975): *Bindung. Eine Analyse der Mutter-Kind-Beziehung.* München, Kindler.

Bowlby, J. (1976): *Trennung. Psychische Schäden als Folge der Trennung von Mutter und Kind.* München, Kindler.

Bowlby, J. (1979): *Das Glück und die Trauer.* Stuttgart, Klett-Cotta.

Bowlby, J. (1983): *Verlust – Trauer und Depression.* Frankfurt, Fischer.

Bowlby, J. (1987): Attachment. In: R. L. Gregory (Hrsg.): *The Oxford companion to the mind.* Oxford, Oxford University Press, S. 57 – 58.

Bowlby, J. (1988): Caring for children. In: J. Bowlby, *A secure base:* London, Routledge, S. 1–19.

Bowlby, J. (1995): *Elternbindung und Persönlichkeitsentwicklung. Therapeutische Aspekte der Bindungstheorie.* Heidelberg, Dexter.

Bowlby, J. (1995a): *Elternbindung und Persönlichkeitsentwicklung. Therapeutische Aspekte der Bindungstheorie.* Heidelberg, Dexter.

Bowlby, J. (1995b): Bindung: Historische Wurzeln, theoretische Konzepte und klinische Relevanz. In: G. Spangler und P. Zimmermann (Hrsg.): *Die Bindungstheorie: Grundlagen, Forschung und Anwendung.* Stuttgart, Klett-Cotta, S. 17–26.

Brazelton, T. B. (1984): *Neonatal behavioral assessment scale.* London, Spastics International Medical Publications u. a.

Brazelton, T. B. und Cramer, B. G. (1990): *Die frühe Bindung.* Stuttgart, Klett-Cotta, 2. Aufl. 1994.

Brisch, K.-H. (1999): *Bindungsstörungen – Von der Bindungtheorie zur Therapie.* Stuttgart, Klett-Cotta.

Brisch, K.H.; Buchheim, A. und Kächele, H. (1999): Diagnostik von Bindungsstörungen. In: *Praxis der Kinderpsychologie und Kinderpsychiatrie* 48, S. 442–454.

Bronfenbrenner, U. (1979): *The ecology of human development.* Cambridge, MA, Harvard University Press.

Bronfenbrenner, U. (1986): Ecology of the family as a context for human development: research perspectives. In: *Developmental Psychology* 22, S. 723–742.

Bründel, H. und Hurrelmann, K. (1994): *Gewalt macht Schule. Wie gehen wir mit aggressiven Kindern um?* München, Droemer Knaur.

Buchner C. (1997): *Kluge Kinder fallen nicht vom Himmel. Was Eltern alles tun können.* Freiburg i. Br./Basel/Wien, Herder.

Büttner, C. (Hrsg.) (1987): *Chancen der Gruppe. Erfahrungen aus dem pädagogischen Alltag; Krabbelstube, Schule, Heim, Hort, Jugendarbeit, Arbeitslose, Hochschule.* Mainz, Matthias-Grünewald-Verlag.

Büttner, C. (Hrsg.) (1985): *Zauber, Magie und Rituale. Pädagogische Botschaften in Märchen und Mythen.* München, Kösel.

Cicchetti, D. (1995): A developmental psychopathology perspective on child abuse and neglect. *Journal of the american academy of child and adolescent psychiatry* 34, S. 541–565.

Cicchetti, D. und Toth, S. L. (1997): Transactional ecological systems in developmental psychopathology. In: S. S. Luthar et al. (Hrsg.): *Developmental psychopathology.* Cambridge, University Press, S. 317–349.

Cierpka, M. (Hrsg.) (1999): *Kinder mit aggressivem Verhalten.* Hogrefe, Göttingen.

Cierpka, M. (Hrsg.) (2001): *FAUSTLOS – ein Curriculum zur Gewaltprävention in Grundschulen.* Hogrefe, Göttingen.

Cierpka, M. und Cierpka, A. (1997): Die Identifikationen eines mißbrauchten Kindes. In: *Psychotherapeut* 42, S. 98–105.

Csikszentmihalyi, M. M. und Rathunde, K. (1998): The development of the person: an experiential perspective on the ontogenesis of psychological complexity. In: W. Damon (Hrsg.): *Handbook of child psychology.* Vol. 1: Theoretical models of human development, hrsg. von R. M. Lerner. New York, Wiley, S. 635–684.

Damasio, A. (2000): *Ich fühle, also bin ich. Die Entschlüsselung des Bewußtseins.* München, List.

Darwin, C. (1998): *The expression of the emotions in man and animals.* New York u. a., Oxford University Press, 3. Aufl.

Dodge, K. A. und Somberg, D. R. (1987): Attributional biasis among aggressive boys are exacerbated under conditions of threats to self. *Child Development* 58, S. 213–224.

Dopart, T. (1983): The cognitive arrest hypothesis of denial. In: *The international journal of psycho-analysis* 64, S. 47–58.

Dornes, M. (1993): *Der kompetente Säugling.* Frankfurt a. M., Fischer.

Dornes, M., (1999): *Die frühe Kindheit. Entwicklungspsychologie der ersten Lebensjahre.* Frankfurt a. M., Fischer, 3. Aufl.

Eisenberg, G. und Gronemeyer, R. (1993): *Jugend und Gewalt. Der neue Generationenkonflikt oder Der Zerfall der zivilen Gesellschaft.* Reinbek, Rowohlt.

Ekman, P. (1998a): Introduction to the third edition. In: Charles Darwin: *The expression of the emotions in man and animals.* New York u. a., Oxford University Press, 3. Aufl., S. XXI-XXXVI.

Ekman, P. (1998b): Afterword. In: Charles Darwin: *The expression of the emotions in man and animals.* New York, Oxford University Press, 3. Aufl., S. 363–393.

Emde, R. N. (1999): Fortschritte erzielen: Integrative Einflüsse affektiver Prozesse und deren Bedeutung für die Entwicklung der Psychoanalyse. In: *Psychosomatische Theorie und Praxis* 14, S. 196–228.

Engfer, A. (1996): Gewalt gegen Kinder in der Familie. In: U. T. Egle, S. O. Hoffmann und P. Joraschky (Hrsg.): Mißbrauch, Mißhandlung, Vernachlässigung. Stuttgart, Schattauer, S. 21–34.

English, F. und Wonneberger, K.-D. (1992): *Wenn Verzweiflung zu Gewalt wird ... Gewalttaten und ihre verborgenen Ursachen.* Paderborn, Junfermann.

Felten, M. (2000): *Kinder wollen etwas leisten. Wie Eltern und Lehrer sie dabei unterstützen können.* München, Kösel.

Field, T. M. (1984): Early interactions between infants and their postpartum depressed mothers. In: *Infant behavior & development* 7, S. 517–522.

Fonagy P, Target, M. (1995): Kinderpsychotherapie und Kinderanalyse in der Entwicklungsperspektive: Implikationen für die therapeutische Arbeit. In: *Kinderanalyse* 2, S. 150–186.

Fonagy, P.; Steele, H. und Steele, M. (1991): Maternal representations of attachment during pregnancy predict the organization of infant-mother attachment at one year of age. In: *Child Development* 62, S. 891–905.

Fonagy, P. u. a. (1995): Attachment, the reflective self, and borderline states: the predictive specificity of the adult attachment interview and pathological emotional development. In: Goldberg, S.; Muir, R. und Kerr J. (Hrsg.): *Attachment theory: social, developmental, and clinical perspectives.* Hillsdale, NJ, The Analytic Press, S. 233–278.

Fonagy, P. (1995): Mental representations from an intergenerational cognitive science perspective. In: *Infant mental health journal* 15, S. 57–69.

Fonagy, P. u. a. (1996): The relation of attachment status, psychiatric classification and response to psychotherapy. In: *Journal of consulting and clinical psychology* 64(1), S. 22–31.

Fonagy, P.; Moran, G. S. und Target, M. (1998): Aggression und das psychische Selbst. In: *Praxis der Kinderpsychologie und Kinderpsychiatrie* 47, S. 125–143.

Fraiberg, F. (1982): Psychological defense in infancy. In: *The psychoanalytic quarterly* 51, S. 612–635.

Francis, D. u. a. (1999): Nongenomic transmissions across generations of maternal behavior and stress responses in the rat. In: *Science* 286, S. 1155–1158.

Freese, H.-L. (1996): *Kinder sind Philosophen*. Weinheim u. a., Quadriga Verlag.

Fremmer-Bombik, E. und Grossmann, K. E. (1991): Frühe Formen empathischen Verhaltens (Orig.: Early forms of empathic behavior). In: *Zeitschrift für Entwicklungspsychologie und Pädagogische Psychologie* 23, S. 299–317.

Freud, S. (1940): Jenseits des Lustprinzips. In: *GW XIII*. Frankfurt a. M., Fischer.

Freyd, J. J. (1996): *Betrayal trauma: The logic of forgetting childhood abuse*. Cambridge, MA, Harvard University Press.

Gabbard, G. (2000): A neurobiologically informed perspective on psychotherapy. In: *The British journal of psychiatry* 177, S. 117–122.

Gardner, H. (1994): *Der ungeschulte Kopf. Wie Kinder denken*. Stuttgart, Klett-Cotta, 2. Aufl.

Gebauer, K. (1996): *Ich hab sie ja nur leicht gewürgt. Mit Schulkindern über Gewalt reden*. Stuttgart, Klett-Cotta.

Gebauer, K. (1997): *Turbulenzen im Klassenzimmer. Emotionales Lernen in der Schule*. Stuttgart, Klett-Cotta.

Gebauer, K. (2000): *Streß bei Lehrern. Probleme im Schulalltag bewältigen*. Stuttgart, Klett-Cotta.

Gebauer, K. (2000): *Wenn Kinder auffällig werden. Perspektiven für ratlose Eltern*. Düsseldorf, Walter.

George, C.; West, M. und Pettem, O. (1999): The adult attachment projective: Disorganization of adult attachment at the level of representation. In: J. Solomon und C. George (Hrsg.): *Attachment disorganization*. New York/London, Guilford Press, S. 318–346.

Gray, J. A. (1982): *The neuropsychology of anxiety: An inquiry into the function of the septohippocampalsystem*. New York, Oxford University Press.

Green, A. (1994): Über die Natur des Psychischen. In: *Zeitschrift der Wiener Psychoanalytischen Vereinigung* 1, S. 34–56.

Grossman, D. C. u. a. (1997): Effectiveness of violence prevention curriculum among children in elementary school. In: *JAMA* 277, S. 1605–1611.

Grossmann, K. u. a. (1985): Maternal sensitivity and newborns' orientation responses as related to quality of attachment in northern Germany. In: I. Bretherton und E. Waters (Hrsg.): *Growing points in attachment theory and research*. Chicago, University of Chicago Press, S. 233–256 (Monographs of the society for research in child development 50).

Grossmann, K. u. a. (1988): Maternal attachment representations as related to patterns of infant-mother attachment and maternal care during the first year. In: R. A. Hinde und J. Stevenson-Hinde (Hrsg.): *Relationships within families*. Oxford, Oxford Science Publications, S. 241–260.

Grossmann, K. und Grossmann, K. E. (1991a): Newborn behavior, early parenting quality and later toddler-parent relationships in a group of German infants. In J. K. Nugent, B. M. Lester und T. B. Brazelton (Hrsg.), *The cultural context of infancy*. Vol. II. Norwood, NJ, Ablex, S. 3–38.

Grossmann, K. E. (1977): Frühe Einflüsse auf die soziale und intellektuelle Entwicklung des Kleinkindes (engl.: Early determinants of infants' social and intellectual development). In: *Zeitschrift für Pädagogik* 23(6), S. 847 – 880.

Grossmann, K. E. u. a. (1997), Die Bindungstheorie: Modell, entwicklungspsychologische Forschung und Ergebnisse. In: Heidi Keller (Hrsg.): *Handbuch der Kleinkindforschung*. Göttingen, Hogrefe, S. 51–95.

Grossmann, K. E. u. a.: Attachment relationships and appraisal of partnership: From early experience of sensitive support to later relationship representation. In: L. Pulkkinen und A. Caspi (Hrsg.): *Personality in the life course: Paths to successful development*. Cambridge, Cambridge University Press (im Druck).

Grossmann, K. E. und Grossmann, K. (1985): Die Entwicklung von Konversationsstilen im ersten Lebensjahr und ihr Zusammenhang mit der mütterlichen Feinfühligkeit und der Beziehungsqualität zwischen Mutter und Kind (engl.: The development of conversational styles between mother and child during the first year in connection with maternal sensitivity and quality of attachment). In: D. Albert (Hrsg.): *Bericht über den* 34. Kongreß der Deutschen Gesellschaft für Psychologie in Wien, 1984. Göttingen, Verlag für Psychologie, S. 394–397.

Grossmann, K. E. und Grossmann, K. (1985): From attachment to dynamics of relationship patterns: A longitudinal approach. Vortrag in Rahmen der »International society for the study of behavioral development«. Eighth biennial meetings, Tours, Frankreich, 6.-10. Juli 1985.

Grossmann, K. E. und Grossmann, K. (1993): Emotional organization and concentration on reality in a life course perspective. *International journal of educational research* 19, S. 541–554.

Grossmann, K. E. und Grossmann, K. (2001): Die Bedeutung sprachlicher Diskurse für die Entwicklung internaler Arbeitsmodelle von Bindung. In: G. Gloger-Tippelt (Hrsg.): *Bindung im Erwachsenenalter.* Bern, Huber, S. 75–101.

Grossmann, K. E.; Scheuerer-Englisch, H. und Loher, I. (1991): Die Entwicklung emotionaler Organisation und ihre Beziehung zum intelligenten Handeln (engl.: The development of emotional organization and its relationship to intelligent behavior). In: F. J. Mönks und G. Lehwald (Hrsg.): *Neugier, Erkundung und Begabung bei Kleinkindern.* München/Basel, Ernst Reinhardt Verlag, S. 66–76.

Grossmann, K. E.; Grossmann, K. und Zimmermann, P. (1999): A wider view of attachment and exploration: Stability and change during the years of immaturity. In: J. Cassidy und P. R. Shaver (Hrsg.): *Handbook of attachment: Theory, research, and clinical applications.* New York, Guilford Press, S. 760–786.

Gruen, A. (2000): *Der Fremde in uns.* Stuttgart, Klett-Cotta.

Habermas, J. (1998): *Die postnationale Konstellation.* Frankfurt a. M., Suhrkamp.

Haffner, J. u. a.: (1998): *Veränderte Kindheit, neue Wirklichkeiten. Verhaltensauffälligkeiten im Einschulungsalter. Ergebnisse einer epidemiologischen Studie.* Heidelberg, Univ.-Verlag (Beiträge zur regionalen Gesundheitsberichterstattung Rhein-Neckar-Kreis/Heidelberg).

Harlow, H. (1958): *The nature and development of affection* (Film): Göttingen, Institut für den wissenschaftlichen Film, W 1467.

Harris, P. (1999): Individual differences in understanding emotion: The role of attachment status and psychological discourse. In: *Attachment and human development* 1 (3), S. 307–324.

Hedervari, E. (1996a): Therapeutische Implikationen des Bindungskonzeptes für die psychoanalytische Behandlung von Kindern und Jugendlichen. In: *Zeitschrift für Analytische Kinder- und Jugendpsychotherapie* 27 (91), S. 227–239.

Hedervari, E. (1996b): *Kleinkinder in traditionellen Heimen.* Potsdam: Institut für angewandte Sozialisationsforschung Frühe Kindheit e. V. Berlin/Brandenburg (INFANS), August 1996.

Hertzman, C. und Wiens, M. (1996): Child development and long-term outcome: A population health perspective and summary of successful interventions. In: *Social Science & Medicine* 47, S. 1083–1095.

Hess, T. (1989): *Lern- und Leistungsstörungen im Schulalter. Individuumorientierte und systemische Erklärungsansätze.* Dortmund, Verlag Modernes Lernen.

Hesse, E. (1999): The adult attachment interview. Historical and current perspectives. In: J. Cassidy und P. R. Shaver (Hrsg.): *Handbook of attachment: Theory, research, and clinical applications.* New York, Guilford Press, S. 395–433.

Hesse, E. und Main, M. (1999): Second-generation effects of unresolved trauma in non maltreating parents: Dissociated, frightened, and threatening parental behavior. In: *Psychoanalytic Inquiry* 19(4), S. 481–540.

Hurrelmann, K. (1991): Wie kommt es zu Gewalt in der Schule und was können wir dagegen tun? In: *KJuG* 4, S. 103–105.

Hüther, G. (1998): *Wie aus Stress Gefühle werden*. Göttingen, Vandenhoeck & Ruprecht.

James, A. und Prout A. (Hrsg.) (1997): *Constructing and reconstructing childhood: Contemporary issues in the sociological study of childhood*. London/Washington, Falmer Press.

Jantsch, E. (1992): *Die Selbstorganisation des Universums*. München/Wien, Hanser Verlag.

Jegge, J. (1976): *Dummheit ist lernbar*. Bern, Zytglogge Verlag, 26. Aufl. 1998.

Juul, J. (1999): *Das kompetente Kind. Auf dem Weg zu einer neuen Wertgrundlage für die ganze Familie*. Reinbek, Rowohlt, 3. Aufl.

Kant, I. (1984): *Über Pädagogik*, hrsg. von Hermann Holstein. Bochum, Kamp, 5. Aufl. (Kamps pädagogische Taschenbücher).

Kast, V. (2001): *Vom Interesse und dem Sinn der Langeweile*. Düsseldorf, Walter.

Kennedy, P. (1993): *In Vorbereitung auf das 21. Jahrhundert*. Frankfurt a. M., Fischer Taschenbuch-Verlag.

Klein, M. (1972): *Das Seelenleben des Kleinkindes und andere Beiträge zur Psychoanalyse*. Stuttgart, Klett-Cotta, 5. Aufl. 1994.

König, K. (1995): *Charakter und Verhalten im Alltag. Hinweise und Hilfen*. Göttingen, Vandenhoeck & Ruprecht.

Krannich, S. u. a. (1997): FAUSTLOS – Ein Curriculum zur Förderung sozialer Kompetenzen und zur Prävention von aggressivem und gewaltbereitem Verhalten bei Kindern. In: *Praxis der Kinderpsychologie und Kinderpsychiatrie* 46, S. 236–247.

Kreppner, K. und Lerner, R . (1989): Family system and life-span development. Hillsdale, NJ, Lawrence Erlbaum.

Kuhlmann, A. (Hrsg.) (1994): *Philosophische Ansichten der Kultur der Moderne*. Frankfurt a. M., Fischer Taschenbuch-Verlag (Philosophie der Gegenwart).

Lacan, J. (1980): Der Komplex als konkreter Faktor der Familienpsychologie. In: Lacan, J., *Schriften III*. Olten/Freiburg i. Br., Walter.

Landau, E. (1999): *Mut zur Begabung*. München, Reinhardt, 2. überarb. und erw. Aufl.

Lahey, B. u. a. (1988): Conduct disorder: Parsing the confounded relation to parental divorce and antisocial personality. In: *Journal of abnormal psychology* 97, S. 334–337.

Lally, R. J.; Mangione, P. L. und Honig, A. S. (1988): The syracuse university family development research program: Long-range impact on an early intervention with low-income children and families. In: D. Powell (Hrsg.): *Parent education as early childhood intervention.* Norwood, NJ, Ablex, S. 79–104.

Loeber, R. (1990): Developmental and risk factors of juvenile antisocial behavior and delinquency. In: *Clinical Psychology Review* 10, S. 1–41.

Lösel, F., Bender, D. (1997): Risiko- und Schutzfaktoren in der Entwicklungspsychopathologie: Zur Kontroverse um patho- versus salutogenetische Modelle. In: H. Mandl (Hrsg.): *Bericht über den* 40. Kongreß der Deutschen Gesellschaft für Psychologie 1996 in München. Göttingen, Hogrefe.

Luthar, S., S. u. a. (Hrsg.) (1997): *Developmental Psychopathology.* Cambridge, Cambridge University Press.

Lyons-Ruth, K. und Jacobvitz, D. (1999): Attachment disorganization. Unresolved loss, relational violence, and lapses in behavioral and attentional strategies. In: J. Cassidy und P. R. Shaver (Hrsg.): *Handbook of attachment: Theory, research, and clinical Applications.* New York, Guilford Press, S. 520–554.

Lyons-Ruth, K.; Alpern, L. und Repacholi, B. (1993): Disorganized infant attachment classification and maternal psychosocial problems as predictors of hostile-aggressive behavior in the preschool classroom. In: *Child Development* 64, S. 572–585.

Main, M. und Goldwan, R. (1984): *Adult Attachment and Classification System.* Unveröffentlichtes Manuskript. Berkeley, University of California.

Main, M. und Hesse, E. (1990): Parents' unresolved traumatic experiences are related to infant disorganized attachment status: Is frightened and/or frightening parental behavior the linking mechanism? In: M. T. Greenberg, D. Cicchetti und E. M. Cummings (Hrsg.): *Attachment in the preschool years.* Chicago, University of Chicago Press, S. 161–182.

Main, M. und Solomon, J. (1986): Discovery of an insecure disorganized/disoriented attachment pattern: Procedures, findings and implications for the classification of behavior. In: T. B. Brazelton & M. Yogman (Hrsg.): *Affective development in infancy.* Norwood, NJ, Ablex, S. 95–124.

Main, M. und Solomon, J. (1990): Procedures for identifying infants as disorganized/disoriented during Ainsworth Strange Situation. In: M. T. Greenberg, D. Cicchetti und E. M. Cummings (Hrsg.): *Attachment in the preschool years.* Chicago, University of Chicago Press, S. 121–160.

Main, M. und Weston, D. R. (1981): The quality of the toddler's relationship to mother and to father: Related to conflict behavior and the readiness to establish new relationships. In: *Child Development* 52, S. 932–940.

Main, M. (1991): Metacognitive knowledge, metacognitive monitoring and singular (coherent) versus multiple (incoherent) model of attachment: Findings and directions for future research. In: C. M. Parkes, J. Stevenson-Hinde und P. Marris (Hrsg.): *Attachment across the life cycle*. London/New York, Tavistock/Routledge, S. 127–159.

Main, M. (1995): Recent studies in attachment: Overview with selected implications for clinical work. In: S. Goldberg, R. Muir, J. Kerr (Hrsg.): *Attachment theory: Social, developmental and clinical perspectives*. Hillsdale, NJ., The Analytic Press, S. 407–474.

Main, M.; Kaplan, N. und Cassidy, J. (1985): Security in infancy, childhood and adulthood: a move to the level of representation. In: I. Bretherton und E. Waters (Hrsg.): *Growing points of attachment theory and research*. Bd. 1–2. Chicago, University of Chicago Press, S. 66–106.

Manes, S. (1998): *Mama ist ein Schmetterling, Papa ein Delphin. Kinderzeichnungen verstehen*. München/Zürich, Piper.

Meins, E. (1997): *Security of attachment and social development of cognition*. Hove, Psychology Press.

Meins, E. (1999): Sensitivity, security, and internal working models: Bridging the transmission gap. In: *Attachment and Human Development* 1 (3), S. 325–342.

Meltzoff, A. N. und Moore, M. K. (1989): Imitation in newborn infants: Exploring the range of gestures imitated and underlying mechanisms. In: *Developmental psychology* 25, S. 945–962.

Minsky, M. (1987): *The society of mind*. London, Heinemann.

Mitchell, S. A. (1993): Aggression and the endangered Self. In: *The psychoanalytic quaterly* 62, S. 351–382.

Möde, E. (2000): Jesus Christus: König der Welt – Heil der Menschen. Ein lebensweltlicher Zugang zur Soteriologie in postmoderner Zeit. In: *Renovatio* 56, S. 52–59.

Nave-Herz, R. (1994): *Familie heute. Wandel der Familienstrukturen und Folgen für die Erziehung*. Darmstadt, Wissenschaftliche Buchgesellschaft.

Nelson C. A. und Bloom F. E. (1997): Child Development and Neuroscience. In: *Child Development* 5, S. 970–987.

Nelson, K. (1996): *Language in cognitive development*. Cambridge, Cambridge University Press.

Nelson, K. (1999): Event representations, narrative development, and internal working models. In: *Attachment and Human Development* 1 (3), S. 239–251.

Neumann, U. (1994): Was hat Erziehen mit Beziehung zu tun? In: *Handbuch Kindertagesstätten.* Regensburg/Bonn, Walhalla.

Neumann, U. (1997): *Wenn Kinder klein sind, gib ihnen Wurzeln, wenn sie groß sind, gib ihnen Flügel.* München, Kösel-Verlag.

Neumann, U. (2000): *Erzieherinnen müssen nicht zaubern können* (IFZE-Schriftenreihe 2).

Neumann, U. (2001): *Wie gehen wir miteinander um? Über Beziehung und Bindung* (IFZE-Schriftenreihe 1), 18. Aufl.

Ogden, T. H. (1985): On potential space. In: *The international journal of psycho-analysis* 66, S. 129–141.

Olweus, D. (1996): *Gewalt in der Schule.* Göttingen, Huber.

Oppenheim, D. (1998): Perspectives on infant mental health from Israel: The case of changes in collective sleeping on the kibbutz. *Infant Mental Health Journal* 19(1), S. 76–86.

Orlinsky, D. E.; Grawe, K. und Parks, B. K. (1994): Process and outcome in psychotherapy – noch einmal. In: A. E. Bergin und S. L. Garfield (Hrsg.): *Handbook of Psychotherapy and behavior change.* New York u. a., Wiley, S. 270–376.

Prekop J. und Schweizer, C. (2000): *Kinder sind Gäste, die nach dem Weg fragen. Ein Elternbuch.* München, Kösel, 14., durchges. und erw. Neuaufl.

Paoli (2000): Wird die Menschheit dümmer als Maschinen? In: *Frankfurter Allgemeine Zeitung,* 8. 8. 2000, S. 46.

Papousek, H. und Papousek, M. (1984): Qualitative transitions in integrative processes during the first trimester of human postpartum life. In: F. H. R. Prechtl (Hrsg.): *Continuitiy of neural functions from prenatal to postnatal life.* London, Spastics International Medical Publ. (Clinics in developmental medicine 94).

Papousek, H.; Papousek, M. und Kestermann, G. (2000): Preverbal communication: Emergence of representative symbols. In: N. Budwig, I. C. Uzgiris und J. V. Wertsch (Hrsg.): *Communication: An arena of development.* Stamford, CT, Alex Publishing Corporation, S. 81–107.

Papousek, M. (1994): *Vom ersten Schrei zum ersten Wort. Anfänge der Sprachentwicklung in der vorsprachlichen Kommunikation.* Bern u. a., Huber.

Patterson, G. (1996): Some characteristics of a developmental theory for early-onset delinquency. In: M. Lenzenweger und J. J. Haugaard (Hrsg.): *Frontiers of Developmental Psychopathology.* New York / Oxford, Oxford University Press, S. 81–124.

Pepler, D. J. und Rubin, K. H. (1991): *The Development and Treatment of Aggression.* Hillsdale, NJ., Lawrence Erlbaum.

Perry, B. D. u. a. (1998): Kindheitstrauma, Neurobiologie der

Anpassung und »gebrauchsabhängige« Entwicklung des Gehirns: Wie »Zustände« zu »Eigenschaften« werden. In: *Analytische Kinder- und Jugendlichenpsychotherapie* 99, S. 277–307.

Perry, B. D. und Pollard, R. (1998): Homoeostasis, stress, trauma, and adaptation. In: *Child and adolescent psychiatric clinic of North America* 7, S. 33–51.

Piaget, J. (1936): *La naissance d'intelligence chez l'enfant*. Neuchâtel: Delahaux und Niestlé. (dt.: *Das Erwachen der Intelligenz beim Kinde*. Stuttgart, Klett, 1975).

Piaget, J. (1983): *Meine Theorie der geistigen Entwicklung*. Frankfurt a. M., Fischer.

Putnam, F. W. und Trickett, P. K. (1997): The psychobiological effects of sexual abuse, a longitudinal study. In: *Annals of the New York Academy Science* 821, S. 150–159.

Ratzke, K. und Cierpka, M. (1999): Der familiäre Kontext von Kindern, die aggressive Verhaltensweisen zeigen. In: M. Cierpka (Hrsg.): *Kinder mit aggressivem Verhalten*. Göttingen, Hogrefe, S. 25–60.

Ratzke, K. und Cierpka, M. (2000): Familien von Kindern mit aggressivem Verhalten. In: Egle, U., Hoffmann, S., Joraschky, P. (Hrsg): *Sexueller Mißbrauch, Mißhandlung, Vernachlässigung*, Stuttgart, Schattauer, S. 99–114.

Rauh, H. (1999): Frühe Kindheit. In: R. Oerter und L. Montada (Hrsg.): *Entwicklungspsychologie*. Weinheim, Beltz, 4. Aufl.

Resch, F. (1996): *Entwicklungspsychopathologie des Kindes- und Jugendalters*. Weinheim, Psychologie Verlags Union.

Resch, F. (1998): Stigma, Minderwertigkeitsgefühl und soziale Ängste bei Kindern und Jugendlichen. In: H. Katsching, U. Demal und J. Windhaber (Hrsg.): *Wenn Schüchternheit zur Krankheit wird. Soziale Ängste – Sozialphobie*. Wien, Facultas, S. 81–89.

Resch, F.; Brunner, R. M. und Parzer, P. (1998): Dissoziale Mechanismen und Persönlichkeitsentwicklung. In: J. Klosterkötter (Hrsg.): *Frühdiagnostik und Frühbehandlung psychischer Störungen*. Berlin, Springer, S. 125–140.

Resch, F.; Parzer, P. und Brunner, R. (1999): Zur Störung der Persönlichkeitsentwicklung. In: *Persönlichkeitsstörungen, Theorie und Therapie* 3.

Resch, F. (1999): Entwicklungspsychopathologie und Gesellschaft. In: *Persönlichkeitsstörungen, Theorie und Therapie* 3, S. 165–216.

Resch. F. u. a.: *Vulnerabilität und Syndrom in der Entwicklungspsychopathologie: Aspekte der funktionellen Psychopathologie am Beispiel einer epidemiologischen Stichprobe von Einschulungskindern*. Berlin, Psychomedia (im Druck).

Rosenblum, L. A., Andrews, M. W. (1994): Influences of environmental demand on maternal behavior and infant development. In: *Acta Paediatrica Supplementum* 397, S. 57–63.

Rothbart, M. K. und Mauro, J. A. (1990): Questionaire measures of infant temperament. In: J. W. Fagen und J. Colombo (Hrsg.): *Individual differences in infancy: Reliability, stability and prediction*. Hillsdale, NJ, Erlbaum, S. 411–429.

Rubin, K. H.; LeMare, L. J. und Lollis, S. (1990): Social withdrawal in childhood: Developmental pathways to peer rejection. In: S. R. Asher und J. D. Coie (Hrsg.): *Peer Rejection*. New York, Cambridge University Press, S. 217–249.

Rumpf, H. (1986): *Unterricht und Identität. Perspektiven für ein humanes Lernen*. Weinheim, Junventa-Verlag, 3. Aufl.

Rutter, M.; Giller, H. (1983): *Juvenile delinquency: Trends and perspectives*. Middlesex, Großbritannien, Penguin.

Ryan, R. M. und Deci, E. L. (2000): Self-determination theory and the facilitation of intrinsic motivation, social development and wellbeing. In: *American psychologist* 55(1), S. 68–78.

Sagi, A. u. a. (1997): Ecological constraints for intergenerational transmission of attachment. In: *International journal of behavioral development* 20(2), S. 287–299.

Savater, F. (1998): *Darum Erziehung. Was wir Kindern geben können*. Frankfurt a. M., Campus-Verlag.

Schaffer, R. und Emerson, P. E. (1964): *The development of social attachments in infancy*. Lafayette, Ind., Child Development Publ. (Monographs of the Society for Research in Child Development 29(3)).

Schildbach, B.; Loher, I. und Riedinger, N. (1995): Die Bedeutung emotionaler Unterstützung bei der Bewältigung von intellektuellen Anforderungen. In: G. Spangler und P. Zimmermann (Hrsg.): *Die Bindungstheorie. Grundlagen, Forschung und Anwendung*. Stuttgart, Klett-Cotta, S. 249–264.

Schilke, F. E. (1994): *Malerei heute*. München, Medizin und Kunst Verlag.

Schmidt, S. und Strauß, B. (1996): Die Bindungstheorie und ihre Relevanz für die Psychotherapie. Teil 1: Grundlagen und Methoden der Bindungsforschung. In: *Psychotherapeut* 41, S. 139–150.

Schulze, G. (1994): Gehen ohne Grund. Eine Skizze zur Kulturgeschichte des Denkens. In: A. Kuhlmann (Hrsg.): *Philosophische Ansichten der Kultur der Moderne*. Frankfurt a. M., Fischer, S. 79–130.

Schwarte, J. (1997): *Rückfall in die Barbarei. Die Folgen öffentlicher Erziehungsvergessenheit. Plädoyer für eine gesamtgesellschaftliche Erziehungsdebatte*. Wiesbaden, Westdeutscher Verlag.

Schwindt, H. und Baumann, J. (1990): *Ursachen, Prävention, Kontrolle von Gewalt*. Berlin, Duncker und Humblot.

Seiffge-Krenke, I. (1998): *Adolescents health. A developmental perspective*. Mahwah, NJ. u. a., Lawrence Erlbaum.

Shatan, C. F. (1981): »Zivile und militärische« Realitätswahrnehmung. Über die Folgen einer Absurdität. In: *Psyche* 35, S. 557–572.

Sigusch, V. (1998): Jugendsexualität – Veränderungen in den letzten Jahrzehnten. In: *Deutsches Ärzteblatt* 95, S. 1240–1243.

Smith, E. J.; Rutter, M. (1995): Timetrends in psychosocial disorders of youth. In: M. Rutter und D. J. Smith (Hrsg.): *Psychosocial disorders in young people. Timetrends and their causes*. Chichester, NY., Wiley, S. 763–781.

Sofsky, W. (1996): *Traktat über die Gewalt*. Frankfurt a. M., Fischer.

Solomon, J. und George, C. (1999a): The effects on attachment of overnight visitation in divorced and separated families: A longitudinal follow-up. In: J. Solomon und C. George (Hrsg.): *Attachment disorganization*. New York, Guilford Press, S. 243–264.

Solomon, J. und George, C. (1999b): The place of disorganization in attachment theory: Linking Classic Observations with Contemporary Findings. In: J. Solomon und C. George (Hrsg.): *Attachment disorganization*. New York, Guilford Press, S. 3–32.

Spangler, G. und Grossmann, K. E. (1993): Biobehavioral organization in securely and insecurely attached infants. In: *Child Development* 64, S. 1439–1450.

Spangler, G.; Fremmer-Bombik, E. und Grossmann, K. (1996): Social and individual determinants of attachment security and desorganization during the first year. In: *Infant mental health journal* 17, S. 127–139.

Sroufe, L. A. und Waters, E. (1977): Attachment as an organizational construct. In: *Child Development* 48, S. 1184 – 1199.

Stern, D. (1985): *The Interpersonal World of the Infant*. New York, Basic Books. (dt.: D. Stern (1996): Ein Modell der Säuglingsrepräsentationen. In: *International forum for psychoanalysis* 12, S. 187–203).

Sternberg, Robert J. (1997): The concept of intelligence and its role in lifelong learning and success. In: *American Psychologist* 52 (10), S. 1030–1037.

Streeck-Fischer, A. (1992): Geil auf Gewalt – Adoleszenz und Rechtsextremismus. In: *Psyche* 46: 745–768.

Streeck-Fischer, A. (1998): *Adoleszenz und Trauma*. Göttingen, Vandenhoeck & Ruprecht.

Streeck-Fischer, A. (2000): Über Blockaden und Behinderungen im lebenslangen Lernen aus psychoanalytischer Sicht. In: W. Lempert und F. Achtenhagen (Hrsg.): *Lebenslanges Lernen im Beruf – seine Grundlegung im Kindes- und Jugendalter.* Opladen, Leske & Buderich.

Streeck-Fischer, A. u. a. (2000): Gezeichnet für das Leben? Stationäre Psychotherapie am Beispiel eines mißhandelten und mißbrauchten Kindes. In: A. Streeck-Fischer, U. Sachsse und I. Oezkan (Hrsg.): *Körper, Seele, Trauma.* Göttingen, Vandenhoeck & Ruprecht.

Streeck-Fischer, A. u. a. (2000): Down will come baby and cradle and all. Diagnostic and therapeutic implications of chronic trauma on child development. In: *Australia and New Zealand Journal of Psychiatry.*

Suess, G.; Grossmann, K. E. und Sroufe, L. A. (1992): Effects of infant attachment to mother and father on quality of adaptation in preschool: From dyadic to individual organisation of self. In: *International Journal of Behavioral Development* 15, S. 43–65.

Suomi, S. J. (1991): Early stress and adult emotional reactivity in rhesus monkeys. Child environment adult disease. In: *Symposion* 156 (Hrsg: CIBA Foundation Symposium Staff), S. 171–188. Chichester, NJ., Wiley.

Terr, L. (1991): Childhood traumas: an outline and overview. In: *American journal of psychiatry* 148, S. 10–20.

Trevarthen, C. (1986): Development of intersubjective motor control in infants. In: M. Wade und H. T. A. Whiting (Hrsg.): *Motor development in children: Aspects of coordination and control.* Dordrecht/Boston/Lancaster, Martinus Neijhoff Publ., Kap. 4.

Trevarthen, C. (1998): The concept and foundation of infant intersubjectivity. In: S. Bråten (Hrsg.): *Intersubjective communication and emotion in early ontogeny.* Cambridge, Cambridge Univ Press, S. 15–46.

van der Kolk, B. A. (1998): Zur Psychologie und Psychobiologie von Kindheitstraumata. In: *Praxis Kinderpsychologie Kinderpsychiatrie* 47, S. 19–35.

van der Kolk, B. A.; McFarlane, A. C. und Weisaeth, L. (Hrsg.) (1996): Traumatic stress. The effects of overwhelming experience on mind, body, and society. New York/London, The Guilford Press.

van IJzendoorn, M. (1995): Adult attachment representations, parental responsiveness, and infant attachment. A meta-analysis on the predictive value of the Adult Attachment Interview. In: *Psychological Bulletin* 117, S. 387–403.

van IJzendoorn, M. H. und Bakermans-Kranenburg, M. J. (1997a): Intergenerational transmission of attachment: A move to the contextual level. In: L. Atkinson und K. J. Zucker (Hrsg.): *Attachment and psychopathology.* New York/London, The Guilford Press, S. 135–170.

van IJzendoorn, M. H. und De Wolff, M. S. (1997b): In search of the absent father – Meta-analysis of infant-father attachment: A rejoinder to our discussants. In: *Child Development* 68(4), S. 604–609.

von Hentig, H. (2000): *Kreativität. Hohe Erwartungen an einen schwachen Begriff.* Weinheim u. a., Beltz.

von Hentig, H. (2000): *Die Schule neu denken. Eine Übung in praktischer Vernunft. Eine zornige, aber nicht eifernde, eine radikale, aber nicht utopische Antwort auf Hoyerswerda und Mölln, Rostock und Solingen.* München, Hanser, 12. Aufl.

Wahl, K. (1990): *Studien über Gewalt in Familien.* Weinheim/München, DJI Verlag.

Waibel, E. M. (1998): *Erziehung zum Selbstwert. Persönlichkeitsförderung als zentrales pädagogisches Anliegen.* Donauwörth, Auer, 2. Aufl.

Weissberg R. P.; Greenberg M. T. (1998): School and community competence: Enhancement and prevention programs. In: E. Sigel und A. Renninger (Hrsg.): *Handbook of child psychology.* Bd. 4: Child Psychology in Practice. New York, Wiley, S. 955–998, 5. Aufl.

West, M. und George, C. (1999): Abuse and violence in intimate adult relationships: New perspectives from attachment theory. In: *Attachment and human development* 1(2), S. 137–156.

Wetzels, P. (1997): *Gewalterfahrungen in der Kindheit.* Baden-Baden, Nomos.

Wetzels, P. und Pfeiffer, C. (1997): Kindheit und Gewalt: Täter- und Opferperspektiven aus Sicht der Kriminologie. In: *Praxis der Kinderpsychologie und Kinderpsychiatrie* 46, S. 143–152.

Widom, C. S. (1989a): Child abuse, neglect, and violent criminal behavior. In: *Criminology* 27, S. 251–271.

Widom, C. S. (1989b): The cycle of violence. In: *Science* 244, S. 160–166.

Winnicott, D. W. (1965): *Reifungsprozesse und fördernde Umwelt.* Frankfurt a. M., Fischer 1984 (München, Kindler 1974).

Winter, M. und Grossmann, K. E. (2001): Der Einfluß der Qualität des elterlichen Umgangs mit den Bindungs- und Explorationsbedürfnissen ihrer Kinder auf die Repräsentation romantischer Beziehungen im jungen Erwachsenenalter. In: T. Fuchs (Hrsg.): *Affekt und affektive Störungen.* Paderborn, Schöningh.

Zeanah, C. H. und Emde, R. N. (1994): Attachment disorders in infancy and childhood. In: M. Rutter, E. Taylor und Hersov, L. (Hrsg.): *Child and adolescents psychiatry: Modern approaches.* Oxford, Blackwell Scientific Publications, S. 490–504.

Zimmermann, P. (1994): *Bindung im Jugendalter: Entwicklung und Umgang mit aktuellen Anforderungen* (engl.: *Attachment in adolescence: Development while coping with actual challenges*). Universität Regensburg, Unveröffentlichte Dissertation.

Zimmermann, P. (1999): Structure and functions of internal working models of attachment and their role for emotion regulation. In: *Attachment and human development* 1 (3), S. 291–306.

Die Autorinnen und Autoren

Brisch, Dr. med. Karl-Heinz
Psychiater, Neurologe, Kinder- und Jugendpsychiater sowie
Facharzt für Psychotherapeutische Medizin, Psychoanalytiker
und Gruppenanalytiker. Er ist leitender Oberarzt der Abteilung Pädiatrische Psychosomatik und Psychotherapie an der
Kinderklinik und Kinderpoliklinik im Dr. von Haunerschen
Kinderspital der Ludwig-Maximilians-Universität, München.
Er unterrichtet als Lehr- und Kontrollanalytiker am »Psychoanalytischen Institut Stuttgarter Gruppe«. Forschungsschwerpunkt ist die frühkindliche emotionale Entwicklung unter
Risikobedingungen, wie etwa nach Frühgeburt, pränataler
Fehlbildungsdiagnostik, Risikoschwangerschaft. Weiterhin
hat er über die Umsetzung der bindungstheoretischen Forschungsergebnisse für die klinische Bindungsforschung und
für die Psychotherapie sowie zur Diagnostik und Behandlung
von Bindungsstörungen publiziert.

Cierpka, Prof. Dr. med. Manfred
ist ärztlicher Direktor der Abteilung für Psychosomatische
Kooperationsforschung und Familientherapie am Universitätsklinikum Heidelberg. Psychoanalytiker und Familientherapeut, Autor zahlreicher Bücher und Veröffentlichungen
in der Familiendiagnostik, Familienforschung und Psychotherapie.

Eggers, Prof. Dr. Christian
Pädiater und Kinder- und Jugendpsychiater. Direktor der Klinik für Psychiatrie und Psychotherapie des Kindes- und
Jugendalters der Rheinischen Kliniken Essen und Lehrstuhlinhaber seit 1979. Forschungsschwerpunkt ist der Verlauf von
kindlichen und jugendlichen Psychosen.

Gebauer, Karl
Rektor der Leineberg-Grundschule in Göttingen und Autor
verschiedener Sachbücher über Schul- und Erziehungsprobleme. Arbeitsschwerpunkte: Die Bedeutung der Emotionalität in Erziehungsprozessen, Gewalt in der Schule, Konstruktiver Umgang mit Streßsituationen, Chancen der Teamarbeit,
Sozialisationsprozesse in der Grundschule, Verhaltensauffäl-

ligkeiten im Kindesalter. Seit vielen Jahren hält er Vorträge zu aktuellen Erziehungsfragen und leitet Workshops für Eltern, Lehrer und Erzieherinnen.
Methoden: Gruppendynamische Arbeitsformen unter Berücksichtigung wichtiger Ergebnisse und Erfahrungen aus den Bereichen der Hirnforschung, Psychoanalyse, Psychotherapie und der systemischen Therapie.

Grossmann, Dr. phil. Karin
ist Diplom Psychologin, freie Wissenschaftlerin und assoziiert am Lehrstuhl für Entwicklungspsychologie an der Universität Regensburg; Arbeitsschwerpunkte: Bindungsforschung und ihre Anwendung.

Grossmann, Prof. Dr. phil. Klaus E.
ist Inhaber des Lehrstuhls für Entwicklungspssychologie und Pädagogische Psychologie an der Universität Regensburg; Arbeitsschwerpunkte: Empirische Bindungsforschung im Kindes-, Jugend- und Erwachsenenalter.

Hüther, Prof. Dr. rer. nat, Dr. med. habil. Gerald
Leiter der neurobiologischen Forschungsabteilung der psychiatrischen Klinik an der Universität Göttingen. Studierte Biologie und arbeitete am Max-Planck-Institut in Göttingen an Hirnentwicklungsstörungen. Zahlreiche wissenschaftliche Publikationen auf dem Gebiet der experimentellen Hirnforschung. Sachbuchautor.

Neumann, Ursula
Analytische Kinder- und Jugendlichen-Psychotherapeutin, Familientherapeutin, Supervisorin. Langjährige Erfahrungen in klinischer Arbeit (Jugendpsychiatrie und Fachkrankenhaus für psychogene Erkrankungen) und als leitende Erziehungsberaterin in Berlin und München sowie als Dozentin an den Psychoanalytischen Instituten in Göttingen und München. Zahlreiche Veröffentlichungen in Fachzeitschriften, Sachbuchautorin.

Resch, Prof. Dr. med. Franz
Ordinarius für Kinder- und Jugendpsychiatrie der Universität Heidelberg und Leiter der entsprechenden Abteilung des Universitätsklinikums. Kinder- und Jugendpsychiater, Psycho-

analytiker. Forschungsschwerpunkte: Entwicklungspsychopathologie, Psychosen des Kindes- und Jugendalters, Dissoziation und Trauma, Therapieforschung. Zahlreiche Publikationen zur Entwicklungspsychopathologie und Psychotherapie bei Kindern und Jugendlichen.

Streeck-Fischer, Dr. med. Annette
Chefärztin der Abteilung Klinische Psychotherapie von Kindern und Jugendlichen im Akademischen Lehrkrankenhaus Tiefenbrunn, Kinder- und Jugendpsychiaterin, Fachärztin für Psychotherapeutische Medizin, Psychoanalytikerin (DPG, DGPT), Lehr- und Kontrollanalytikerin am Lou-Andreas-Salomé-Institut, Göttingen, seit 1980 Lehrauftrag an der Medizinischen Fakultät, Mitherausgeberin der Zeitschrift *Praxis der Kinderpsychologie, Kinderpsychiatrie*, Veröffentlichungen u. a. zu Themen wie Adoleszenz, Rechtsextremismus, Gewalt, Trauma, Mißhandlung, Mißbrauch.